老年常见病的预防与照护

主　　编 ◎ 李惠菊　迟玉芳　卜小丽

副 主 编 ◎ 韩　琳　史素杰　屠其雷

参编人员 ◎ 杨濮瑞　解俊樊　吴　晶　武佼佼
　　　　　 王瑞娟　张　莉　龚巧玲　李琳杰
　　　　　 蔡闵敏　云荣荣　杨　彦　任婧婕

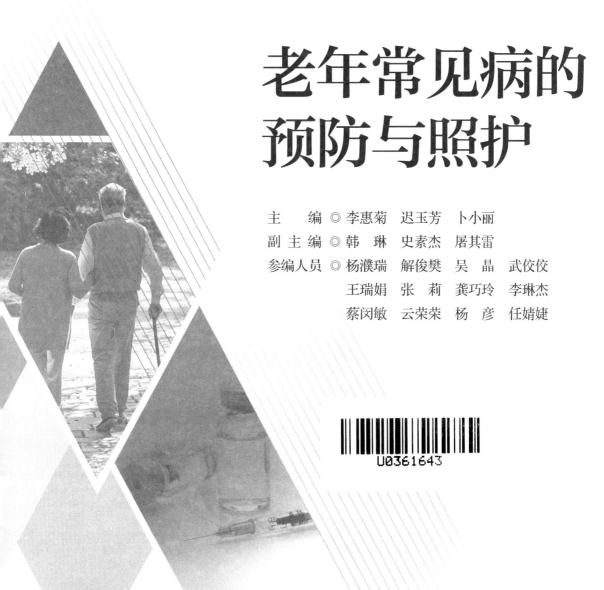

U0361643

北京大学出版社 PEKING UNIVERSITY PRESS　　北京大学医学出版社

内 容 简 介

本教材以《养老护理员国家职业技能标准（2019年版）》为依据，以智慧健康养老服务与管理专业学生的应用能力培养为主线，从专业培养目标出发，按照人体系统划分，确定教材的具体内容，具体包括：老年人的解剖生理特点，人体九大系统的老年常见疾病的预防与照护（呼吸系统、循环系统、消化系统、内分泌系统、泌尿系统、神经系统、运动系统、生殖系统、感官系统）。每节设有具体的学习目标，每种疾病设置了一个案例，以学习目标为导向，以情景案例为载体，突出理论与实践相结合，让学生学会思考问题、分析问题、解决问题，更好地理解和应用老年常见病预防与照护的知识与技能。

本教材可作为应用型本科院校养老服务管理专业或高职院校智慧健康养老服务与管理等专业的教材或参考书，还可作为养老护理员岗位的培训教材。

图书在版编目(CIP)数据

老年常见病的预防与照护/李惠菊,迟玉芳,卜小丽主编. —北京：北京大学出版社，2022.3
21世纪高等院校智慧健康养老服务与管理专业规划教材
ISBN 978-7-301-32311-3

Ⅰ.①老… Ⅱ.①李…②迟…③卜… Ⅲ.①老年病–常见病–防治–高等学校–教材 Ⅳ.①R592

中国版本图书馆CIP数据核字（2021）第138474号

书　　　　名	老年常见病的预防与照护
	LAONIAN CHANGJIANBING DE YUFANG YU ZHAOHU
著作责任者	李惠菊　迟玉芳　卜小丽　主编
策　划　编　辑	桂　春
责　任　编　辑	桂　春　胡　媚
标　准　书　号	ISBN 978-7-301-32311-3
出　版　发　行	北京大学出版社
地　　　　址	北京市海淀区成府路205号　100871
网　　　　址	http://www.pup.cn　新浪微博:@北京大学出版社
电　子　邮　箱	编辑部 zyjy@pup.cn　总编室 zpup@pup.cn
电　　　　话	邮购部 010-62752015　发行部 010-62750672　编辑部 010-62704142
印　　刷　　者	天津中印联印务有限公司
经　　销　　者	新华书店
	787毫米×1092毫米　16开本　16.5印张　390千字
	2022年3月第1版　2025年7月第8次印刷
定　　　　价	48.00元

前　言

党的二十大报告提出："实施积极应对人口老龄化国家战略，发展养老事业和养老产业，优化孤寡老人服务，推动实现全体老年人享有基本养老服务。"随着我国老年人口日益快速增长，关注老年人需求、满足老年人美好生活需要，成为积极顺应社会发展趋势、调结构、惠民生的重要举措。随着老年人生活水平的提高，老年人对自身的健康越来越重视，老年人的疾病问题也越来越受到人们的关注。目前，我国职业院校智慧健康养老服务与管理专业已普遍安排"老年常见病"相关课程的学习，并十分重视学生应用能力的培养，因此，让该专业的学生掌握科学的老年常见病的预防与照护相关知识具有重要意义。

本书内容编写充分体现老年常见病的预防与照护的工作模式，以培养学生尊重人的独特性与整体性、自学能力、分析能力、综合能力为重点，坚持思想性、科学性、启发性、先进性、适用性相结合的原则，在学生原有知识的基础上，围绕解决老年人健康问题展开基本理论、基本知识、基本技能的应用及新进展的学习，注重理论联系实际，突出实际应用，表述规范，易于阅读。

本书案例是以病例为基础设计的，章节建立在对病例的描述上，将应用病例分析作为章节内容的一个完整部分，这些病例直接针对学习者提出学习目标，紧紧围绕当前智慧健康养老服务与管理专业人才的培养目标和要求，紧密结合老年人照护实践的需要。本书以老年人的健康为中心，注重教材知识的完整性和适用性，同时注重能力的培养，尽力体现教材的先进性、启发性。

本书由李惠菊（兰州大学护理学院）、迟玉芳[北京社会管理职业学院（民政部培训中心）]、卜小丽（兰州大学护理学院）担任主编；由韩琳（兰州大学护理学院）、史素杰（兰州大学护理学院）、屠其雷[北京社会管理职业学院（民政部培训中心）]担任副主编；参编人员有杨濮瑞（兰州大学护理学院）、解俊樊（兰州大学基础医学院）、吴晶（甘肃中医药大学）、武侥侥（兰州大学护理学院）、王瑞娟（河北外国语学院）、张莉（兰州大学第一医院）、龚巧玲（兰州市第一人民医院）、李琳杰（山西医科大学汾阳学院）、蔡闵敏（兰州大学第二医院）、云荣荣（河南大学淮河医院）、杨彦（中南大学湘雅二医院）、任婧婕（郑州西亚斯学院）。

本书已经过反复论证、修改、审阅，若书中仍存在疏漏或不当之处，恳请读者提出宝贵意见，以便我们不断修正、充实和完善。

编　者
2023 年 7 月

本教材配有教学课件或其他相关教学资源，如有老师需要，可扫描右边的二维码关注北京大学出版社微信公众号"未名创新大学堂"（zyjy-pku）索取。

· 课件申请
· 样书申请
· 教学服务
· 编读往来

目 录

第一章 老年人的解剖生理特点 ……………………………………… （1）

  第一节 呼吸系统 ……………………………………………… （3）

  第二节 循环系统 ……………………………………………… （4）

  第三节 消化系统 ……………………………………………… （5）

  第四节 内分泌系统 …………………………………………… （7）

  第五节 泌尿系统 ……………………………………………… （8）

  第六节 神经系统 ……………………………………………… （10）

  第七节 运动系统 ……………………………………………… （11）

  第八节 生殖系统 ……………………………………………… （12）

  第九节 感官系统 ……………………………………………… （14）

第二章 呼吸系统常见疾病的预防与照护 ………………………… （15）

  第一节 呼吸系统疾病患者常见症状体征的照护 ………… （17）

  第二节 老年肺炎的预防与照护 …………………………… （21）

  第三节 慢性阻塞性肺疾病的预防与照护 ………………… （24）

  第四节 支气管哮喘的预防与照护 ………………………… （28）

  第五节 慢性肺源性心脏病的预防与照护 ………………… （32）

  第六节 睡眠呼吸暂停低通气综合征的预防与照护 ……… （36）

  第七节 肺癌的预防与照护 ………………………………… （40）

第三章 循环系统常见疾病的预防与照护 ………………………… （45）

  第一节 循环系统疾病患者常见症状体征的照护 ………… （47）

  第二节 冠状动脉粥样硬化性心脏病的预防与照护 ……… （51）

  第三节 心源性猝死的预防与照护 ………………………… （62）

  第四节 慢性心力衰竭的预防与照护 ……………………… （70）

  第五节 高血压的预防与照护 ……………………………… （78）

第四章 消化系统常见疾病的预防与照护 ………………………… （85）

  第一节 消化系统疾病患者常见症状体征的照护 ………… （87）

  第二节 胃食管反流病的预防与照护 ……………………… （93）

  第三节 慢性胃炎的预防与照护 …………………………… （97）

  第四节 消化性溃疡的预防与照护 ………………………… （100）

  第五节 胃癌的预防与照护 ………………………………… （104）

  第六节 肝硬化的预防与照护 ……………………………… （107）

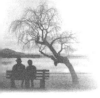

第七节　胆石症的预防与照护 ………………………………………… (112)

第五章　内分泌与代谢性疾病的预防与照护 ………………………… (117)
　　第一节　内分泌与代谢疾病患者常见症状体征的照护 ………… (119)
　　第二节　糖尿病的预防与照护 ………………………………………… (124)
　　第三节　甲状腺功能亢进的预防与照护 …………………………… (133)
　　第四节　痛风的预防与照护 …………………………………………… (138)

第六章　泌尿系统常见疾病的预防与照护 …………………………… (143)
　　第一节　泌尿系统疾病患者常见症状体征的照护 ……………… (145)
　　第二节　尿路感染的预防与照护 …………………………………… (148)
　　第三节　肾病综合征的预防与照护 ………………………………… (152)
　　第四节　慢性肾衰竭的预防与照护 ………………………………… (157)
　　第五节　前列腺增生的预防与照护 ………………………………… (162)

第七章　神经系统常见疾病的预防与照护 …………………………… (167)
　　第一节　神经系统疾病患者常见症状体征的照护 ……………… (169)
　　第二节　脑血管疾病的预防与照护 ………………………………… (177)
　　第三节　帕金森病的预防与照护 …………………………………… (186)
　　第四节　老年期痴呆的预防与照护 ………………………………… (190)
　　第五节　老年期抑郁症的预防与照护 ……………………………… (194)
　　第六节　老年谵妄的预防与照护 …………………………………… (197)

第八章　运动系统常见疾病的预防与照护 …………………………… (203)
　　第一节　运动系统疾病患者常见症状体征的照护 ……………… (205)
　　第二节　骨质疏松症的预防与照护 ………………………………… (211)
　　第三节　退行性骨关节病的预防与照护 …………………………… (214)
　　第四节　类风湿性关节炎的预防与照护 …………………………… (218)
　　第五节　颈椎病的预防与照护 ………………………………………… (222)

第九章　老年女性生殖系统常见疾病的预防与照护 ……………… (227)
　　第一节　老年女性生殖系统疾病患者常见症状体征的照护 …… (229)
　　第二节　老年性阴道炎的预防与照护 ……………………………… (233)
　　第三节　老年子宫脱垂的预防与照护 ……………………………… (236)

第十章　感官系统常见疾病的预防与照护 …………………………… (241)
　　第一节　感官系统疾病患者常见症状体征的照护 ……………… (243)
　　第二节　老年性白内障的预防与照护 ……………………………… (245)
　　第三节　老年性黄斑变性的预防与照护 …………………………… (248)
　　第四节　老视的预防与照护 …………………………………………… (251)
　　第五节　老年性耳聋的预防与照护 ………………………………… (253)

参考文献 …………………………………………………………………… (257)

第一章

老年人的解剖生理特点

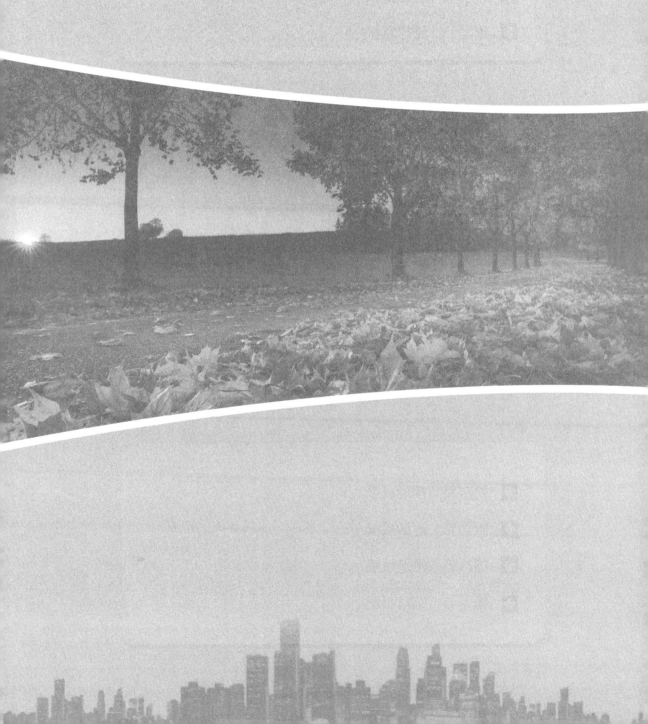

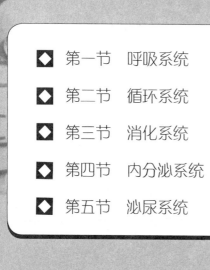

◆ 第一节　呼吸系统

◆ 第二节　循环系统

◆ 第三节　消化系统

◆ 第四节　内分泌系统

◆ 第五节　泌尿系统

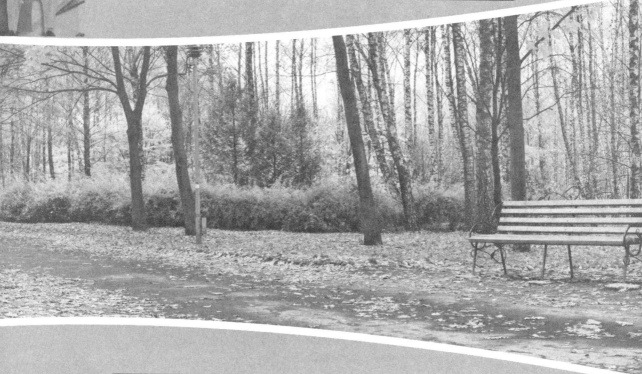

◆ 第六节　神经系统

◆ 第七节　运动系统

◆ 第八节　生殖系统

◆ 第九节　感官系统

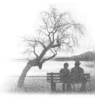

第一节　呼吸系统

【学习目标】

识记　能正确陈述老年人呼吸系统的解剖生理特点。

理解　能举例说明老年人呼吸系统出现的功能变化。

运用　能运用本节知识,对老年人呼吸系统的变化做出正确判断。

呼吸系统是机体与外界进行气体交换的器官的总称,主要功能是与外界进行气体交换,吸入氧气,呼出二氧化碳,包括呼吸道(鼻、咽、喉、气管、支气管)和肺(图1-1)。

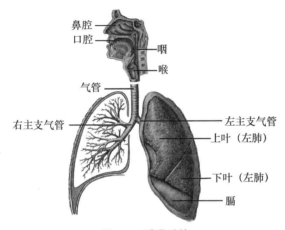

图 1-1　呼吸系统

【鼻、咽、喉】

老年人鼻腔黏膜变薄,腺体萎缩,分泌功能和嗅觉功能减退,加湿与防御功能下降,咽黏膜和淋巴组织萎缩,特别是腭扁桃体明显萎缩。因此,老年人易患鼻窦炎和呼吸道感染疾病。鼻腔黏膜血管脆性增加,血管易破裂,易发生鼻出血。老年人喉黏膜、肌肉发生退行性病变或神经传导通路障碍,使防御反射迟钝,可致吞咽功能失调,易发生误吸、呛咳甚至窒息。老年人咽喉部肌肉和弹性组织萎缩,声带弹性下降,故发音洪亮度减弱。

【气管与支气管】

老年人气管软骨钙化增加,弹性降低,气管、支气管黏膜上皮萎缩,鳞状上皮化生、部分纤毛倒伏、功能减退,小气道杯状细胞数量增多、分泌亢进,小气道管腔变窄、气流阻力增加,黏液-纤毛转运功能减退,有效咳嗽减弱,易导致黏液潴留,发生呼吸道感染和呼气性呼吸困难。

【肺】

老年人出现肺泡萎缩,肺弹性回缩力和肺有效扩张能力下降,致肺通气不足;肺动脉壁随年龄增加出现肥厚、纤维化等,致肺动脉压力增高;肺毛细血管黏膜表面积缩减,血流量降低;老年人肺活量逐渐减少,残气量上升,气体交换能力减弱,换气效率明显下降。

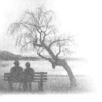

【胸廓与呼吸肌】

老年人骨质疏松,易引起椎体下陷、脊柱后凸等,造成胸腔前后径增大,出现桶状胸。肋软骨钙化使胸廓顺应性变小,导致呼吸费力。肋间肌和膈肌收缩能力下降,胸廓运动进一步受限,使肺通气量下降。因此,老年人咳嗽排痰动作减弱,痰液不易咳出,易引起呼吸道阻塞。呼吸道黏膜免疫球蛋白合成分泌减少,纤毛受损,局部防御屏障减弱,免疫防御能力下降,容易发生肺部感染,导致肺功能进一步损害,严重时可致呼吸衰竭。

第二节　循环系统

【学习目标】

识记　能正确陈述老年人循环系统的解剖生理特点。

理解　能举例说明老年人循环系统出现的功能变化。

运用　能运用本节知识,对老年人循环系统的变化做出正确判断。

循环系统由心脏和血管组成,随年龄增加,老年人的心功能出现不同程度衰退,罹患心血管疾病的风险增加。因此,掌握老年人循环系统的解剖生理特点,对患有心血管疾病的老年人进行有效的治疗和照护有着重要意义。

【心脏】

随年龄增加,心脏体积逐渐增大。老年人心肌细胞发生不同程度萎缩,心肌内纤维组织浸润,脂褐质沉积增加,心包膜下脂肪增多,室壁肌肉呈结节性收缩,心脏顺应性变差,心功能下降,心肌三磷酸腺苷(Adenosine Triphosphate,ATP)酶活性降低,心肌线粒体功能减退,收缩蛋白质合成减少,肌质网不足,受体数目减少,钙离子释放和吸收均减慢,使心肌收缩和舒张效力降低。老年人心室舒张终末期压力明显高于青年人,引起心排血量减少,与25岁的青年人相比较,65岁的老年人心排血量少40%;70~80岁的老年人心排血量仅为20~30岁的青年人的40%。心脏瓣膜因长久机械刺激,出现硬化、纤维化等而增厚,致其柔韧性降低,导致瓣膜口狭窄或(和)关闭不全。

老年人心脏传导系统(图1-2)亦发生退行性病变,窦房结内起搏细胞数目减少(可减少至78%~80%),胶原纤维和弹性纤维增生,窦房结内外脂肪浸润增加,导致老年人静息心率减慢,60岁的老年人平均心率为66次/分,70岁的

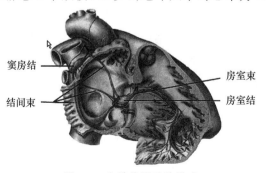

图1-2　心脏传导系统模式

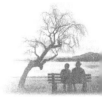

老年人平均心率为 62 次/分,80 岁的老年人平均心率为 59 次/分。老年人活动时心率增加相对较慢,恢复时间延长。因心脏节律细胞数目减少,尤其窦房结、房室结、结间束及左右束支传导细胞数目减少,并且心脏的神经调节能力下降,交感神经对冲动的反应力下降,易发生心律失常。

【血管】

血管随年龄增加出现退行性病变,老年人动脉血管壁平滑肌减少,弹性纤维萎缩,胶原纤维增生,钙盐沉积增加,内膜增厚,引起管壁变厚、弹性减弱、管腔容积减小,外周阻力增加,血流速度减慢,导致血压升高(以收缩压升高为主),脉压增大。毛细血管壁弹性降低,血管脆性和通透性增加,轻微外伤易导致出血。末梢血管阻力增加,导致组织血流量减少,其中以心脏、脑、肝和肾血流量减少为主。静脉血管壁胶原纤维增生,血管床扩大,内膜增厚,管腔内径缩小,血流缓慢,静脉瓣功能不全,因此老年人易出现静脉曲张。此外,老年人血管硬化,弹性减少,对压力的感知力降低,易发生直立性低血压。

第三节 消化系统

【学习目标】

识记 能正确说出消化系统的组成,正确陈述老年人消化系统的解剖生理特点。

理解 能举例说明老年人消化管和消化腺结构功能变化。

运用 能运用本节知识,对老年人消化系统的变化做出正确判断。

消化系统包括消化管和消化腺,其功能主要是对食物进行机械性消化和化学性消化,摄取营养物质,然后将食物残渣形成粪便排出体外。其中,消化管由口腔、咽、食管、胃、小肠和大肠组成;消化腺主要包括口腔腺、肝、胰等腺体(图1-3)。老年人消化系统疾病病程长,临床症状和体征不典型,易并发心、脑、肺、肾等脏器疾病。

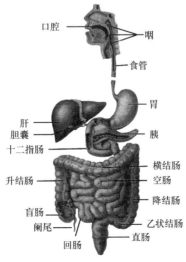

图 1-3 消化系统模式

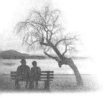

【口腔】

老年人牙釉质和牙本质逐渐磨损,牙本质神经末梢外露,对酸、甜、辣、冷、热等刺激过敏而产生疼痛。同时,老年人牙龈、牙槽骨萎缩,牙根暴露,使得牙列变松,易嵌入食物残渣,龋齿、牙龈炎发病率上升。此外,老年人牙齿易松动、脱落,咀嚼能力下降,对食物研磨不彻底,影响食物消化、吸收;而味觉功能减退,食欲下降,进一步影响其对食物的摄取,易引起营养不良。

老年人口腔黏膜萎缩,唾液腺分泌量降低,尤其在病理状态或使用某些药物时,唾液分泌量更少,导致口干、言语不畅和吞咽不便等。同时,老年人口腔自洁和保护功能下降,易发生感染与损伤。

【食管】

老年人食管黏膜逐渐萎缩,食管平滑肌功能下降,蠕动减少,导致食管排空延迟。食管下端括约肌松弛,胃反流增加,因此老年人反流性食管炎、食管癌发病率及误吸危险性增高。老年人膈肌食管裂孔周围弹性组织萎缩,致食管裂孔增大,膈食管韧带松弛,失去了固定食管下端及贲门于正常位置的作用,从而易使腹部器官突入胸腔,导致老年人食管裂孔疝的发生率增高。

【胃】

老年人心血管功能降低,引起胃血流减少,胃黏膜变薄,易发生慢性胃炎;胃壁内平滑肌萎缩,胃腔扩大,其排空速度减慢,易出现胃下垂;胃壁细胞和胃酸分泌减少,杀菌作用减弱;胃蛋白酶、脂肪酶分泌减少,影响蛋白质和脂肪等物质消化,导致老年人消化不良或营养不良。

【肝】

老年人因肝细胞变性增多、细胞数量减少,肝脏体积缩小,重量减轻;肝细胞再生功能减退,其白蛋白合成能力下降;肝脏内部结缔组织增生,肝功能显著减退,因此肝脏对药物的代谢速度下降,易出现药物性不良反应。

【胆囊】

老年人胆囊黏膜纤维增生肥厚,肌层变薄易发生断裂,因此老年人胆囊易下垂,也可能因胆囊炎、胆石症等发生穿孔。老年人胆囊壁平滑肌收缩能力减弱,胆汁不易排空,且成分改变,如胆固醇增多,因此发生胆石症的风险增加。

【胰腺】

老年人胰腺重量减轻,功能减退。正常情况下,成年人的胰腺重量约为60～100 g,而随着年龄增加,尤其50岁后,人的胰腺重量逐渐减轻,80岁时,人的胰腺重量可减至40 g。因此,老年人胰腺分泌功能下降,消化酶分泌减少。因胰脂肪酶分泌下降,老年人脂肪消化、吸收能力变差,易出现脂肪泻。

【肠】

随着年龄增加,小肠壁黏膜层和肌层萎缩,肠上皮细胞减少,其消化吸收功能下降,因此老年人易发生吸收不良。老年人大肠黏膜层萎缩,吸收水分功能下降,平滑肌萎缩,蠕动减慢,黏液分泌减少;又因小肠蠕动无力,大肠充盈度不高,不能引起明显的便意,而易造成便秘;加之,老年人活动减少,使得肠内容物通过时间延长,水分重吸收增加,加重便秘。结肠壁肌肉和结缔组织变薄易发生结肠憩室病,盆底肌肉萎缩,肛提肌肌力降低,易发生直肠脱垂。

第四节　内分泌系统

【学习目标】
识记　能正确陈述老年人内分泌系统的解剖生理特点。
理解　能举例说明老年人内分泌系统出现的功能变化。
运用　能运用本节知识,对老年人内分泌系统的变化做出正确判断。

内分泌系统通过分泌特殊的化学物质控制和调节机体,由内分泌腺和内分泌组织组成(图1-4),与神经系统共同调节机体的生长发育和各种代谢功能,是机体的重要调节系统。

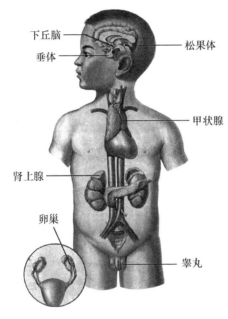

下丘脑
垂体
松果体
甲状腺
肾上腺
卵巢
睾丸

图1-4　内分泌系统概观

【下丘脑】
下丘脑位于丘脑下方,下丘脑沟腹侧是调节内脏和内分泌活动的较高级神经中枢。老年人下丘脑的血液供应减少,下丘脑内细胞形态和功能发生改变,引起下丘脑的中枢调节能力失常,易导致老年人各方面生理功能衰退。

【垂体】
随年龄增加,垂体功能减弱,尤其50岁以后,垂体逐渐减小、重量减轻,其分泌的生长激素减少,使得老年人易出现肌肉萎缩、蛋白质合成减少、骨质疏松等。抗利尿激素分泌减少,易导致肾小管对水的重吸收作用减弱,因而老年人易出现多尿,尤其夜尿增多。垂体功能改变既与其本身功能衰退相关,也与下丘脑的调节功能减弱、靶腺对垂体激素的敏感性变化有关。

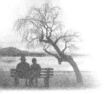

【甲状腺与甲状旁腺】

老年人甲状腺滤泡减少、滤泡间纤维增生,伴有炎症细胞浸润和结节形成,其重量可减轻 $40\%\sim60\%$。甲状腺素(T_4)的分泌无明显变化,但三碘甲状腺原氨酸(T_3)随年龄增高而降低,导致老年人基础代谢率下降、耗氧量降低、营养吸收和代谢障碍等。因此,老年人易出现整体性动作迟缓、思维反应慢、毛发脱落、怕冷和情绪抑郁等现象。此外,肾脏对甲状旁腺素敏感性降低,使得尿钙排泄增加,同时 $1,25$-二羟维生素 $D_3[1,25\text{-}(OH)_2D_3]$ 生成减少,使得老年人易患骨质疏松症。

【肾上腺】

老年人肾上腺易发生退行性病变,使得皮质与髓质细胞数目减少,皮质细胞内脂褐质沉积,肾上腺皮质储备功能减退。皮质束状带对促肾上腺皮质激素的反应下降,引起机体应激不良,这也是老年危重病发展与转归不同于年轻人的主要原因。皮质球状带萎缩、肾素活性降低、血管紧张素Ⅱ生成减少,导致老年人醛固酮随年龄增加而降低,对水和电解质的调节能力减弱。另外,老年人肾上腺激素分泌减少,导致其对外界环境的适应能力下降。

【胰岛】

老年人胰岛 β 细胞减少,胰岛素合成减弱,对糖的代谢能力降低;同时,机体细胞膜上胰岛素受体减少、对胰岛素的敏感性下降,葡萄糖耐量降低,老年人易发生胰岛素依赖型糖尿病,并且在应激或危重病症状态下,老年人更易出现应激性血糖升高和糖尿病的急性并发症。胰岛 α 细胞分泌胰高血糖素异常增加,使老年人 2 型糖尿病的发病率增高。

【性腺】

随着年龄增加,尤其 50 岁以后,男性体内血清总睾酮和游离睾酮降低,性功能随之减退,因游离睾酮等雄性激素不足,老年男性骨密度下降,肌肉组织和造血功能等减弱。老年女性卵巢间质增生,雌激素和孕激素分泌相对减少,生殖和性功能减退,出现更年期综合征和骨质疏松等。子宫平滑肌萎缩,阴道 pH 改变,易导致老年性阴道炎等疾病的发生。

第五节　泌尿系统

【学习目标】

识记　能正确说出泌尿系统的组成,正确陈述老年人泌尿系统的解剖生理特点。

理解　能举例说明老年人泌尿系统出现的功能变化。

运用　能运用本节知识,评估老年人用药时可能发生的药物蓄积风险,并给予用药指导。

泌尿系统由肾、输尿管、膀胱和尿道等组成(图 1-5)。其主要功能为排出机体代谢废物及多余的水,以维持内环境稳定。老年人泌尿系统在结构和代谢等方面发生了不同程度的退行性病变,导致功能下降。正常情况下,老年人泌尿系统可维持正常生理功能,但若发生其他疾病或机体处于应激状态,其因不能迅速做出反应,可能出现功能障碍。

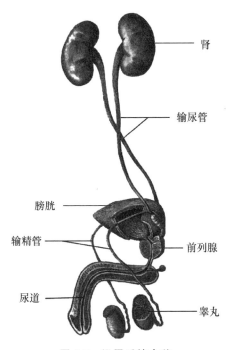

图 1-5　泌尿系统全貌

【肾】

随年龄增加,老年人肾脏萎缩,其重量、体积逐渐减小,肾皮质变薄,肾髓质减少,肾间质增加,纤维化程度加重。老年人肾小球数量减少,人出生时,机体每侧肾脏约有 120 万个肾小球,但 70 岁以后,肾小球的数量缩减为原来的 1/3～1/2。老年人肾小球出现纤维化或玻璃样变,残存的肾小球因部分出现代偿性肥大,而大小不一。肾小球间质增生,肾小囊基膜变厚,肾小管数量减少;与 40 岁相比,80 岁时机体功能性肾小管数量减少约 40%。同时,老年人肾小管上皮细胞萎缩,出现脂肪或空泡样变。近曲小管上皮细胞减少,基膜增厚,自噬体增多,溶酶体合成减少,远曲小管局限性扩张,逐渐形成肾囊肿。

肾血流量随着增龄而不断下降,从 40 岁开始,平均每增龄 10 岁,肾血流量就降低约 10%,到 90 岁时,肾血流量只为青年时期的 50%。肾脏对电解质的调节能力下降,因此对钠代谢的调节能力减弱,排钠能力下降,易导致水钠潴留。肾脏不能在髓质形成高渗尿,导致老年人肾脏对尿液的浓缩能力下降,40 岁健康人的尿比重为 1.030,而至 89 岁时尿比重为 1.023。老年人肾脏对酸碱调节的功能减退,酸碱负荷增加时,易诱发酸碱失衡。肾小球滤过率下降,致肾脏储备能力降低,老年人使用药物后,肾脏对药物代谢产物的排泄功能下降,易发生药物蓄积中毒。

【输尿管】

老年人输尿管平滑肌萎缩,神经支配功能减退,输尿管收缩能力下降,将尿

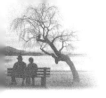

液排至膀胱的速度减慢,甚至会出现尿液反流,造成逆行感染,因此老年人肾盂肾炎的发生率增高。

【膀胱】

老年人膀胱体积缩小,与20岁时相比,50岁时人体膀胱容量减少约40%。膀胱平滑肌萎缩、纤维组织增生,常因膀胱肌肉收缩无力,膀胱内尿液无法排空。因此,老年人易出现残余尿增多、尿液外溢、尿频和夜尿增多等诸多症状。老年女性因盆底肌肉松弛,易出现压力性尿失禁,造成生活的不便。

【尿道】

老年人尿道括约肌逐渐萎缩松弛、纤维化、弹性降低,尿道黏膜出现皱褶或尿道狭窄,易发生排尿无力或排尿困难,导致膀胱残余尿量增加和尿失禁。老年女性尿道及膀胱三角区因雌激素分泌减少,黏膜萎缩、松弛易膨出,加之尿道腺体黏液分泌减少,抗菌能力下降,泌尿系统感染概率增大。老年男性,尤其65岁以上者,多伴有前列腺增生,其可压迫尿道,导致排尿不畅,甚至排尿困难。

第六节　神经系统

【学习目标】

识记　能正确陈述老年人神经系统的解剖生理特点

理解　能举例说明老年人神经系统出现的功能变化。

运用　能运用本节知识,对老年人神经系统的变化做出正确判断。

神经系统是机体各系统中结构与功能最复杂,起主导作用的调节系统,主要由神经组织构成,主要包括神经元和神经胶质两种细胞。老年人神经系统退化较缓慢,但易受其他系统老化影响,如,循环系统退行性病变影响大脑血液供应,导致大脑功能障碍。老年人神经系统发生退行性病变,易转化为病理性改变,出现一系列神经精神症状,严重威胁老年人的身心健康。

【大脑与神经元】

老年人大脑体积减小,重量减轻,阿尔茨海默病患者的脑重量减轻更明显。脑细胞随着增龄也逐渐减少,尤其50岁以后,脑细胞每年减少约1%;80岁的老年人比20岁的青年的人脑神经细胞约少25%。因此,老年人大脑皮质变薄,脑回缩窄,脑沟增宽,各脑室扩大,脑脊液增多,基底核和丘脑等体积减小。老年人脑内多种蛋白质、核酸、脂类物质及神经递质等合成逐渐减少,出现类淀粉物及脂褐质沉积、神经原纤维缠结等改变。神经原纤维缠结是指神经纤维发生融合、增粗、扭曲、断裂或形成特征性的缠结,最早于阿尔茨海默病患者脑内发现,健康老年人脑内也逐渐形成,但数量较少。类淀粉物多沉积在脑膜血管壁上,是大脑老化的一个重要标志。脂褐素又称老年色素,多在神经元胞质内积聚,脂褐素沉积是大脑老化最普遍的一种指征,沉积数量超过一定水平后会引起神经元萎缩,甚至死亡。

【脊髓】

随着年龄增加,尤其70岁以后,老年人脊髓内多数神经元出现退行性病

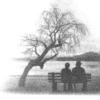

变,脊髓后索及脊神经后根变性更为明显,退行性病变可导致机体深反射,如肱二头肌反射、膝反射等减弱,甚至消失。

【周围神经系统】

老年人神经内结缔组织增生,神经内膜变性,导致神经冲动传导速度变慢,感觉迟钝,信息处理功能下降,出现注意力不集中、应激能力下降和运动障碍等症状。

【脑血管】

老年人脑内出现动脉粥样硬化,使得脑部血液循环阻力增大,脑血流量灌注不足,引起脑组织缺血缺氧,导致脑卒中发生率增加。脑内蛋白质代谢率降低,引起耗氧量增加,并且葡萄糖利用率减少,最终出现脑软化。此外,老年人脑脊液屏障功能下降,神经系统感染性疾病发生率增高。

【神经系统功能改变】

老年人脑细胞数量减少,导致脑部某些功能下降,例如体温调节能力的降低。神经系统退行性病变,脑血流量减少,致老年人智力减退、思维减慢、反应迟钝、注意力分散、记忆力和认知功能减退等。其中,记忆力减退主要以短期记忆减退为主。老年人脑内蓝斑、去甲肾上腺素释放减少,使之情绪忧郁,神志淡漠。神经元变性或减少,神经纤维传导冲动的速度减慢,使老年人易出现步态不稳或"拖足"现象,手臂摆动幅度下降,平衡能力减弱,转身时不稳,易跌倒。老年人脑内多巴胺含量的减少,易引起肌肉运动障碍和震颤性麻痹等。感觉功能方面表现为深感觉,如关节位置觉下降,内脏感觉减弱,痛阈升高。机体反射功能,如腹壁反射等迟钝或消失,对刺激反应不敏感。

第七节　运动系统

【学习目标】

识记　能正确说出运动系统的组成,正确陈述老年人运动系统的解剖生理特点。

理解　能举例说明老年人运动系统的结构功能变化。

运用　能运用本节知识,对老年人运动系统的变化做出正确判断。

运动系统主要由骨、骨连结和骨骼肌组成,接受神经系统的支配,并与身体其他系统协作,完成支撑、保护和运动功能。骨以不同形式骨连结构成骨骼,形成人体基本形态,并为肌肉提供附着点。肌肉在神经系统支配下,牵拉其所附着的骨,以关节为枢纽,产生运动。

【骨】

老年人骨的成分发生显著变化,有机物,如骨胶原纤维、黏多糖蛋白等含量降低,使得无机物所占比例增加。但因激素下降,钙、磷吸收沉积减弱,骨质萎缩、骨组织总量减少,导致骨质疏松,使得骨骼易发生变形,如:脊柱胸曲和颈曲凸度增加,脊柱长度缩短,身高降低,且易发生骨折。骨细胞和骨膜组织细胞等出现老化,骨修复与再生能力下降,导致老年人骨折后,骨骼愈合时间延长或不愈合的概率增加。

【骨连结】

覆盖着关节面的关节软骨、关节囊、椎间盘及韧带等发生退行性病变,老年人关节活动受限,尤其是肩关节伸展、旋外,肘关节后伸,前臂旋后,髋关节旋转,膝关节伸展及脊柱的整体运动等功能明显受限。

【骨骼肌】

老年人肌肉功能衰退并非线性的,随年龄增加,肌肉功能衰退速度会加快。老年人肌纤维萎缩,肌肉总量减少,肌肉弹性下降,力量减弱,易出现疲劳、酸痛等。肌肉力量和敏捷度下降,以及其他生理机能衰退,这些最终导致老年人动作迟缓、笨拙。

第八节　生殖系统

【学习目标】

识记　掌握生殖系统的组成以及老年女性生殖系统的解剖生理特点。

理解　理解老年人生殖系统的变化。

运用　能运用本节知识,正确指导老年女性锻炼盆底肌肉。

生殖系统主要功能是繁殖后代,形成并维持第二性征,包括男性生殖系统和女性生殖系统,二者均由外生殖器和内生殖器两部分构成。男性外生殖器包括阴茎和阴囊;男性内生殖器包括生殖腺(睾丸)、输精管道(附睾、输精管、射精管及男性尿道)和附属腺(精囊腺、前列腺及尿道球腺)[图 1-6(a)]。女性外生殖器为女外阴;女性内生殖器包括生殖腺(卵巢)、输送管道(输卵管、子宫及阴道)和附属腺(前庭大腺)[图 1-6(b)]。

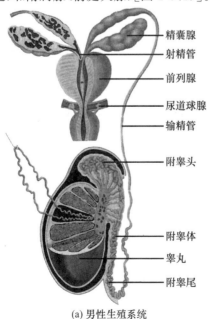

(a) 男性生殖系统

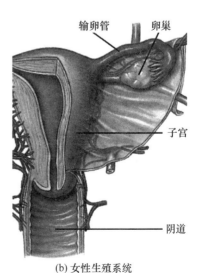

(b) 女性生殖系统

图 1-6　生殖系统概观

【睾丸】

睾丸是产生精子和分泌雄性激素的器官。新生儿睾丸相对较大;青年人单侧睾丸重约 10～15 g;老年人睾丸组织内精曲小管萎缩,生精上皮变薄,生精细胞数量下降,睾丸间质细胞中脂质含量减少,导致睾丸萎缩变小,睾丸功能衰退,精子生成能力减弱,睾酮分泌下降,性功能减退。

【前列腺】

前列腺形似栗子,是由腺组织、平滑肌和结缔组织构成的实质性器官,位于膀胱和尿生殖膈之间,其分泌物是精液的主要成分。前列腺可分为前叶、中叶、后叶和两侧叶,男性尿道穿经中叶和两侧叶之间。前列腺与年龄显著相关,小儿前列腺较小,青春期迅速发育成熟,中年以后随年龄增长,腺组织逐渐退化,结缔组织增生,易形成前列腺增生,该疾病多发生于中叶和两侧叶,常压迫尿道,造成排尿困难。

按照组织结构划分,前列腺可分为移行带、中央带和外周带三个区域,其中移行带占前列腺比重最小,但随年龄增长,老年男性前列腺移行带会出现良性增生,增生的组织常压迫膀胱、尿道等,从而影响排尿。

【卵巢】

卵巢呈扁卵圆形,是位于盆腔卵巢窝内的生殖腺,主要通过卵巢悬韧带维持其在盆腔内的位置,具有产生卵细胞和分泌性激素的功能。

卵巢组织结构具有明显的年龄差异性,幼女卵巢较小,成年女子卵巢约为 4 cm×2 cm×3 cm,更年期显著缩小,至绝经期卵巢萎缩至 1.5 cm×0.75 cm×0.5 cm;卵泡的发育也与年龄显著相关,新生儿可有 70 万～200 万的原始卵泡发育,青春期女性约有 4 万个卵泡,40～50 岁女性卵泡仅剩于数百个。由于卵泡功能减退,引起雌激素水平显著降低,导致女性出现更年期。

【子宫】

子宫位于膀胱和直肠之间,小骨盆中央,是孕育胚胎、胎儿和产生月经的肌性器官,可分为子宫底、子宫体和子宫颈。成人未孕子宫呈倒置梨形;通过子宫阔韧带、子宫圆韧带、子宫主韧带和子宫骶韧带的牵拉,以及盆膈和尿生殖膈的托持,维持其在正常位置。子宫壁由内向外分为子宫内膜、子宫肌层和子宫外膜,子宫内膜在卵巢分泌的激素作用下,随月经周期呈周期性变化。子宫随年龄增长出现显著变化,新生儿子宫颈较子宫体长;性成熟前期,子宫发育迅速,子宫壁显著增厚;性成熟后,子宫颈与子宫体几乎等长;绝经后,子宫壁变薄,子宫萎缩、变小。

老年人因卵巢功能衰退,雌激素分泌不足,导致子宫各韧带失去弹性,盆底肌张力下降,盆底肌坚韧度减弱,使得韧带对子宫的牵拉作用、盆膈及尿生殖膈的托持作用减弱,加之绝经后子宫肌层变薄,子宫萎缩,导致子宫易从阴道内脱出。

【阴道和外阴】

阴道是位于子宫和外生殖器之间的肌性管道,是月经排出和胎儿娩出通道,也是性交器官。雌激素对维持阴道黏膜的完整性和阴道的微环境(包括微

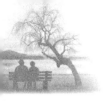

生物和酸碱度平衡)具有重要作用,但随着年龄增长,老年人因雌激素和睾酮等分泌减少,导致阴道黏膜萎缩、阴道干燥、上皮细胞糖原合成减少,阴道缩短、阴道口狭窄等,因糖原减少导致阴道酸性降低,易引起阴道炎;此外,随着年龄增长和雌激素水平下降,外阴易出现大阴唇变薄、小阴唇萎缩、阴阜下脂肪垫缩减和阴毛稀少等变化,增加外阴炎性皮肤疾病和感染的风险。

第九节　感官系统

【学习目标】

识记　能正确陈述老年人视觉和听觉的解剖生理特点。

理解　能举例说明老年人各感觉器官的结构功能变化。

运用　能运用本节知识,对老年人各感觉器官的变化做出正确判断。

感觉器官会随着年龄增长不断衰弱,疾病会进一步加重这种情况。而感觉器官的衰弱使得老年人接受和感知信息的能力减弱,这对老年人的生理、心理及社会适应等方面产生较大影响。因此,感觉器官疾病须加以重视,并尽可能减少其对老年人的影响。

【视觉】

视觉是人体最重要的感觉,随年龄增加,视觉减退。老年人眼部肌肉弹性变差,眼眶周围脂肪减少,眼睑皮肤松弛,易出现上睑下垂,下睑脂肪袋膨出,即形成眼袋。角膜边缘脂质沉积,形成"老年环"。晶状体调节功能在40岁后开始减弱,视近物能力下降,出现老视;因非水溶性蛋白质增多,晶状体变浑浊,透光度下降,白内障发病率增加;晶状体前移,房水循环受阻,导致眼压升高,引起青光眼。视网膜周边带变薄,出现老年性黄斑,对低色调颜色区分度下降,对光的反应和调适能力降低。

【听觉】

老年人耳廓弹性减弱,凹窝变浅,外耳道皮肤、皮脂腺萎缩,皮肤弹性下降,软骨生长,耳蜗变大。声波从内耳传至脑部的功能退化,无法辨别高频率声音,故早期听力减退以高频听力丧失为主,如听不清鸟鸣。随着听力敏感度的下降(即老年性耳聋),老年人语言辨别能力变差,易导致沟通困难。听觉中枢对声音信号的敏感度减弱,反应逐渐迟钝,定位功能减弱,造成明显的听力障碍,特别是在噪声环境中。

第二章
呼吸系统常见疾病的预防与照护

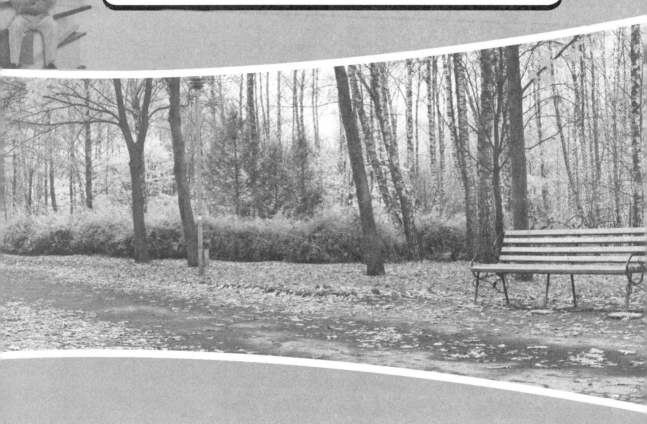

◆ 第一节 呼吸系统疾病患者常见症状体征的照护

◆ 第二节 老年肺炎的预防与照护

◆ 第三节 慢性阻塞性肺疾病的预防与照护

◆ 第四节 支气管哮喘的预防与照护

◆ 第五节 慢性肺源性心脏病的预防与照护

◆ 第六节 睡眠呼吸暂停低通气综合征的预防与照护

◆ 第七节 肺癌的预防与照护

第一节 呼吸系统疾病患者常见症状体征的照护

【学习目标】

识记 能正确陈述呼吸系统常见症状的概念及临床表现。

理解 能正确阐述老年呼吸系统疾病症状的病因。

运用 能运用本节知识,对出现呼吸系统疾病常见症状患者采取合理的照护措施。

一、咳嗽与咳痰

咳嗽是因咳嗽感受器受刺激引起气流突然冲开声门,将支气管、气管或咽喉部的异物或分泌物排出的过程(图2-1)。咳嗽本质上是一种保护性的反射活动。咳痰是借助咳嗽将呼吸道内的分泌物从口腔排出的动作。咳嗽无痰或痰量很少称为干性咳嗽;咳嗽伴有痰液称为湿性咳嗽。

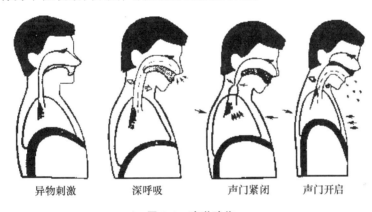

| 异物刺激 | 深呼吸 | 声门紧闭 | 声门开启 |

图2-1 咳嗽动作

【病因】

咳嗽通常是许多复杂因素综合作用的结果,常见的致病因素有:① 感染因素,包括上呼吸道感染、支气管炎、肺炎等;② 理化因素,包括误吸、吸入刺激性气体等;③ 过敏因素,包括过敏体质者吸入致敏物,如过敏性鼻炎等;④ 其他因素,包括胃食管反流、服用某些药物如普萘洛尔(心得安)等。咳痰主要是由于支气管疾病、肺部疾病等引起的。

【临床表现】

(一)咳嗽

急性上呼吸道感染、异物吸入、胸膜炎、过敏等多表现为急性或刺激性咳嗽。肺脓肿、慢性支气管炎、支气管扩张、空洞性肺结核等多表现为慢性连续性咳嗽。左心衰竭、肺结核多表现为夜间咳嗽。会厌、喉部疾患或异物吸入多表现为犬吠样咳嗽。主动脉瘤、癌肿压迫气管多表现为金属音咳嗽。

(二)咳痰

支气管炎、肺炎、支气管哮喘多表现为白色泡沫样痰或黏液痰。金黄色葡

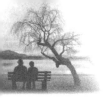

萄球菌感染表现为黄绿色痰液。急性左心衰竭表现为粉红色泡沫样痰。肺结核、肺癌、肺梗死多表现为红色或红棕色痰。肺炎球菌性肺炎表现为铁锈色痰。阿米巴肺脓肿表现为红褐色或巧克力色痰。肺吸虫病表现为果酱样痰。肺炎克雷伯菌肺炎表现为砖红色胶冻样痰。厌氧菌感染的特征是痰中有恶臭。

咳嗽的性质、时间、节律及痰液的性状随病因不同而异,同时还要注意观察患者有无发热、胸痛、呼吸困难、发绀、头痛、杵状指(趾)等伴随症状。

【照护措施】

(一) 生活照护

1. 环境　保持环境清洁舒适,减少不良刺激;保持室内空气新鲜,定时开窗通风,保持室温在 22～24℃,相对湿度为 50%～60%。

2. 饮食　避免油腻、辛辣等刺激性食物,少食多餐,增强食物中维生素和蛋白质的摄入,以增强自身免疫力。保证每天水分的供给在 1500 mL 以上,足够的水分可以保证呼吸道黏膜的湿润和病变黏膜的修复,利于痰液的稀释和排出。

3. 减少诱因　注意保暖,以防感冒;戒烟,并避免烟雾、化学物质等有害理化因素的刺激;改善生活环境,避免出入空气污浊且人口拥挤的公共场所;平时加强身体锻炼,增强身体抵抗能力。

(二) 医疗照护

1. 病情观察　若患者突然出现面色苍白、发绀、烦躁不安、神志改变、出冷汗、呼吸急促、痰鸣音时,考虑窒息的可能,应立即吸痰或准备气管插管等物品,配合抢救。

2. 对症照护　鼓励患者咳嗽,并使用胸部叩击法(图 2-2)轻拍其背部,由下到上、由外向内,使痰液移动。雾化吸入法可使气管内分泌物稀释,易于咳出。记录咳嗽咳痰情况,如痰液的颜色、性状、量,及时正确地收集痰标本并送检。

3. 用药照护　指导患者正确服用镇咳、祛痰药物,服用血管紧张素转化酶抑制剂引起咳嗽的患者,应该停药并及时观察不良反应。

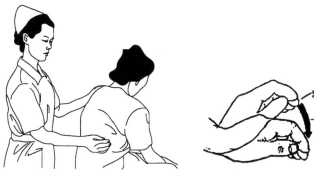

图 2-2　胸部叩击法

(三) 心理照护

评估患者有无焦虑等不良情绪,以及其对患者的日常生活和睡眠造成的影响,针对不同患者做相应的心理疏导。

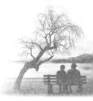

二、咯血

喉和喉以下呼吸道及肺组织的血管破裂导致的出血,经咳嗽动作从口腔排出称咯血。

【病因】

咯血以呼吸系统疾病多见,炎症导致支气管黏膜或病灶毛细血管渗透性增高,或黏膜下血管壁溃破,从而引起出血。我国引起咯血的前三位疾病是肺结核、支气管扩张和支气管肺癌,但引起咯血的疾病并非仅局限于呼吸系统疾病,可涉及多个器官,如风湿性心脏病、二尖瓣狭窄、高血压心脏病、肺动脉高压、胸部外伤、肋骨骨折、枪弹伤及一些医疗操作(如胸腔或肺穿刺、活检、支气管镜检查等)。

【临床表现】

患者咯血前多有喉痒、胸闷、咳嗽等先兆症状,大量咯血时会出现呛咳、面色苍白、脉速、出冷汗、呼吸急促、紧张不安,呼气时有血腥味,极容易发生窒息。咯血量小于 100 mL/d 为小量咯血,咯血量在 100～500 mL/d 为中等量咯血,咯血量大于 500 mL/d 或超过 300 mL/次为大量咯血,咯血量与病情的严重程度不完全一致。

【照护措施】

(一)生活照护

1. 环境　为患者提供安静、清洁、舒适的环境,室温保持在 22～25℃,相对湿度为 50％～60％,每日早晚 2 次用空气消毒机进行室内空气消毒,避免肺内感染等并发症的发生。

2. 休息　当患者出现咯血的时候,照护者立即辅助其卧床休息,将患者头部偏向一侧,指导患者取患侧卧位。

3. 饮食　对咯血患者应积极进行营养支持。大量咯血患者禁食期间通过静脉高营养疗法给予补充,当病情好转允许进食时给予温凉、富含高蛋白、高能量、易消化的膳食。

(二)医疗照护

1. 病情观察　密切观察患者的生命体征及意识变化,尤其是血压、脉搏、呼吸,观察患者咯血的颜色、性状、量及出血的速度,必要时留取标本送检。此外,观察患者有无气促、呼吸困难、面色苍白、出冷汗、烦躁不安等窒息征象。

2. 并发症预防与照护　鼓励患者将血和痰液咳出,嘱患者不要屏气,以免诱发喉头痉挛、呼吸道阻塞导致窒息。指导患者取患侧卧位,并做好解释工作,消除患者紧张和恐惧的心理。咯血期间,应尽可能减少对患者不必要的搬动,以免途中因颠簸加重出血,导致窒息致死。痰液黏稠无力咳出者,可经鼻腔吸痰。

3. 做好应急抢救　床旁备好急救器械和药品,一旦患者出现窒息征象,立即取头低足高位,头偏向一侧,必要时用吸痰管进行机械吸引,迅速清除气道、口咽部的血块,并给予高浓度吸氧,保持气道通畅。患者窒息解除后,仍需取患侧卧位,通过持续心电血氧监测严密观察生命体征。

(三)心理照护

咯血患者通常有恐慌、悲观,或焦虑、烦躁等心理反应,这些不良的心理也

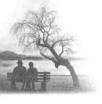

是加重咯血的重要因素之一。首先,照护者要理解患者的痛苦,并使用安慰、鼓励的语言满足其被关心、爱护的心理需要,采用倾听、交谈、帮助生活照护等各种方式给予其精神上的支持,取得患者的信任。其次,根据患者的年龄、性别、职业、个人爱好和社会背景,因人而异,循序渐进地进行心理疏导,进而提高患者对治疗的主动性和依从性。

三、呼吸困难

呼吸困难是指患者主观上感觉到空气不足或呼吸费力,客观上表现为呼吸频率、深度和节律的改变。

【病因】

呼吸困难主要由于呼吸系统疾病引起,如气道阻塞,肺疾病,胸壁、胸廓与胸膜疾病;也可由心血管系统疾病引起,如各种原因所致的心力衰竭、心脏压塞、缩窄性心包炎等;还有一些其他疾病,如肥胖、酸中毒、急性感染、血液病等,也可引起不同程度的呼吸困难。

【临床表现】

依据疾病类型,呼吸困难可分为吸气性呼吸困难、呼气性呼吸困难及混合性呼吸困难。

(一)吸气性呼吸困难

吸气性呼吸困难以吸气困难为特点,患者可出现三凹征,即胸骨上窝、锁骨上窝及肋间隙在吸气时明显下陷,并伴有干咳和高调的吸气性哮鸣音。吸气性呼吸困难多见于喉头水肿、喉气管炎症、气管异物、肿瘤等引起的上呼吸道梗阻。

(二)呼气性呼吸困难

呼气性呼吸困难以呼气时间延长、呼气费力、伴有广泛哮鸣音为特点,由肺组织弹性减弱及小支气管痉挛所致。呼气性呼吸困难多见于支气管哮喘、慢性阻塞性肺疾病等。

(三)混合性呼吸困难

混合性呼吸困难患者吸气和呼气均感费力,呼吸浅而快,常伴有呼吸音减弱或消失,由广泛性肺组织病变使呼吸面积减少,影响换气功能所致。混合性呼吸困难多见于重症肺炎、大量胸腔积液、气胸等。

【照护措施】

(一)生活照护

1. 环境　保持室内空气新鲜,温湿度适宜,哮喘患者室内避免有过敏原,如尘螨、花粉、动物毛屑、刺激性气体等。

2. 休息　在患者休息期间减少不必要的操作,并协助其采取舒适的体位。

3. 饮食　患者每日摄入高热量、高维生素、清淡易消化的食物,避免刺激性强、易于产气的食物,防止便秘。同时要补充足够水分,防止痰液黏稠。

(二)医疗照护

1. 病情观察　观察患者呼吸困难症状是否加重或好转,是否有烦躁不安、紧张、恐惧等情绪,要加强巡视。

2. 对症照护 帮助患者保持呼吸道通畅,及时清理呼吸道分泌物并做好口腔照护,预防感染的发生。正确使用支气管扩张剂,缓解支气管痉挛引起的呼吸困难。

3. 呼吸训练 指导慢性阻塞性肺疾病患者做腹式呼吸和缩唇呼吸训练,有利于呼吸系统的康复。腹式呼吸(图2-3)的方法:取仰卧或舒适的坐姿,放松全身;左手放在胸部,右手可放腹部肚脐;吸气时,最大限度地向外扩张腹部,呼气时,最大限度地向内收缩腹部。缩唇呼吸的方法:吸气时用鼻将空气吸入,呼气时嘴唇呈缩唇状施加一些抵抗,慢慢呼气。

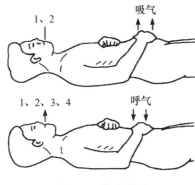

图 2-3 腹式呼吸

对于轻度、中度呼吸困难的患者应合理安排休息和活动量,有计划地增加运动量和改变运动方式,如散步、慢跑、太极拳、体操等,以提高肺功能,逐渐恢复正常活动。

(三)心理照护

及时安慰患者,在其呼叫时及时出现在患者身边,并给予其心理支持,以增强其安全感,使其保持情绪稳定,避免呼吸困难的进一步加重。

第二节 老年肺炎的预防与照护

【学习目标】

识记 能正确陈述老年肺炎的概念及临床表现。

理解 能正确解释老年肺炎的病因及治疗要点。

运用 能运用本节知识,对老年肺炎患者采取合适的照护措施及预防指导措施。

【案例导入与思考】

石某,男,74岁,因"间断咳嗽、咳痰数月余,加重1月"就诊。患者于10日前因感冒受凉后出现间断咳嗽、咳痰,痰为白色黏痰,量少,易咳出,伴发热、盗汗,体温最高可达39℃,伴畏寒、寒战,无恶心、呕吐等不适,查胸部计算机断层扫描(CT)示双肺间质性改变,左肺下渗出性改变。现患者为进一步诊治,遂来我院,门诊"肺炎"收入住院。

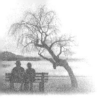

入院查体：T 36.5℃，P 78 次/分，R 20 次/分，BP 132/79 mmHg①，W 68 kg。患者自发病以来，神清，精神可，饮食、睡眠可，大小便正常，近期体重无明显增减。既往体健。自主体位，查体合作，问答切题。胸廓对称无畸形，双侧呼吸活动度一致，呼吸音粗，未闻及干、湿啰音。

请思考：

1. 说出该患者所患疾病及病因。

2. 如何对该患者进行照护？

肺炎是指肺实质的炎症，可由多种病原体、理化因素等引起，其中病原微生物感染是引起肺炎最常见的原因。肺炎多见于 60 岁及以上的老年人，常缺乏明显的呼吸系统症状，体征多不典型，病情进展快，易致重症肺炎，死亡率高。

【病因】

（一）细菌感染

引起医院获得性肺炎最常见的细菌是革兰氏阴性杆菌；引起社区获得性肺炎最常见的细菌是革兰氏阳性杆菌，其中以肺炎链球菌肺炎最为常见。此外，引发厌氧菌肺炎的主要因素是误吸。

（二）免疫功能低下

营养不良、糖尿病及恶性肿瘤等均可使呼吸道免疫功能下降。

（三）食管功能障碍或侵入性操作

鼻饲管及人工气道等侵入性操作损害正常呼吸道的免疫功能。

（四）其他

吸烟或慢性阻塞性肺疾病、瘫痪或长期卧床等。

【临床表现】

（一）起病隐匿

症状不典型，高热寒战相对少见，多无胸痛、咳铁锈色痰，极少出现肺实变体征，如支气管呼吸音或语颤增强等。

（二）肺外症状较多见

肺炎患者可出现嗜睡、表情淡漠、谵妄、躁动等神经精神症状；也可出现恶心、呕吐、食欲减退甚至腹痛等消化道症状。

（三）病情迁延

老年患者免疫功能减退且吸收慢，使药物吸收及疾病愈合时间延长 4～6 周或更长时间。

（四）易出现并发症

老年患者容易诱发呼吸衰竭、败血症、多脏器功能衰竭甚至导致死亡。

【辅助检查】

（一）实验室检查

1. 白细胞计数　老年肺炎患者对白细胞的敏感性较青年人低，衰弱、重症

---

① 1 mmHg＝0.133 kPa。

或免疫功能低下的老年患者白细胞总数可以不高,但中性粒细胞比例仍高,并可见中性粒细胞核左移或中毒颗粒。

2. 病原体检查　痰直接涂片和痰培养做革兰化染色法检查鉴定病原体。

3. 降钙素原(PCT)、C反应蛋白(CPR)检测　PCT、CPR可以作为细菌性感染的标志物,并有助于病情监测和预后判断。

(二)X线检查

胸部X线片检查对肺炎诊断具有重要价值,老年肺炎多表现为支气管肺炎,少数呈节段性肺炎。

【治疗要点】

(一)一般治疗

一般治疗主要包括促进排痰、畅通呼吸道、纠正缺氧。鼓励患者咳痰,痰液黏稠者给予支气管扩张剂、雾化吸入,促进排痰。必要时可给予鼻导管或面罩吸氧。

(二)抗菌药物治疗

经诊断立即给予抗生素治疗,原则为早期、足量、联合用药。根据患者致病菌及药物过敏感实验结果选择抗生素。常用的药物有:青霉素、氨苄西林、红霉素、克林霉素等。重症者适当延长疗程。

(三)并发症的预防

及时补液、纠正酸碱失衡及电解质紊乱。在治疗肺炎的同时,注意基础疾病的治疗。例如,改善心脑循环,纠正心力衰竭,控制血压、血糖,以预防并发症的发生。

【照护措施】

(一)生活照护

1. 环境　提供空气新鲜、安静舒适的休息环境,保持室内通风,注意保暖,保持室温在22～24℃,相对湿度为50%～70%。

2. 休息　早期卧床休息,避免劳累,注意变换体位,可采用半卧位以增加通气量,减轻呼吸困难。

3. 饮食　鼓励患者多饮水,应给予清淡易消化、高热量、高蛋白、高维生素的食物,增强患者体质,提高机体免疫功能。保持口腔清洁卫生,防止感染,增进食欲。

(二)医疗照护

1. 病情观察　监测患者血压、脉搏、体温、呼吸、神态等变化,一旦出现感染性休克等并发症应及早处理。

2. 对症照护　高热患者给予物理降温,如头部或大动脉处放置冰袋等,因老年患者对冷热敏感程度低,要注意观察防止冻伤。寒战患者要注意保暖。脱水患者及时补液以维持水电解质的平衡。呼吸困难患者,保持呼吸道通畅,给予吸氧。痰液黏稠的患者,鼓励深呼吸、咳嗽,或叩击背部,促进排痰,严重者遵医嘱可为其做雾化吸入。

3. 用药照护　督促患者按时服药,注意观察抗菌药物疗效和不良反应。氨基糖苷类抗生素有耳毒性、肾毒性,头孢菌素类抗生素可出现皮疹甚至过敏性休

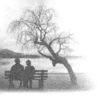

克,大环内酯类抗生素有胃肠道反应等,要密切观察。此外,由于老年患者的病程较长,多采用静脉给药,因此在给药期间,应注意对血管的合理利用和保护。

4. 并发症预防与照护　感染性休克是老年肺炎可能发生的严重并发症,要注意观察病情变化,若出现体温骤升骤降、面色苍白、脉搏细速、呼吸浅、尿量较少等早期休克征象时,要及时与医生联系,并积极采取救治措施。使患者取仰卧中凹位,以增加心排血量,利于呼吸,并注意保暖。迅速给予高流量(4~6 L/min)吸氧,增加血氧含量,改善组织器官缺氧情况,同时迅速建立静脉给药通路,遵医嘱给药且注意观察抗休克救治的效果。休克治疗的有效指标是皮肤转为红润,脉搏逐渐恢复,呼吸平稳,血压回升,尿量增多。

(三)心理照护

老年肺炎患者多伴有其他基础疾病,容易情绪低下,要重视对其的心理照护,应鼓励患者正确地面对困难,关心安慰患者,帮助其消除焦虑、恐惧心理及悲观情绪,使其心态积极地接纳并应对疾病。

【预防指导】

(一)疾病知识指导

指导患者和照护者了解老年肺炎的基本知识、主要危险因素,告知本病的早期症状、就诊时机、治疗知识及自我照护的方法。

(二)康复指导

指导患者和照护者腹式呼吸的方法,指导照护者为患者翻身拍背、排痰、保持呼吸道通畅,尤其是卧床的患者要勤翻身、勤叩背。同时,循序渐进,在不产生疲劳的前提下适当进行散步、体操等有氧运动。

(三)生活指导

指导患者合理饮食,戒烟、限酒,改变不良的生活方式,保持口腔的清洁卫生。保持室内空气新鲜与适宜的温度、湿度,注意天气的变化,随时增减衣物,避免诱发肺炎的因素,如淋雨、受凉等。

(四)用药指导

遵医嘱服药,注意观察药物的不良反应。

(五)病情观察指导

严密观察病情变化,若发生高热、呼吸困难等异常表现时及时协助就诊。

第三节　慢性阻塞性肺疾病的预防与照护

【学习目标】

识记　能正确陈述慢性阻塞性肺疾病的概念及临床表现。

理解　能正确阐述慢性阻塞性肺疾病的病因及治疗要点。

运用　能运用本节知识,对慢性阻塞性肺疾病患者采取合理的照护措施。

【案例导入与思考】

赵某,男,72岁,因"间断咳嗽、咳痰30余年,加重伴气短3年"就诊。患者于30年前受凉后出现咳嗽、咳痰,痰不多,呈白色黏痰,晨起症状较重,自行服用止咳药物后症状缓解。此后,每逢冬春季及天气变化时便发作上述症状,经服用药物后症状均可缓解。3年前冬季再次发病时,自觉咳嗽、咳痰症状较前加重,咳黄痰,伴有气短、胸闷症状,活动后加剧。现患者为进一步诊治,遂来我院,门诊以"慢性阻塞性肺疾病伴急性加重"收住入院。

入院查体:T 36.4℃,P 84 次/分,R 20 次/分,BP 140/85 mmHg,W 65 kg。患者神清,精神可,自主体位,查体合作,问答切题。胸廓对称无畸形,双侧呼吸活动度一致,触觉语颤无增减,叩诊双肺清音,听诊双肺呼吸音清,未闻及干、湿啰音。心前区无异常隆起。

请思考:

1. 对该患者制订完善的照护计划。

2. 如何对该患者进行预防指导?

慢性阻塞性肺疾病是一种可预防和治疗的疾病,其特征为持续存在不完全可逆的气流受限,气流受限多呈进行性发展,与气道和肺组织对有毒颗粒或气体长期作用所致的慢性炎症反应增强有关。慢性阻塞性肺疾病是老年人的常见病和多发病,其患病率可随年龄增长而增高,主要包括慢性支气管炎和阻塞性肺气肿,二者合并存在在老年患者中占大多数。

【病因】

(一)吸烟

吸烟为慢性阻塞性肺疾病重要的发病原因,吸烟时间越长、量越大,其患病率越高。因烟草中的化学物质可损伤气道上皮细胞,引发慢性炎症,最终使气道净化能力下降。

(二)自身免疫低下

老年人肺部血液循环较差,支气管和肺组织老化;免疫力低下,体内免疫球蛋白减少及单核巨噬细胞功能低下;自主神经功能失调,营养不良,长期反复感染破坏气道的正常防御等。

(三)其他因素

职业性粉尘和化学物质,空气污染、感染因素、蛋白酶-抗蛋白酶失衡、氧化应激和炎症机制等。

【临床表现】

(一)气短或呼吸困难

气短或呼吸困难是慢性阻塞性肺疾病的标志性症状。早期在较剧烈活动时出现,后逐渐加重,在日常活动甚至休息时也感到气短。呼吸困难的分级量表(表 2-1),用于评价功能性呼吸困难。

表 2-1 呼吸困难分级量表

分级	分类标准
0 级	除剧烈运动,无明显的呼吸困难
1 级	快走或上缓坡时有气短
2 级	因呼吸困难而比同龄人步行慢/以自己的速度平地上行走时需要停下来呼吸
3 级	平地上步行 100 米或数分钟后需停下来休息
4 级	明显呼吸困难不能离开房间/穿脱衣服即可引起气短

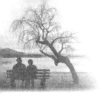

（二）慢性咳嗽、咳痰

慢性咳嗽通常是慢性阻塞性肺疾病的首发症状,初起咳嗽呈间歇性,晨起咳嗽加重,夜间不显著,有少数患者可无咳嗽症状而出现明显的气流受限。而慢性咳痰是慢性阻塞性肺疾病的常见症状,痰液一般为白色黏液性痰,合并感染时可为脓痰,排痰量增多。

（三）其他

重度或病情急性加重的患者可出现喘息和胸闷,晚期会出现食欲减退、体重下降,甚至病情加重并发肺源性心脏病。

【辅助检查】

（一）肺功能检查

肺功能检查用于判断病程和预后。吸入支气管扩张剂后,第一秒用力呼气容积（FEV_1）占用力肺活量（FVC）的百分比称为一秒率（FEV_1/FVC）,一秒率<70%可确定为气流受限。对于大多数老年人来说,一秒率<60%即为异常,提示阻塞性肺部疾病。第一秒用力呼气容积占预计值的百分比（FEV_1%预计值）是评估慢性阻塞性肺疾病严重程度的依据。

（二）影像学检查

慢性阻塞性肺疾病早期无异常,若疾病反复发作,以后可出现肺纹理增粗、紊乱等非特异性改变,也可出现肺气肿改变。胸部 CT 检查可见慢性阻塞性肺疾病小气道病变的表现。随着病情的进展,可出现桶状胸,胸廓前后径增宽,肋间隙增大,两肺透光度增加,肺纹理减少,或有肺大疱征象等肺气肿表现。

（三）动脉血气分析

动脉血气分析用于判断呼吸衰竭的严重程度和类型,当 FEV_1<50%预计值或有呼吸衰竭或右心衰竭的慢性阻塞性肺疾病患者均应做动脉血气分析。

【治疗要点】

（一）积极控制感染

根据致病菌和药物敏感情况选用抗生素治疗,如给予 β-内酰胺类抗生素、第二代头孢菌素类抗生素、大环内酯类抗生素等。

（二）促进气道通畅

使用支气管扩张药和祛痰药,痰液黏稠者应给予雾化治疗,喘息明显的患者可给予糖皮质激素。不宜使用镇咳药止咳,不利于痰液咳出。

（三）长期家庭氧疗

长期家庭氧疗可延缓疾病的进展,防止肺动脉高压及肺心病,提高生活质量和生存率。一般采用鼻导管吸氧,流量为 1～2 L/min,避免氧浓度过高而引起二氧化碳麻醉,时间一般要保持在 15 h/d。

（四）增强机体免疫功能

可针对老年患者个体化应用免疫调节剂如转移因子、胸腺素、干扰素等,增强患者免疫力。

（五）其他

给予常规营养支持,若出现呼吸衰竭、休克等严重并发症应及时救治。

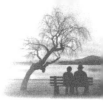

【照护措施】

(一) 生活照护

1. 环境　经常通风换气,保持安静整洁、阳光充足。温湿度适宜,一般温度为 22～24℃,相对湿度为 50%～60%。

2. 休息　处于中度以上慢性阻塞性肺疾病急性加重期的患者应卧床休息,取舒适体位,并经常变换体位。根据病情,患者可以适当增加活动,以不加重症状或不感到疲劳为宜。消除影响睡眠的因素,如体位不适、环境吵闹等,保证患者充足的睡眠时间,使其具有良好的精神状态。

3. 饮食　老年人因消化功能下降和疾病干扰,而且多数慢性阻塞性肺疾病患者体弱消瘦、营养不良,要合理调配饮食,增加其营养摄入。给予患者清淡易消化的高蛋白、高热量、高维生素的流质或半流质饮食。少食辛辣刺激、油腻和易致过敏的食物,如鱼、虾、蟹等。此外,患者肠蠕动功能减弱,活动减少,为防止便秘,宜多吃蔬菜瓜果等富含纤维素的食物。

(二) 医疗照护

1. 病情观察　观察体温、脉搏、呼吸、血压,重点观察呼吸,评估呼吸困难的程度,及时发现病情变化,特别是呼吸功能衰竭、心功能衰竭、休克等严重并发症的早期发现,以便早期处理。长期卧床的患者应观察患者皮肤情况,对于营养状况不佳、末梢血液循环不良的患者,应做好压力性损伤的预防,经常变换体位,对受压部位进行按摩等。

2. 对症照护　指导患者有效咳嗽,对于痰多、无力咳出者,可进行体位引流及胸部叩击法,增加咳嗽排痰效果。对于使用上述方法依然不易咳出的患者,可以进行蒸汽吸入和超声雾化吸入,稀释痰液。根据病情变化给予适当的氧疗以改善症状,纠正缺氧。

3. 用药照护　严格遵照医嘱控制药物剂量、给药速度和给药途径,告知患者正确服药,不能随意更改、终止或购药服用。观察药物是否起到作用及有无不良反应的出现。若需肌内、静脉给药,要注意保护注射部位及血管。

(三) 心理照护

慢性阻塞性肺疾病老年患者因病程长,容易发生抑郁,对自己的生活满意度下降,容易对治疗失去信心,要主动安慰、鼓励患者,并解释疾病的治疗特点,增强其继续治疗的信心。并且带动照护者积极配合照护,提高患者的生活质量。

【预防指导】

(一) 健康知识指导

讲解老年慢性阻塞性肺疾病的诱发因素、表现、照护措施等基础知识;讲解吸烟对呼吸道的危害,教育和督促老年患者戒烟;教会老年患者和照护者家庭氧疗的方法及注意事项。劝导老年患者远离粉尘、脱离污染环境。

(二) 康复指导

进行呼吸运动训练,可做腹式呼吸锻炼,让患者取立位,年老体弱者可取坐位或仰卧位,一手放于腹部,另一手放于胸前,吸气时尽力挺腹,胸部不动,呼气

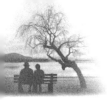

时腹部内陷,尽量将气呼出,这是一种较好的康复疗法。病情较轻者可采取散步、慢跑等方式坚持适当运动,提高机体抗病能力,进行呼吸道耐寒能力锻炼。

(三)生活指导

根据气候变化适时增减衣物,积极预防呼吸道感染的发生,尤其是感冒患者,出现异常要及时入院治疗;注意生活环境的改善,避免粉尘、有害气体等危害因素的刺激;注意多饮水,饮食注意均衡易消化,高蛋白、高维生素,避免发生便秘。

(四)用药指导

根据患者个体情况及综合评估选择支气管扩张剂,一般优先选吸入剂,尤其是吸入性的 β_2 受体激动剂应作为首选。短效 β_2 受体激动剂如沙丁胺醇、特布他林等,吸入后数分钟可缓解症状,需教会患者吸入的方法。

(五)病情观察指导

若发生气喘、呼吸困难、用药不良反应及氧疗过程中出现问题,甚至发生其他并发症都要及时就医。

第四节　支气管哮喘的预防与照护

【学习目标】

识记　能准确陈述老年支气管哮喘的概念及临床表现。

理解　能正确阐述老年支气管哮喘的病因及治疗要点。

运用　能运用所学的知识,对老年支气管哮喘患者进行预防指导。

【案例导入与思考】

尹某,女,68岁,因"间断咳嗽、咳痰10余年,加重心慌、气短7天"就诊。患者自述于10年前每次接触油烟、粉尘等刺激性物质时出现咳嗽、喘息,未引起重视,1周前因受凉后出现心慌、气短,伴咳嗽、咳痰,咳白色泡沫样痰,量少,不易咳出,夜间为著,不能平卧入睡,随就诊当地诊所,给予输液及中药治疗(具体药物及剂量不详),治疗4天后症状未见明显好转,1天前患者再次出现心慌、气短、喘息,胸片示双肺纹理增重。现患者为进一步诊治,遂来我院,门诊以"支气管哮喘"收住入院。

入院查体:T 36.6℃,P 94次/分,R 23次/分,BP 110/83 mmHg,W 68 kg。双侧呼吸活动度一致,触觉语颤无增减,叩诊双肺清音,听诊双肺呼吸音粗,散在哮鸣音。

请思考:

1. 该患者所患的主要疾病是什么?

2. 如何对该患者进行相应的照护?

支气管哮喘(简称哮喘)是由多种细胞(如嗜酸性粒细胞、肥大细胞、T淋巴细胞、中性粒细胞、气道上皮细胞等)和细胞组分参与的气道慢性炎症性疾病。这种慢性炎症导致气道反应性增加,出现广泛的可逆性气流受限,并引起反复发作性喘息、气急、胸闷或咳嗽等症状,常在夜间和(或)清晨发作或加剧,多数患者可自行缓解或经治疗后缓解。

老年支气管哮喘(简称老年哮喘)是指患者年龄在 65 岁及以上且符合支气管哮喘诊断标准,根据发病时间可分为早发性哮喘和晚发性哮喘两类,老年早发性哮喘是指在儿童或青少年期发病,哮喘反复发作,迁延至老年;老年晚发性哮喘是在步入老年期后才开始发病。多数老年支气管哮喘患者属于前者。

【病因】

哮喘的病因尚不完全清楚,多认为与遗传因素和外界环境因素有关。

(一)遗传因素

患者个体为过敏体质,气道高反应性、免疫球蛋白 E 调节和特异性反应相关基因在哮喘发病中起着重要作用。

(二)外界环境因素

食物如鱼、虾、蟹等,吸入性颗粒物如尘螨、花粉、动物毛屑、二氧化硫等,感染如细菌、寄生虫等,药物如阿司匹林、普萘洛尔等,还有气候的改变如受凉等,均可诱发哮喘。

【临床表现】

(一)主要表现

老年哮喘的临床表现有咳嗽、喘息、呼吸困难、胸闷、咳痰等。典型的表现是发作性伴有哮鸣音的呼气性呼吸困难、咳嗽和喘鸣,常在夜间及凌晨发作,由接触过敏原、感染、运动及情绪波动等诱发或加重。轻者可自行缓解或经治疗后缓解,严重者端坐呼吸、干咳或咳大量白色泡沫样痰,甚至会出现发绀等哮喘症状。可在数分钟内发作,持续数小时至数天,用支气管扩张药或自行缓解。

(二)发病特点

老年哮喘的发病特点如下:

(1)发作性加重;

(2)具有时间节律性,常在夜间及凌晨发作或加重;

(3)具有季节性,常在秋冬季节发作或加重;

(4)具有可逆性,平喘药通常能够缓解症状。

(三)缺乏典型表现

老年哮喘患者活动后气促表现较为明显,但典型的发作喘息相对少见,甚至完全没有喘息,且容易被其他并存症状掩盖。

【辅助检查】

(一)呼吸功能检查

在哮喘急性发作期通气功能检测呈不同程度阻塞性通气功能障碍,在哮喘临床缓解期通气功能指标可逐渐恢复;支气管激发试验主要应用于支气管哮喘的诊断和疗效的评估;支气管舒张试验用于评价气流阻塞的可逆性程度。

(二)痰液检查

痰中嗜酸性粒细胞和中性粒细胞计数可用于评估气道炎症。

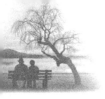

(三) 影像学检查

哮喘发作时主要表现为肺过度通气状态,但需警惕肺炎、肺不张、气胸等并发症的发生。

(四) 特异性变应原检测

结合病史测定变应原,有助于对患者的病因诊断和脱离致敏因素的接触。

【治疗要点】

老年哮喘患者经过长期、有效、规范的治疗,症状可以得到良好控制,减少发作,甚至不发作。

(一) 脱离过敏原

哮喘的发作多与接触过敏原有关,一旦怀疑或确定,应立即脱离过敏原。

(二) 药物治疗

1. 控制或预防哮喘发作药物 糖皮质激素是最有效的控制气道炎症的药物;白三烯调节剂尤其适用于阿司匹林哮喘、运动性哮喘或伴有过敏性鼻炎哮喘患者的治疗等。

2. 缓解哮喘发作药物 缓解哮喘发作的药物是指按需使用的药物。如 β_2 受体激动剂、抗胆碱能药物、茶碱类药物等,这些药物可迅速解除支气管痉挛从而缓解症状。

3. 抗生素治疗 对于咳嗽、咳脓痰,伴发热,合并肺炎患者,需给予抗生素治疗。

4. 免疫疗法 免疫疗法包括变应原特异性免疫疗法和抗免疫球蛋白 E 治疗。

【照护措施】

(一) 生活照护

1. 环境 保持空气流通,温度、湿度适宜。控制诱发因素,房间内不宜放置花草、地毯,避免接触和吸入刺激性气体,枕头不宜填塞羽毛,消除常见的可触发哮喘发作的其他变应原和刺激因素。

2. 皮肤 哮喘发作时,老年患者常会大量出汗,所以要定期进行温水擦浴,勤换衣服和床单,保持皮肤的清洁、干燥和舒适。协助并鼓励患者咳嗽后用温水漱口,保持口腔清洁。

3. 饮食 食用蔬菜、水果及其他新鲜食物,避免食用放置时间过久的蔬菜及腐败和发霉的食品。严格避免带有刺激性的食物和佐料,如各种烟酒、辣椒、胡椒、八角、茴香等;尽量避免进食可能诱发支气管哮喘的食物,如油菜花、黄花菜、虾皮、虾米、螃蟹等。

(二) 医疗照护

1. 病情观察 观察哮喘发作的前驱症状,如鼻咽痒、喷嚏、流涕等黏膜过敏症状。哮喘发作时,观察患者意识状态、呼吸频率和深度,是否有辅助呼吸肌参与呼吸运动等,监测呼吸音、哮鸣音变化,监测动脉血气分析和肺功能情况,了解病情和治疗效果。哮喘严重发作时,若经治疗病情无缓解,需做好机械通气的准备工作,加强对哮喘急性发作期患者的监护,尤其夜间和凌晨是哮喘易发

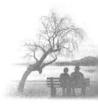

作的时间,应严密监测有无病情变化。

2. 对症照护　重症哮喘应注意体液的补充,可经静脉补液。适量补液可纠正失水和稀释痰液,是促进排痰和改善通气功能的有效方法。哮喘发作时,协助老年患者采取舒适坐位、半卧位或在床头设置小桌,使患者能伏案休息,减少体力消耗。重症哮喘患者若有明显肺气肿,应给予低流量鼻导管吸氧,且吸入气体应加温加湿。

3. 用药照护　使用气雾剂时,指导患者在喷药时深吸气,吸入后屏气几秒钟。在服药期间,应加强观察患者的不良反应,针对不同药物的作用和适应证调整用药。糖皮质激素吸入的主要不良反应为口腔念珠菌感染、声音嘶哑和呼吸道不适等,要指导患者喷药后立即用清水反复漱口,饭后服,且不可自行停药或减量,用量应遵医嘱逐渐减量。

(三) 心理照护

哮喘患者可能有抑郁、焦虑、恐惧等心理反应,伴有社会适应能力下降、自信心下降、交际减少等表现,应指导患者充分利用社会支持系统,动员患者家属及朋友帮助哮喘患者,为其身心康复提供各方面的支持。使患者保持乐观情绪,积极参加体育锻炼,最大限度地保持体力,这些可有效减轻患者的不良心理反应。

【预防指导】

(一) 疾病知识指导

提升患者及照护者对哮喘的诱发因素、发病原因、治疗效果的认知,以提高患者治疗依从性,使患者了解哮喘虽不能彻底治愈,但只要坚持充分的正规治疗,完全可以有效地控制哮喘的发作,能正常进行工作和学习。

(二) 康复指导

指导患者了解并充分认识到参与各种康复运动的必要性和临床意义,并结合不同患者的实际情况,帮助其制订具有针对性的运动方案,包括散步、打太极拳等有氧运动,以提高患者自身的免疫力,更好地促进患者的康复。

(三) 生活指导

针对患者个体情况,指导患者有效控制可诱发哮喘发作的各种因素,如:避免摄入引起过敏的食物;避免强烈的精神刺激和剧烈运动,传授患者自我情绪调理的方法,告知其维持轻松心情的好处;避免接触刺激性气体及预防呼吸道感染;戒烟戒酒;戴围巾或口罩避免冷空气刺激。指导患者日常饮食中多食用瓜果蔬菜,合理膳食;保持规律进食、少食多餐等良好的饮食习惯;同时忌食生冷、辛辣与肥腻的食物。

(四) 用药指导

哮喘患者及照护者应了解各种药物的名称、用量、注意事项及不良反应,指导患者及照护者正确使用 β_2 受体激动剂等药物的吸入方法,患者在应用吸入性药物的过程中尽可能呼气,而且呼气前需要通过深呼吸将药液有效吸入,嘱咐患者用药后及时漱口。

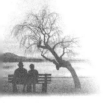

(五)病情观察指导

指导患者及照护者识别哮喘发作及病情加重的征象,学会简单的紧急处理方法。学会并坚持做哮喘日记,若哮喘发作或者出现药物不良反应时,应及时就医。

第五节 慢性肺源性心脏病的预防与照护

【学习目标】

识记 能正确陈述慢性肺源性心脏病的概念及临床表现。

理解 能正确阐述慢性肺源性心脏病的病因及治疗要点。

运用 能运用所学的知识,对慢性肺源性心脏病患者采取合适的照护措施。

【案例导入与思考】

张某,男,79岁,因"咳嗽、咳痰、胸闷、气短30余年,加重12天"就诊。患者入院前30余年感冒受凉后出现胸闷、气短,伴有喘息,夜间为甚,休息或端坐后可缓解,偶有咳嗽、咳痰,为黄痰,量多不易咳出,未进行规律诊断及治疗。入院前10余天受凉后再次出现上述症状,且咳嗽、胸闷、气短、喘息阵发性加重,伴乏力、食欲减退,眼睑浮肿,夜间阵发性呼吸困难,端坐位可缓解,双下肢水肿进行性加重,无畏寒、发热、胸痛等不适。现患者为进一步诊治,遂来我院,门诊以"慢性肺源性心脏病"收住入院。

入院查体:T 36.5℃,P 80次/分,R 16次/分,BP 135/89 mmHg,W 68 kg。胸廓对称无畸形,双侧呼吸活动度一致,触觉语颤减弱,叩诊双肺过清音,听诊双肺呼吸音粗,双肺闻及湿啰音。行胸片示:肺源性心脏病、双肺间质性改变。24小时动态心电图示:异常心律,心房扑动,偶发室性期前收缩,持续性ST段改变。

请思考:

1. 应对该患者采取哪些照护措施?

2. 如何对该患者进行预防指导?

慢性肺源性心脏病(简称慢性肺心病),是指由于支气管肺组织病变、胸廓疾病、肺血管病变或呼吸功能调节功能异常损伤肺组织的结构和功能,导致的肺循环阻力增加、肺动脉高压,进而使右心室肥厚、扩大,甚至发生右心衰竭的心脏病。该病多由慢性阻塞性肺疾病所致,病程呈慢性渐进性发展的过程。该病在寒冷地区的发病率高于温暖地区,农村的发病率高于城市;急性发作以冬、春季或气候骤变时多见。

【病因】

(一)支气管、肺部疾病

由慢性阻塞性肺疾病演变而来的慢性肺源性心脏病患者占到患者总数的80%~90%,支气管哮喘、支气管扩张症、间质性肺炎等也有可能发展成慢性肺

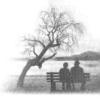

源性心脏病。

(二) 肺血管疾病

慢性血栓栓塞性肺动脉高压、肺小动脉炎、原发性肺动脉高压等引起肺血管阻力增加、肺动脉高压和右心室负荷加重,发展为慢性肺源性心脏病。

(三) 胸廓运动障碍性疾病

胸廓运动障碍性疾病发展成慢性肺源性心脏病的情况较少见,严重脊椎侧后凸、脊椎结核造成的严重胸廓或脊椎畸形,以及神经肌肉疾患等,均可引起胸廓活动受限、肺受压、支气管扭曲或变形,导致肺功能受损,气道引流不畅,肺部反复感染,并发肺气肿或纤维化。

(四) 其他

其他疾病所致的低氧血症,使肺动脉高压,发展成为慢性肺源性心脏病。

【临床表现】

慢性肺源性心脏病发展缓慢,初期以原发肺、胸廓病变症状为主,主要是以慢性阻塞性肺气肿临床表现起病,反复发作,并不断加重而并发此病。

(一) 心、肺功能代偿期

病情相对稳定,主要临床表现咳嗽、咳痰、气喘,活动后心悸、呼吸困难和乏力。有肺气肿体征,感染时可听到干、湿啰音。肺动脉瓣区第一心音亢进,提示肺动脉高压。有右心室肥厚、扩大的体征,部分患者可有颈静脉充盈。

(二) 心、肺功能失代偿期

(1) 呼吸衰竭。呼吸衰竭多因急性呼吸道感染诱发。呼吸衰竭表现突出,呼吸困难加重、端坐呼吸,发绀明显,可出现表情淡漠、嗜睡、昏迷、谵妄等肺性脑病及颅内压增高的表现,甚至出现皮肤潮红、多汗。

(2) 心力衰竭。心力衰竭表现为气促、心悸、倦怠、尿少、下肢乃至全身水肿。体检可见颈静脉怒张,剑突下可闻及收缩期杂音,心界扩大,听诊右房室瓣区有心缩期吹风样杂音,肝大、肝区压痛,肝-颈静脉回流征阳性,下肢可呈指凹性水肿,腹水征阳性。

(三) 并发症

并发症可有肺性脑病、心律失常、休克、消化道出血、水电解质及酸碱平衡紊乱、弥散性血管内凝血等。

【辅助检查】

(一) 影像学检查

影像学检查为诊断慢性肺源性心脏病的主要依据,除原有的胸、肺基础疾病及急性感染表现外,尚有肺动脉高压和右心室肥大的征象。

(二) 心电图检查

电轴右偏、肺性 P 波等作为肺源性心脏病诊断的参考。

(三) 超声心动图

测量左右心室内径、右肺动脉内径等,有助于肺源性心脏病的确诊。

(四) 血气分析

动脉血氧分压(PaO_2)<60 mmHg、动脉血二氧化碳分压($PaCO_2$)>50 mmHg

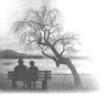

提示呼吸衰竭。

【治疗要点】

（一）急性加重期

处于急性加重期的患者进行治疗时,需注意以下几点。

（1）保持呼吸道通畅:感染引起呼吸道黏膜水肿,分泌物增加,造成气道阻塞,通气不畅,更利于细菌繁殖,加重感染,故需要及时给予祛痰剂等,促进排痰。

（2）控制感染:有效控制呼吸道感染是治疗慢性肺源性心脏病的关键之一,可做痰细菌培养及药敏试验,指导抗生素目标性治疗。常用的有青霉素类、氨基糖苷类、喹诺酮类及头孢菌素类抗生素。院外感染以革兰氏阳性杆菌为主,医院感染以革兰氏阴性杆菌为主,老年人常为兼有厌氧菌的混合感染。

（3）控制心力衰竭:适当选用利尿药、正性肌力药和血管扩张药纠正心力衰竭。

（4）进行抗凝治疗:应用普通肝素或低分子肝素防止肺微小动脉原位血栓的形成。

（二）缓解期

缓解期患者可采用中西医结合的综合治疗措施,去除诱发因素,积极防治原发病,延缓病情进展,使心肺功能得到部分甚至全部恢复。

【照护措施】

（一）生活照护

1. 环境　保持病室环境清洁、安静,避免呼吸道的刺激。

2. 休息与活动　在心肺功能失代偿期,应绝对卧床休息,协助患者采取舒适体位,如半卧位或坐位,以减少机体耗氧量,减慢心率和减轻呼吸困难。在心、肺功能代偿期,可鼓励患者进行适量活动,活动量以不引起疲劳、不加重心肺不适症状为宜。例如,下肢交替抬离床面,使肌肉保持紧张几秒后,松弛平放床上。鼓励患者进行呼吸功能锻炼,提高活动耐力。

3. 饮食　清淡易消化的高蛋白、高纤维、高热量的流质或半流质饮食,避免便秘和腹胀。避免食用含糖高的食物,以免引起痰液黏稠。若患者出现水肿或尿少,要限制钠盐的摄入,每天摄入量<3g。少食多餐,必要时遵医嘱静脉补充营养。

4. 皮肤　观察全身水肿情况,有无压力性损伤。因老年慢性肺源性心脏病患者易营养不良且伴有水肿,故指导其穿宽松、柔软的衣服,定时更换体位,受压部位垫气垫、海绵垫或使用气垫床。

（二）医疗照护

1. 病情观察　观察患者呼吸频率、节律、深度,呼吸浅伴有嗜睡警惕严重缺氧、二氧化碳潴留;呼吸深大且嗜睡可能为代谢性酸中毒;呼吸浅快且兴奋、谵妄等,可能为代谢性碱中毒。此外,还要注意监测生命体征,定期监测动脉血气分析,观察有无右心衰竭的表现。

2. 对症照护　有缺氧表现的患者即进行氧疗照护。低流量、低浓度、持续

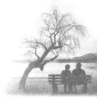

给氧,吸入气氧流量一般为 1～2 L/min,吸入气氧浓度为 25%～29%。避免高浓度吸氧,以防呼吸抑制,加重肺性脑病。注意随时监测氧流量、观察氧疗效果。发绀减轻,皮肤转暖,神志转清,呼吸困难缓解、呼吸频率减慢且节律正常,心率减慢等情况表示氧疗有效。

3. 用药照护　对呼吸道分泌物多的重症老年患者慎用镇静剂、麻醉药、催眠药。应用利尿剂后,注意观察患者不良反应,有无过度脱水或低钾低氯等征象。利尿剂尽量在白天使用,以免夜间排尿次数增多影响患者睡眠。应用血管扩张药时,要注意定时监测患者的血压和心率情况。使用抗生素后,要注意观察患者感染控制的效果,防止细菌耐药性发生。

4. 并发症预防与照护　头痛、烦躁不安、神志恍惚、嗜睡、昏迷是肺性脑病的征象,观察患者若有以上情况要及时通知医生及早处理。

(三) 心理照护

慢性肺源性心脏病需长期治疗,难以根治,且经常反复发作住院,经济负担沉重,这易造成老年患者丧失治疗信心、情绪低落,甚至不配合、放弃治疗,特别是危重患者,往往容易有悲观情绪。照护者应积极主动、耐心地与患者交谈,查找心理问题的根源,解除影响因素;要做好心理疏导,多安慰、鼓励患者积极配合治疗,提高其生活质量。

【预防指导】

(一) 疾病知识指导

使患者和照护者了解疾病病因、发展过程,减少反复发作的次数。积极防治基础疾病,避免和防治各种可能导致病情急性加重的诱因,坚持家庭氧疗等。

(二) 康复指导

加强饮食营养,以保证机体康复的需要。病情缓解期应根据患者的心肺功能及体力情况进行适当体育锻炼,如腹式呼吸、缩唇呼吸(2～4 次/日)、散步、气功、太极拳等,改善呼吸功能,提高老年患者机体免疫力。

(三) 生活指导

保持室内空气流通及适宜的温湿度,预防呼吸道感染。告知患者少食多餐,晚餐不宜过饱,以免加重心脏负担。并发营养不良者,则给予要素饮食及各种维生素。患者多汗,要增加含钾离子的食物;患者尿少,要注意限制摄水量。避免体力劳动,降低耗氧量,并指导患者合理使用家庭氧疗。

(四) 用药指导

指导患者及照护者遵医嘱规范用药,密切观察药物副作用。在用药治疗时,一定要注意患者的临床表现,观察用药后症状是否缓解,并根据患者个体的不同,针对性用药。

(五) 病情观察指导

告知患者及照护者慢性肺源性心脏病病情变化的征象,如体温升高、呼吸困难加重、咳嗽咳痰剧烈、尿少、水肿明显、神志淡漠、嗜睡、躁动不安、口唇发绀加重等,以上征象均提示病情变化或加重,需及时复诊。

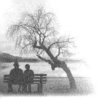

第六节　睡眠呼吸暂停低通气综合征的预防与照护

【学习目标】

识记　能正确陈述睡眠呼吸暂停低通气综合征的概念及临床表现。

理解　能正确阐述睡眠呼吸暂停低通气综合征的病因及治疗要点。

运用　能运用所学的知识,对老年睡眠呼吸暂停低通气综合征的患者采取合理的照护措施。

【案例导入与思考】

张某,男,70岁,因"间断打鼾1月余"就诊。患者入院前1月无明显诱因出现夜间睡眠打鼾,伴呼吸暂停,晨起头痛,乏力,记忆力下降,注意力不集中,白天嗜睡,无夜间睡眠憋醒,无胸闷、气短等不适。前来我院诊治,门诊以"睡眠呼吸暂停低通气综合征"收住入院。

入院查体:T 36.54℃,P 10次/分,R 20次/分,BP 106/67 mmHg,W 70 kg。患者自发病以来,饮食、睡眠尚可,大小便正常,近期体重维持较好。专科检查:叩诊双肺清音,听诊心肺呼吸音清,未闻及干、湿啰音。

请思考:

1. 对该患者应采取哪些照护措施?

2. 如何对该患者进行预防指导?

睡眠呼吸暂停低通气综合征是指在睡眠过程中呼吸暂停次数达30次或以上,每次呼吸暂停时间持续10秒或以上,导致发生低氧血症、高碳酸血症,并伴有嗜睡等临床症状的一组综合征。进入中老年后,睡眠呼吸暂停低通气综合征患病率随着增龄逐渐增高,65岁以上的老年人患病率高达20%~50%。睡眠呼吸暂停低通气综合征是老年高血压、冠心病、心力衰竭及脑卒中等疾病的独立危险因素。临床上以阻塞型睡眠呼吸暂停低通气综合征最为常见。

【病因】

(一)解剖学因素

肥胖所致的气道狭窄、鼻和咽喉结构异常、鼻息肉、咽壁肥厚、软腭松弛、扁桃体肥大、巨舌等(图2-4)。

(二)功能性因素

随着年龄增长睡眠呼吸暂停低通气综合征的发病率会增加,其中男性发病率明显高于女性,女性绝经后发病率有所增加;体重超过标准体重20%以上者容易发生此病;此外,有大量饮酒、吸烟、经常服用镇静催眠类药物等习惯者也有一定概率发生此病。

(三)身体因素

患者常有睡眠中打鼾且鼾声不规律的症状,常是鼾声与呼吸暂停交替出现,也有嗜睡、记忆力下降等表现。但患者对症状感觉多不敏感,常误认为这些是随年龄增长所致的老化现象,便很少引起注意。老年睡眠呼吸暂停低通气综

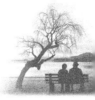

合征常与多种疾病并存,症状相互掩盖,病情更为复杂。

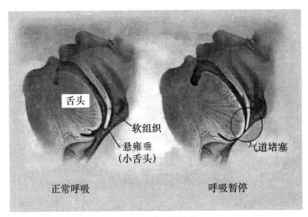

图 2-4　解剖结构

【临床表现】

(一)白天过度困倦

白天过度困倦是睡眠呼吸暂停低通气综合征最突出的症状,主要是夜间反复睡眠中断、睡眠质量下降所致。轻者仅注意力不集中,间隙打瞌睡。重者与人交谈甚至骑车、驾驶过程中也可打瞌睡。

(二)晨起头痛

患者常有清晨头痛,隐痛多见,不剧烈,持续可达1~2小时,与血压升高、颅内压及脑血流变化有关。

(三)头晕乏力

由于睡眠反复中断、醒觉次数增多、睡眠质量下降,患者常有轻重不同的头晕、疲倦、乏力。

(四)神经精神症状

神经精神症状表现为记忆力减退、性格改变、烦躁、易激动、焦虑、抑郁等,症状严重时,会过早出现老年痴呆症状。

(五)夜间表现

夜间表现有打鼾、呼吸暂停、憋醒、多动不安、多汗等。

(六)其他

睡眠呼吸暂停低通气综合征可引发心肌缺血、心律失常、肺动脉高压、代谢综合征、抑郁症等并发症。

【辅助检查】

(一)血液检查

血红蛋白、红细胞可有不同程度升高。

(二)动脉血气分析

低氧血症、二氧化碳分压不同程度增高。

(三)多导睡眠仪

同步记录患者睡眠时的脑电图、肌电图、口鼻气流、胸腹呼吸运动、动脉血

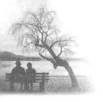

氧饱和度、心电图等多项指标,可准确了解患者睡眠时呼吸暂停及通气的情况,并能确定其类型及病情轻重。其病情分度如表 2-2 所示。

表 2-2　睡眠呼吸暂停低通气综合征病情分度

病情分度	呼吸暂停低通气指数	夜间最低血氧饱和度
轻度	5～15 次/小时	85%～90%
中度	15～30 次/小时	80%～85%
重度	>30 次/小时	<80%

【治疗要点】

(一)一般治疗

指导患者养成良好的睡眠习惯、提高睡眠质量,嘱患者控制饮食、适当运动以维持体重在正常范围内。此外,嘱患者戒烟、戒酒,慎用镇静安眠药物,改变睡眠体位,采取侧卧位睡眠,应用鼻黏膜收缩药滴鼻等。因原发病引起睡眠呼吸暂停低通气综合征的患者,则积极治疗原发病。

(二)氧疗

氧疗可以纠正低氧血症,对继发于充血性心力衰竭的患者,可降低其呼吸暂停和低通气的次数;但对神经肌肉疾病患者,氧疗却有可能加重其高碳酸血症,故此类患者有氧疗指证时,一般应与持续气道正压通气结合进行。

(三)药物治疗

使用麻黄碱滴鼻或非特异性抗炎药喷鼻等药物,可增加上气道开放,减低上气道阻力。服用醋酸甲羟孕酮等呼吸兴奋剂,可刺激呼吸中枢或外周化学感受器,增加呼吸频率和潮气量,改善通气。服用普罗替林和氯丙嗪,可抑制快速眼动睡眠,减轻由此引发的低通气和呼吸暂停。

(四)无创正压通气治疗

无创正压通气治疗是目前公认治疗睡眠呼吸暂停低通气综合征的首选方法,其中最常用的是经鼻面罩持续气道正压通气。持续气道正压通气所提供的正向压力,不论在吸气或呼气状态下均能保持一定的压力水平,起到气体支撑作用,防止上气道塌陷和阻塞,同时持续气道正压通气可通过刺激上气道压力和机械感受器,增加上气道张力,防止上气道塌陷,可以消除夜间频繁低氧和觉醒,改善患者的睡眠状况。

(五)口腔矫治器治疗

口腔矫治器适用于单纯鼾症及轻中度的睡眠呼吸暂停低通气综合征患者,根据作用方式和部位的不同,大致分为鼾声治疗装置、舌治疗装置和下颌作用器三类。

(六)手术治疗

手术治疗仅适用于手术确实可解除上气道阻塞的患者,老年患者因基础疾病较多,需严格掌握手术适应证。可选用的手术方式有腭垂腭咽成形术、鼻中隔矫正术、鼻息肉摘除术等。

(七)颏舌肌兴奋疗法

睡眠期刺激颏舌肌能显著降低睡眠呼吸暂停低通气指数,主要包括经皮电

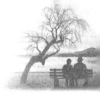

连续刺激颏舌肌、经神经袖套电极刺激舌下神经、经舌下静脉刺激舌下神经三种疗法。

【照护措施】

（一）生活照护

1. 体位　维持侧卧位或保证患者头朝一侧，枕头不宜过高。

2. 活动　适当进行体育和呼吸锻炼，以提高呼吸肌的顺应性。

3. 饮食　晚餐不宜过饱，以免影响呼吸时膈肌的运动。

（二）医疗照护

1. 病情观察　严密观察睡眠状态下患者的呼吸节律、深浅度、打鼾情况，特别是在夜间零点以后，尤其是 2:00～5:00 之间，更应加强巡视，并了解患者是否有白天困倦、经常打瞌睡甚至嗜睡的情况。

2. 持续气道正压呼吸机治疗的照护　保证夜间的治疗时间要在 4 小时以上，并根据老年患者情况调整正压通气的压力。选用鼻罩，漏气少，对睡眠干扰小；若是经口漏气，则选用全面罩。治疗时要进行气道湿化。注意防止皮肤破损，每次使用鼻罩之前要先洗脸，并注意使用海绵垫。对呼吸机也要注意保养，定期消毒。

（三）心理照护

患者对夜间使用持续气道正压呼吸机通常难以接受，应为其讲解疾病的危害及治疗原理，以减轻患者的恐惧、焦虑与不适。此外，持续气道正压呼吸机是一种辅助呼吸装置，在使用过程中应鼓励患者调整心态，保持心情平静。

【预防指导】

（一）疾病知识指导

告知患者及照护者睡眠呼吸暂停低通气综合征的相关知识，让他们了解该疾病的主要表现及其对全身各个脏器的影响，特别是让他们知道如何识别疾病。

（二）康复指导

指导患者正确使用口腔矫治器和呼吸机，正确放置传感器、电极，正确佩戴鼻罩。引导患者调节治疗压力。告知患者长期坚持持续气道正压呼吸机治疗可形成良性循环，对缓解病情、降低危险因素均有作用，鼓励其坚持使用。

（三）生活指导

鼓励患者早睡早起，劳逸结合，适当锻炼，增加有效通气。引导患者戒烟戒酒，合理饮食，控制体重。

（四）用药指导

告知患者及照护者慎用镇静催眠药物及其他可引起或加重睡眠呼吸暂停低通气综合征的药物，观察用药的疗效及不良反应。教会患者滴鼻剂的正确使用方法，尤其对使用麻黄碱滴鼻液的患者，密切监测血压的变化，防止并发症的发生。

（五）病情观察指导

嘱患者定期复诊，尽可能早期发现睡眠呼吸暂停低通气综合征导致的心脑血管损害，并根据病情变化调整持续气道正压呼吸治疗的压力。

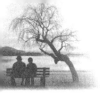

第七节　肺癌的预防与照护

【学习目标】

　　识记　能正确陈述肺癌的概念及临床表现。

　　理解　能正确阐述肺癌的病因及治疗要点。

　　运用　能运用所学知识,对肺癌患者采取合适的照护措施及预防指导措施。

【案例导入与思考】

　　徐某,男,74 岁,因确诊肺恶性肿瘤 2 个月,拟行复查入院。主诉:2 个月前因间断咳嗽、咳痰 5 个月就医。行胸部 CT 检查结果:左肺门占位性病变多考虑左肺下叶肺不张,左侧胸腔积液。电子气管镜示:支气管肺癌(左主,累及隆突、右主)。活检病理示(左主)中-低分化鳞状细胞癌。遂来我院就诊,门诊以"肺癌?"收入住院。

　　入院查体:T 36.5℃,P 95 次/分,R 20 次/分,BP 122/78 mmHg,W 65 kg。患者自发病以来,饮食、睡眠尚可,大小便正常,近期体重维持较好。专科检查:触觉语颤无增减,叩诊双肺清音,听诊左肺呼吸音减低,未闻及干、湿啰音。

　　请思考:

　　1. 请说出该患者的病因。

　　2. 应如何对该患者进行相应的照护?

　　原发性支气管肺癌(简称肺癌)是起源于支气管黏膜或腺体的恶性肿瘤,发病率为男性肿瘤的首位。老年肺癌的病理分型中,男性易患鳞状细胞癌,女性易患腺癌。目前公认,老年肺癌的发生与长期吸烟、大气污染密切相关。老年人免疫及代谢功能降低、内分泌功能失调、慢性肺疾病等也可能与肺癌有一定联系。

【病因】

(一) 吸烟

　　吸烟是肺癌的第一危险因素,大部分肺癌患者的发病与吸烟有关。值得注意的是,被动吸烟亦容易引起肺癌。

(二) 空气污染

　　空气污染包括室内小环境污染和室外大环境污染,烹饪过程燃料燃烧产生致癌物,汽车尾气或工业废气都含有致癌物。有资料表明,城市中肺癌的发病率高于农村,且大城市肺癌发病率又高于中小城市。

(三) 职业致癌因子

　　已被国际组织公认的职业性致癌物质有:砷、石棉、铬、镍、煤焦油、芥子气及电离辐射等。

(四) 饮食与营养

　　饮食中长期缺乏维生素 A、β-胡萝卜素及微量元素(锌、硒)等易发生肺癌。

(五) 其他

　　慢性支气管炎、肺结核、结节病、肺纤维化等与肺癌显著相关。病毒感染、真菌毒素、机体免疫力功能低下、内分泌失调及遗传基因等因素对肺癌的发生有一定的综合作用。

【临床表现】

肺癌的症状与肿瘤的部位、大小、类型、有无并发症或是否转移密切相关。周围型肺癌通常没有症状，一般在体检时偶然发现。中央型肺癌位于大支气管，阻塞管腔时，症状出现比较早。

（一）咳嗽

咳嗽是肺癌的早期症状，多为较长时期经治不愈的无痰或少痰的刺激性干嗽，呈金属高调音且不易用药物控制，病情发展过程中也可能伴有咳痰。老年患者易患慢性阻塞性肺疾病，通常就有咳嗽，故此症状易被忽略，以致病情延误。因此，对老年人长期性的咳嗽应引起高度重视。

（二）咯血

咯血多见于中央型肺癌，老年患者在活动过程中有间断性或持续性痰中带血，色泽较鲜；偶见大咯血，是因肿瘤侵犯大血管所致。

（三）胸痛

肺癌患者胸痛症状常表现为间歇性隐痛或闷痛；晚期肺癌患者因癌侵及胸膜，疼痛加剧。

（四）发热

患者出现持续不退的低热，若抗炎治疗无效，主要是肿瘤坏死因子引起的。

（五）气急或喘鸣

肿瘤阻塞或压迫较大支气管的，患者会出现胸闷、呼吸困难、气急乃至窒息，听诊时有局限或单侧哮鸣音。

（六）肺外症状

声音嘶哑是肿瘤或纵隔淋巴结压迫喉返神经所致，吞咽困难是因肿瘤压迫食管，胸腔积液提示淋巴回流受阻，还会有上腔静脉阻塞综合征，霍纳综合征表现为患侧眼睑下垂、瞳孔缩小、眼球内陷等。

（七）胸外表现

胸外表现症状有杵状指、肢端肥大、多发性神经炎、关节痛、神经精神改变、库欣综合征、男性乳腺发育等。

【辅助检查】

（一）影像学检查

X线检查是发现肺癌最基本的方法，可发现块影或可疑肿块阴影。计算机断层扫描（CT）检查和磁共振成像（MRI）检查可发现X线检查不能发现的病变，可明确肿瘤的大小、部位、肺门纵隔淋巴结肿大等，为诊断和治疗提供依据。

（二）纤维支气管镜检查

纤维支气管镜检查可直接观察到肿瘤及管腔受压迫的情况，并可以采集标本做活检。

（三）细胞学检查

痰脱落细胞检查和胸腔积液脱落细胞检查有助于细胞学的诊断。该方法

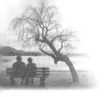

简单方便,三次以上即可将诊断率提高到50%以上。

(四)基因检测

对于脱落细胞的DNA定量分析可作为肺癌诊断的辅助手段。

【治疗要点】

(一)手术治疗

肺切除术仍是治疗肺癌的主要方法,主要适用于非小细胞肺癌的治疗,但随着年龄的增长,开胸手术的风险也逐渐增高。老年患者需强调术前准备,评估肺功能,确定最佳手术程序。老年肺癌手术方式选择要严格按照两个最大限度原则,即最大限度地切除肿瘤和最大限度地保存肺组织。

(二)放射治疗

对于特殊部位的原发肿瘤或不易手术的老年患者可采取放射治疗,使瘤体缩小,缓解压迫症状,延长生命。同时,对于高龄老年患者可将其作为一种根治性治疗手段。放射治疗与化学药物治疗相结合的治疗有助于提高疗效。

(三)化学药物治疗

化学药物治疗(简称化疗),是肺癌非手术治疗的首选治疗方法。老年患者体质差,而且大多伴有其他疾病,因此化疗剂量和疗程均应较小。应采用间歇、短程、联合用药的治疗方式,常用的药物有紫杉醇、丝裂霉素、顺铂等。老年患者的临床特征、并发症、药物毒性作用、治疗成本及患者意向均是选择治疗药物的依据。

(四)生物治疗

生物治疗是近年治疗肺癌的一个新途径,适用于既往接受过化疗、不适用于化疗的晚期或转移性肺癌;对防止肿瘤复发、转移,增强机体对化疗的耐受性,改善生活质量,提高生存率有一定疗效。

【照护措施】

(一)生活照护

1. 环境 因疾病的影响,患者易感觉身体不适、心情烦躁,应保持环境安静、舒适,采取舒适的体位让患者充分休息。

2. 饮食 给予清淡易消化的高热量、高蛋白、高维生素饮食。因疾病过度消耗、化疗后胃肠不适及老年人自身消化功能减退,应合理搭配饮食,增强营养,制订膳食计划,记录摄入量,评估患者的进食情况。若患者病情危重,则考虑使用鼻饲进行营养供给。指导患者多食用富含纤维素的蔬菜瓜果或服用番泻叶冲剂等缓解或预防便秘。

(二)医疗照护

1. 病情观察 密切观察患者生命体征及病情变化,及早发现肺外转移病灶,并预防术后并发症的发生。

2. 对症照护 患者出现疼痛时给予疼痛照护。通过音乐、养花、交流等方式分散患者的注意力;可用局部热敷、按摩等物理方法止痛;要学会评估和观察疼痛的部位、性质、程度,并避免加重疼痛,如避免咳嗽、小心搬运患者、缓慢变换体位等。

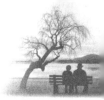

3. 用药照护　了解药物的不良反应,如阿片类药物有便秘、恶心、呕吐、精神紊乱等不良反应。对于使用止痛药物的患者,按时按量给药并注意观察药物疗效,根据不良反应与止痛效果评估是否通知医生更改用药方案。

4. 术后照护　取半卧位,以减轻伤口疼痛,有利于呼吸及引流。更换体位时勿压迫引流管,防止堵塞和脱落;术后老年患者身体虚弱,病情允许情况下可鼓励早期床上肢体被动运动,再逐渐进行床上肢体主动运动;有效地咳嗽与排痰在术后尤为重要,可采用超声雾化吸入法湿化气道、稀释痰液,利于排出。

（三）心理照护

患者常因疾病或治疗后不良反应等产生焦虑、紧张等负面情绪,因此应积极与患者进行沟通,倾听患者的诉说,改善患者情绪,向患者讲解成功案例,树立患者治疗信心,提高患者治疗依从性。指导患者保持良好的心境,乐观的情绪,做好自我心理调适,树立与疾病做斗争的信心。

【预防指导】

（一）疾病知识指导

倡导患者戒烟,同时避免患者被动吸烟。帮助患者改善工作和生活环境的空气质量。告知患者减少或避免吸入致癌物质污染的空气和粉尘,尽量避免出入人群密集的公共场所,预防呼吸道感染。

（二）康复指导

指导患者进行呼吸功能锻炼,进行恢复肺功能的练习、腹式呼吸、有效咳嗽及咳痰等。指导患者注意劳逸结合,逐渐增加活动量,并适当做力所能及的家务劳动,为重新投入工作和社会生活做积极的准备。

（三）生活指导

规律合理的饮食习惯能增加机体对放射治疗的耐受力和抵抗力,能抑制肿瘤的进一步发展,指导患者及照护者加强营养支持,食用清淡易消化的高热量、高蛋白、高维生素的食物,并合理安排休息。

（四）用药指导

化疗前,向患者讲解化疗的目的、过程、注意事项及化疗药物的毒副作用。化疗中,出现呕吐时,可以用冷水、柠檬水含漱,饮食以清淡为主;严重时,按医嘱对症药物治疗。有些化疗药物会出现脱发的症状,应向患者解释这只是暂时的不良反应,化疗结束后会重新生长出头发,以解除其顾虑。

（五）病情观察指导

告知患者若出现胸闷、气短、咳嗽、痰中带血、胸痛等症状持续不缓解时,应及时就诊。告知患者定期复查,半年内1次/月,之后1次/3～6月。

第三章

循环系统常见疾病的预防与照护

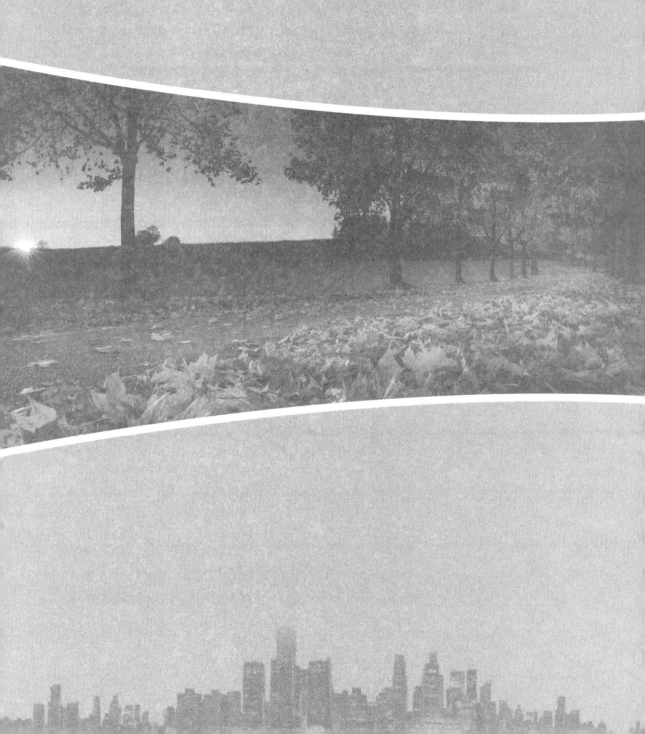

◆ 第一节　循环系统疾病患者常见症状体征的照护

◆ 第二节　冠状动脉粥样硬化性心脏病的预防与照护

◆ 第三节　心源性猝死的预防与照护

◆ 第四节　慢性心力衰竭的预防与照护

◆ 第五节　高血压的预防与照护

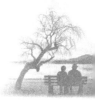

第一节　循环系统疾病患者常见症状体征的照护

【学习目标】

识记　能正确说出循环系统疾病常见的症状体征。

理解　能正确解释循环系统疾病常见症状体征的病因。

运用　能运用本节知识,对出现循环系统疾病常见症状体征患者采取合适的照护措施。

一、心源性呼吸困难

心源性呼吸困难是指各种心血管疾病引起的患者呼吸时自主感觉通气不足,呼吸费力并伴有节律和频率的异常。

【病因】

心源性呼吸困难最常见的病因是左心衰竭引起的肺淤血,亦见于右心衰竭、心包积液、心脏压塞。

【临床表现】

（一）劳力性呼吸困难

劳力性呼吸困难是左心衰竭最早出现的症状,一般在体力活动时发生或加重,休息后缓解或消失。劳力性呼吸困难开始多发生在较重体力活动时,休息后缓解,随着病情加重,轻微体力活动时即可出现。引起劳力性呼吸困难的体力活动包括上楼、步行、穿衣、洗漱、吃饭、讲话等一般日常活动。

（二）夜间阵发性呼吸困难

夜间阵发性呼吸困难是心源性呼吸困难的特征之一,患者在夜间入睡后因突然胸闷、气急而憋醒,被迫采取坐位,呼吸深快。轻者数分钟至数十分钟后症状逐渐缓解,重者可伴有咳嗽、咳白色泡沫样痰、气喘、发绀、肺部哮鸣音,又称为"心源性哮喘"。

（三）端坐呼吸

端坐呼吸为严重肺淤血的表现。当肺淤血达到一定程度时,安静状态下患者仍觉呼吸困难,不能平卧。因平卧时静脉回心血量增多,且膈肌上抬,导致呼吸困难加重,需取高枕卧位、半卧位甚至端坐时方可好转。

【照护措施】

（一）生活照护

1. 环境　保持病室安静、整洁,利于患者休息;适当开窗通风,每次 15～30 分钟,注意避免对流风。

2. 休息　呼吸困难明显的患者应卧床休息,以减轻心脏负荷。劳力性呼吸困难者,应减少活动量,以不引起症状为宜。夜间阵发性呼吸困难者,应给予高枕卧位或半卧位。端坐呼吸者给予床上小桌,让患者伏桌休息,必要时双腿下垂缓解症状。为使患者体位舒适和安全,可使用软枕或垫支托患者的肩、臂、骶、膝部,以免受压,必要时使用床档以防止坠床,加强夜间巡视。

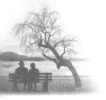

3. 活动　根据患者病情轻重不同,有计划地安排其进行适量有氧运动。

(1)评估活动耐力:评估患者的心功能状态,判断活动受限的程度,了解患者既往活动类型、强度、持续时间和耐受力,判断患者恢复以前活动形态的潜力。

(2)制订活动目标和计划:患者可遵循卧床休息→床边活动→室内活动→室外活动→上下楼梯的步骤进行活动。

(3)活动中监测患者反应:注意及时监测病情,若患者出现头晕、呼吸困难、心前区不适等表现,应立即停止活动,就地休息。若休息后病情仍不缓解,立即通知医生处理。

(二)医疗照护

1. 病情观察　观察患者的意识状态、体位、面容与表情,脉搏,血压,呼吸的频率、节律、深度,呼吸困难发生的急缓、时间、特点、严重程度、缓解方式,伴随症状,是否影响患者睡眠及日常活动,呼吸困难是否改善。皮肤黏膜有无发绀,如有发绀是否减轻。听诊肺部湿啰音或哮鸣音是否减少,啰音的分布是否随体位而改变。心率、心律、心音是否正常,有无奔马律。有条件监测动脉血氧饱和度(SaO_2)、血气分析等。若发生异常立即通知医生处理。

2. 对症照护　缺氧表现明确者,如 $SaO_2 < 90\%$ 或动脉血氧分压(PaO_2)< 60 mmHg、睡眠时出现潮式呼吸、呼吸睡眠暂停时应给予氧疗,吸入气氧流量为 $2\sim4$ L/min,可采用鼻导管、面罩或无创正压通气等吸氧方法。通过氧疗纠正缺氧以缓解呼吸困难,保护心脏功能,减少缺氧性器官功能损害。

3. 用药照护　遵医嘱用药,严格控制患者输液的速度和总量,24 小时输液量控制在 1500 mL 内,输液速度控制在 $20\sim30$ 滴/min。

4. 并发症预防与照护　长期卧床患者易发生静脉血栓形成、肺栓塞、消化功能降低、肌肉萎缩等并发症。患者卧床期间应在床上主动或被动地进行肢体活动,以保持肌张力,预防静脉血栓形成。

(三)心理照护

心源性呼吸困难患者常因症状影响日常生活及睡眠而心情烦躁、痛苦、焦虑。应鼓励患者,帮助其树立战胜疾病的信心;稳定患者情绪,以降低交感神经兴奋性,减轻呼吸困难。

二、心源性水肿

心源性水肿是指由心血管疾病引起的,导致液体在组织间隙过多聚集造成的水肿。

【病因】

心源性水肿最常见的病因是右心衰竭。其发生机制主要是:有效循环血量不足,肾血流量减少,肾小球滤过率降低,继发性醛固酮分泌增多,水钠潴留;体循环静脉压增高,毛细血管静水压增高,组织液回吸收减少;心源性肝硬化导致蛋白质合成减少,胃肠道淤血引起食欲下降及消化吸收功能下降,继发低蛋白血症,血浆胶体渗透压下降。

【临床表现】

心源性水肿的特点是水肿首先出现于身体最低垂的部位,常为对称性、凹陷性水肿,多见于卧床患者的腰骶部、会阴或阴囊部,非卧床患者的足踝部、胫骨前侧。严重者可发展至全身,甚至还可出现胸腔积液、腹水。

【照护措施】

(一)生活照护

1. 环境　保持病室环境舒适、整洁,床褥清洁、平整、柔软、干燥。水肿严重者可用气垫床。

2. 休息　轻度水肿者限制活动,重度水肿者卧床休息;下肢水肿无明显呼吸困难者,抬高下肢,以促进静脉回流,增加静脉回心血量、肾血流量,提高肾小球滤过率,促进水钠排出,减轻心脏负荷。伴胸腔积液或腹水者应取半坐卧位,以缓解呼吸困难。

3. 饮食　给予低盐、易消化饮食,少量多餐,伴低蛋白血症者静脉补充白蛋白。每天食盐摄入量<2 g,限制含钠量高的食物如香肠、罐头、烟熏食物等。控制液体摄入量,饮水量每天控制在 $1.5\sim2.0$ L。

(二)医疗照护

1. 病情观察　观察患者水肿出现的部位、时间、特点、程度,与饮食、体位及活动的关系,判断水肿出现的原因、对患者的影响及治疗效果。定时测量患者体重,每天在同一时间(晨起小便后、早餐前)、同一体重秤、着同一衣服测量体重,并对体重进行比较。准确记录 24 小时液体出入量,每小时尿量<30 mL时,应及时通知医生。腹水患者应每天测量腹围,以判断腹水消长情况。

2. 对症照护　水肿患者易出现压力性损伤。因此,应注意保持床褥清洁、平整、干燥;患者衣服应宽松、柔软;定时协助患者更换体位,膝部、踝部、足跟等骨隆突出部位垫软枕,以减轻局部受压;使用便盆时动作轻稳,忌强行推、拉,避免擦伤皮肤;使患者保持会阴和肛门清洁、干燥。

3. 用药照护　使用利尿药,注意观察患者是否出现低钾血症、胃部不适、高血糖、高尿酸血症等不良反应。利尿药应在清晨或日间给患者服用,以免影响患者休息。

(三)心理照护

给予患者心理支持,引导其保持乐观的态度,帮助其树立战胜疾病的信心,让其保持情绪稳定,积极配合治疗。可以通过谈话、看报、听音乐等方式转移患者的注意力,调节情绪,避免不良刺激与诱因。

三、胸痛

多种循环系统疾病都可导致胸痛,胸痛是由于胸腔内脏器官或胸壁组织病变引起。

【病因】

胸痛的常见原因有心绞痛、急性心肌梗死、梗阻性肥厚型心肌病、急性主动脉夹层、急性心包炎、心血管神经症等。其中,心绞痛、急性心肌梗死、主动脉瓣

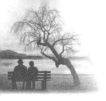

疾病及心肌病引发的胸痛是由于心肌缺血所致。

【临床表现】

几种常见胸痛病因的特点比较见表3-1。

表3-1　常见胸痛病因的特点

病因	特点
心绞痛	多位于胸骨后,呈发作性压榨样痛,体力活动或情绪激动时诱发,休息或含服硝酸甘油后可缓解
急性心肌梗死	疼痛无明显诱因,程度较重,持续时间较长,伴心律、血压改变,含服硝酸甘油后不能缓解
梗阻性肥厚型心肌病	含服硝酸甘油不能缓解甚至加重
急性主动脉夹层	位于胸骨后或心前区撕裂样剧痛或烧灼痛,向背部放射
急性心包炎	疼痛可因咳嗽或呼吸加剧,呈锐痛,持续时间较长
心血管神经症	心前区出现针刺样疼痛,部位不固定,多在休息时发生,伴神经衰弱症状

老年人的胸痛多以临床表现不典型,程度轻,性质不清晰,特点描述不清楚,而易延误诊治。

【照护措施】

（一）生活照护

1. 环境　保持病室安静、舒适,利于患者休息。

2. 休息　嘱患者疼痛时卧床休息,采取舒适的体位;限制人员探视,减少干扰。

3. 饮食　鼓励患者多进食富含纤维素的食物,如新鲜蔬菜和水果,以防止便秘导致排便用力诱发胸痛;应少量多餐,避免进食过饱。

4. 避免或减少诱发胸痛的因素　避免诱发因素,如过度劳累、情绪激动或悲伤、寒风刺激等;采取预防发作的方法,如调节饮食、保持大便通畅、保持心境平和。

（二）医疗照护

1. 病情观察　评估疼痛的诱因、部位、性质、程度、持续时间、缓解方式,严密观察患者的血压、心率、心律,有无面色改变、大汗、恶心、呕吐等。

2. 对症照护　患者疼痛发作时根据病情给予其间断或持续吸氧,以增加患者心肌氧的供应。帮助患者调整情绪,转移注意力,以减轻疼痛。遵医嘱给予疼痛严重者镇痛剂。

3. 用药照护　患者心绞痛发作时给予其硝酸甘油舌下含服,若服药后3～5分钟仍不缓解,可再服1片。静脉滴注硝酸甘油时,注意调节滴速,监测血压及心率的变化,以免引起低血压,尽可能使用输液泵控制速度,注意患者伴有青光眼、低血压时忌用。可遵医嘱给予由心包炎引发的胸痛者解热镇痛药,注意观察其有无胃肠道反应等副作用。

（三）心理照护

患者胸痛时,鼓励其表达内心的感受,接受其行为反应,如呻吟、易激怒等。

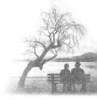

安慰患者,增加患者的安全感和信任感。工作应紧张有序,避免在患者面前讨论病情。

第二节 冠状动脉粥样硬化性心脏病的预防与照护

冠状动脉粥样硬化性心脏病是指冠状动脉粥样硬化使血管腔狭窄、阻塞、和(或)因冠状动脉功能性改变(痉挛)导致心肌缺血缺氧或坏死而引起的心脏病,统称冠状动脉性心脏病,简称冠心病。

冠心病是 65 岁以上老年人最常见的死亡原因。尸检证实,70 岁以上的老年人 70%患有冠心病,65 岁以上的老年人超过 30%有冠心病的表现。目前,我国已进入老龄化社会,老年人为冠心病的高发人群,且老年人常合并有高血压、高脂血症、糖尿病等危险因素,老年人冠心病的发病率、致残率、致死率都高于年轻人。因此,老年群体冠心病的防治工作迫在眉睫。

【危险因素】

老年人患冠心病与下列危险因素有密切关系:高脂血症、高血压、糖尿病、高脂饮食、肥胖、活动减少等。其中,最重要的是高脂血症、高血压和糖尿病,有这些危险因素的群体额外增加 50%以上的患病风险。

【分型】

由于病理解剖范围和病理生理变化不同,冠心病有不同的临床分型。近几年,根据冠心病发病特点和治疗原则的不同将本病分为两类:慢性冠状动脉病和急性冠状动脉综合征,前者包括稳定型心绞痛、缺血性心肌病和无症状性冠心病;后者包括不稳定型心绞痛、非 ST 段抬高型心肌梗死和 ST 段抬高型心肌梗死。本节重点介绍"心绞痛"和"急性心肌梗死"(即急性冠状动脉综合征的严重类型)。

一、心绞痛

【学习目标】

识记 能正确陈述心绞痛的典型临床表现,并能区分心绞痛与心肌梗死。

理解 能正确说出心绞痛患者的治疗要点。

运用 能运用本节知识,对心绞痛患者采取合适的照护措施和预防指导措施。

【案例导入与思考】

满某,女,68 岁,因"间歇性胸痛 9 年,加重伴气短 12 天"就诊。患者自诉 9 年前无明显诱因出现心前区针刺样疼痛,持续 5～6 分钟,无颈部、肩背部及左上肢放射痛,无黑朦、晕厥,无胸闷、气短等不适,可自行缓解。患者及照护者未予重视。患者于入院前 12 天无明显诱因自觉胸痛较前严重,表现为程度加重,发作频繁,胸部隐痛,位于心前区,持续 3～4 分钟,气短明显,活动后加重,休息后可自行缓解,伴颈部、肩背部反射痛及胸闷,阵发心悸不适,自服药物(具体不详)治疗后上述症状稍有缓解。于 1 天前患者就诊于当地医院,行心电图示:窦

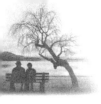

性心律,室性期前收缩,T 波改变顺钟向转位;建议前往上级医院进一步就诊治疗。现患者及照护者来我院就诊,门诊以"心绞痛"收住入院。

入院查体:T 36.4℃,P 70 次/分,R 18 次/分,BP 130/87 mmHg,W 74 kg。自发病以来,患者神清,精神可,饮食睡眠尚可,二便如常,近期体重无明显增减。否认高血压、糖尿病等其他病史。自主体位,查体合作,问答切题。入院后积极完善各项检查。暂给予冠心病二级预防、改善循环、保护胃黏膜等对症治疗。

请思考:

1. 分析该患者胸痛的特点。

2. 应如何对该患者进行生活指导?

心绞痛是老年冠心病最常见的临床类型,是冠状动脉机械性或动力性狭窄致冠状动脉供血不足,心肌急剧、暂时缺血与缺氧所引起的以短暂性胸痛为主要表现的临床综合征。其特点为阵发性、前胸压榨性疼痛感,疼痛主要位于胸骨后,可放射至心前区和左上肢,常发生于劳累或情绪激动时,持续数分钟,经休息或含服硝酸甘油后消失。

【病因】

90% 的老年心绞痛患者因冠状动脉粥样硬化引起,也可由冠状动脉狭窄或两者并存引起。正常情况下,冠状循环血流量具有很大的储备量,其血流量可随身体的生理情况有显著的变化。机体在剧烈体力活动、情绪激动时对氧的需求增加,冠状动脉适当扩张,血流量增加以达到供求平衡。当冠状动脉粥样硬化致冠状动脉管腔狭窄或部分分支闭塞时,其扩张性减弱,血流量减少。若心肌的供血量虽减少但尚可应对平时的需要,则休息时无症状。一旦患者出现劳累、情绪激动、心力衰竭、饱餐、寒冷等情况时,会使心脏负荷突然加重,心肌耗氧量增加,对血流量的需求也会增加,但冠状动脉的供血量不能相应增加,即可引起心绞痛。

心肌缺血、缺氧时,集聚过多的代谢产物如乳酸、丙酮酸等酸性物质或类似激肽的多肽类物质,刺激心脏内自主神经的传入纤维末梢,传至大脑,产生疼痛感觉。

【临床表现】

(一)胸痛

老年患者胸痛的特点如下。

(1)疼痛部位不典型。疼痛可位于上颌部和上腹部之间的任何部位,或仅出现胸骨后压迫感、窒息感。

(2)疼痛性质不典型。由于老年人痛觉减退,疼痛程度较轻,30%~40%老年患者无典型心绞痛发作症状,可有恶心、呕吐、腹泻等消化道症状。此外,气促、喉部发紧、左上肢酸胀、疲倦感、胃部灼热等表现较多。少数患者出现心前区针刺样或压榨样疼痛。

(3)体力活动、情绪激动、饱餐、用力排便、寒冷刺激、吸烟、心动过速、休克等可诱发胸痛,其中体力活动和情绪激动是老年患者心绞痛的常见诱因。

(4)疼痛持续时间短则数分钟,长则 10 分钟以上,且会出现无症状性心肌缺血。

（5）一般在停止诱发症状的活动后疼痛即可缓解；舌下含服硝酸甘油，可在1～5分钟内迅速缓解疼痛。

（二）体征

心绞痛患者一般无异常体征。心绞痛发作时部分患者可出现焦虑，面色苍白，出冷汗，心率增快，血压升高。心尖部听诊可出现奔马律。

（三）严重并发症

心绞痛常见严重并发症为心律失常，可表现为室性心动过速、心房颤动、心室颤动、心动过缓。

【辅助检查】

（一）心电图

心电图是诊断心绞痛最常用的检查方法。老年心绞痛患者最常见的心电图异常是非特异性 ST-T 段或间期改变。

（二）心电图负荷试验

心电图负荷试验包括运动负荷试验、药物负荷试验和经食管心房调搏负荷试验。其中，最常用的是运动负荷试验，主要有分级活动平板试验和踏车试验。但是，老年人因肺功能差或体力不支而影响结果判断。

（三）放射性核素检查

放射性核素检查早期显示缺血区的部位和范围，结合临床资料，对老年心绞痛诊断有较大价值。

（四）冠状动脉造影

冠状动脉造影是发现冠心病及明确其严重程度的"金标准"，并对选择治疗方案及判断预后极为重要。

（五）其他检查

其他检查包括超声心动图、多层螺旋 CT 冠状动脉成像、血糖检查、血脂检查等。

【治疗要点】

老年心绞痛的治疗原则是改善冠状动脉的供血量和降低心肌的耗氧量，减轻症状和缺血发作；避免诱发因素，纠正危险因素；预防心肌梗死，延长生存期，提高生活质量。

（一）发作时治疗

1. 休息　心绞痛发作时应立即休息，患者停止活动后症状即可消失。

2. 药物治疗　选用硝酸酯制剂，其作用为扩张冠状动脉，增加冠状动脉血流量；扩张外周血管，减轻心脏负荷，减少心肌的耗氧量，从而缓解心绞痛。常用药物为硝酸甘油和硝酸异山梨酯，可通过舌下含化，迅速为唾液溶解吸收。

（二）缓解期治疗

一般不需要卧床休息。尽量避免各种已知的诱发因素，如避免过度劳累、减轻精神压力、风寒刺激等。药物治疗以改善预后和减轻症状为主。非药物治疗包括血管重建治疗、运动疗法、体外反搏疗法等。

1. 药物治疗

（1）血小板抑制剂：预防心肌梗死，改善预后。① 阿司匹林：具有抗血小

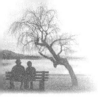

板凝集的作用。② 氯吡格雷：主要用于支架置入后及对阿司匹林有禁忌证的患者。老年人使用上述两种药物不会增加颅内出血的危险性。

（2）β受体阻滞剂：是有效的抗心绞痛药物，也是预防心肌缺血的选择用药。其药理作用是通过抑制β-肾上腺素能受体，从而降低血压、减慢心率、降低心肌收缩力，以降低心肌耗氧量，减少心绞痛发作和增加运动耐量。常用药物有美托洛尔、比索洛尔。使用时应注意，本药与硝酸酯类合用有协同作用，应小剂量使用，以免引起直立性低血压；使用剂量应个体化，从小剂量开始，逐渐增加剂量，以缓解症状，且静息心率不低于 50 次/分为宜。老年患者用药剂量较中年人小，若伴有慢性阻塞性肺疾病、心力衰竭或心室传导阻滞的老年患者对β受体阻滞剂很敏感，易出现副作用，应逐渐减量、停药。

（3）调节血脂药物：他汀类药物，能够降低胆固醇和低密度脂蛋白，延缓斑块进展，稳定斑块和保护心肌，适用于伴有高脂血症的老年患者。如辛伐他汀、洛伐他汀等。

（4）钙通道阻滞剂：改善冠状动脉血流量和减少心肌耗氧量，缓解心绞痛。常用药物有维拉帕米、硝苯地平、氨氯地平等。因本类药物扩张周围血管，降低动脉血压，可引起老年患者低血压，应从小剂量开始使用。相较于其他药物，钙通道阻滞剂对老年患者有较好的降压疗效。

2. 非药物治疗

（1）运动疗法：合理的运动可提高活动耐量，减轻症状。稳定型心绞痛患者每天进行有氧运动 30 分钟，每周不少于 5 天。

（2）血管重建治疗：常用的治疗方法包括经皮冠脉介入术（Percutaneous Coronary Intervention，PCI）和冠状动脉旁路移植术（Coronary Artery Bypass Grafting，CABG），前者分为经皮冠状动脉腔内成形术和冠状动脉支架植入术。

【照护措施】

（一）生活照护

1. 休息　心绞痛发作时，患者应立即停止活动，就地休息。缓解期的患者一般不需要卧床休息，但不稳定型心绞痛患者在病情缓解期也应卧床休息。

2. 活动　适当运动有利于侧支循环的建立，提高患者的活动耐力。根据患者的活动能力制订合理的活动计划，鼓励其参加适当的体力劳动和锻炼，最大活动量以不发生心绞痛症状为宜，避免重体力劳动、竞赛活动和屏气用力动作。活动中患者出现呼吸困难、胸痛、脉搏过快伴出冷汗等反应时，应立即停止活动，含服硝酸甘油。对于规律性发作的劳力性心绞痛者，可进行预防用药，如患者在外出、排便等活动前含服硝酸甘油。

3. 饮食　宜清淡饮食，选择低热量、低脂肪、低胆固醇、低盐食物，多食用新鲜蔬菜、水果等粗纤维食物，以保持大便通畅。避免暴饮暴食，养成少量多餐的习惯，避免进食过饱。戒烟限酒，饮酒量每天不超过 50 mL。

（二）医疗照护

1. 病情观察

观察疼痛的部位、性质、程度、持续时间，严密监测心率、心律、血压变化，观察患者是否出现面色苍白、大汗、恶心、呕吐等症状。

2. 对症照护

呼吸困难的患者给予鼻导管或面罩中流量吸氧,吸入气氧流量为 2～3 L/min。心绞痛急性发作时,嘱患者绝对卧床休息,以降低心肌耗氧量,缓解疼痛。

3. 用药照护

(1)硝酸甘油制剂:因老年人口干,含服硝酸甘油前应先用温水湿润口腔,再将药物研碎置于舌下,有利于药物迅速溶化起效,有条件的情况下,最好使用硝酸甘油喷雾剂。首次使用硝酸甘油时宜平卧,因老年人易出现减压反射导致血容量降低。用药后注意观察老年心绞痛患者胸痛变化情况,如服药后 3～5 分钟仍不缓解可重复使用,每隔 5 分钟 1 次,连续 3 次仍未缓解者,应考虑急性冠状动脉综合征的可能,及时通知医生。用药后出现面部潮红、头部胀痛、头晕、心动过速、心悸等不适,是由于药物所产生的血管扩张作用导致。

(2)他汀类药物:老年患者应用他汀类药物时,应严密监测谷丙转氨酶及肌酸激酶等生化指标,及时发现药物可能引起的肝脏损害和肌病。

(3)阿司匹林:主要不良反应为胃肠道出血或过敏。应密切观察有无出血倾向,定期监测出、凝血时间和血小板计数。

(4)钙通道阻滞剂:常见不良反应为外周水肿、便秘、心悸、面部潮红等,其他不良反应还包括头痛、头晕、虚弱无力、低血压。

(三)心理照护

由于病情反复,患者易出现焦虑、紧张、恐惧等情绪。因此,应理解老年心绞痛患者的感受,鼓励其表达内心的情感,了解其心理状态。给予患者安慰,介绍疾病相关知识,纠正其错误的认知和理解,缓解紧张情绪,以减少心肌耗氧量。

【预防指导】

(一)疾病知识指导

告知患者有关心绞痛的发病原因、诱发因素、治疗方法,关心和帮助患者,给予其精神支持。例如,疼痛缓解后,与患者一起分析引起心绞痛发作的诱因。告知患者应注意的事项:避免过度劳累;保持情绪稳定;保持排便通畅,切忌用力排便;避免饱餐;禁烟限酒;避免寒冷刺激等。

(二)康复指导

对稳定型心绞痛患者在评估病情的基础上,结合其运动习惯,选择适宜的运动方式、运动强度和运动时间。运动过程循序渐进,一般遵循仰卧位→坐位→站位→下地活动的步骤进行,若活动时未出现不适,可逐渐过渡到患者可耐受的水平。

(三)生活指导

良好的生活方式是预防和治疗心绞痛的基础,可通过改变不良的生活方式避免诱发因素,防止心绞痛发作。具体方法如下。

(1)合理膳食:多进食富含营养、易消化、口味清淡的食物,不可过饱,避免暴饮暴食。

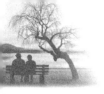

请思考：

1. 对该急性心肌梗死患者应采取哪些生活照护措施？

2. 应如何对该患者进行预防指导？

急性心肌梗死是指急性心肌缺血性坏死，是在冠状动脉粥样硬化病变的基础上，冠状动脉内斑块破裂出血，血栓形成或冠状动脉严重持久地痉挛，发生冠状动脉急剧阻塞，冠状动脉供血量急剧减少或中断，使相应的心肌严重而持久地急性缺血导致相应心肌细胞死亡。临床特点为持久的胸骨后剧烈疼痛、发热、白细胞计数和血清心肌坏死标志物增高及心电图进行性改变；可发生心律失常、休克或心力衰竭，属于急性冠状动脉综合征的严重类型。

【病因】

急性心肌梗死的基本病因是冠状动脉粥样硬化，造成一支或多支血管腔狭窄和心肌供血不足，而侧支循环尚未充分建立。一旦供血量急剧减少或中断使心肌严重持久地急性缺血达 20～30 分钟以上，即可发生心肌梗死。多数的心肌梗死是由于不稳定的粥样斑块破溃，引起出血和管腔内血栓形成，使管腔闭塞。少数情况是粥样斑块内或其下发生出血或血管持续痉挛，使冠状动脉完全闭塞。大部分老年心肌梗死的患者存在多支血管严重病变，90％的患者有严重的冠状动脉粥样硬化性狭窄，75％的患者粥样斑块有破溃出血，激发血栓形成。

促使冠状动脉粥样硬化-斑块破溃及血栓形成的诱因有：晨起 6 时至 12 时交感神经活动增加，机体应激反应增强，心肌收缩力，血压增高，冠状动脉张力增高；饱餐后尤其是进食高脂食物后，血脂升高，血液黏稠度增高；重体力活动、情绪激动、血压剧升或用力排便时，致左心室负荷明显加重，心肌耗氧量急剧增加；脱水、休克、出血、外科手术或严重心律失常，使心排血量骤降，冠状动脉灌流量锐减，心肌供血量不足。

【临床表现】

（一）症状

老年患者心肌梗死的临床症状不典型，有些以上腹不适、恶心、呕吐、食欲差等消化道症状为突出表现，严重者甚至以意识丧失、休克为首发症状。

1. 前驱症状 半数以上老年患者发病前一天出现乏力、胸痛等不适，活动时有心悸、气急、烦躁、心绞痛等症状。

2. 疼痛症状 老年患者初发症状为胸痛者占 19％～66％。疼痛仍以心前区疼痛为主，典型的胸痛性质与心绞痛相似，但程度更剧烈，时间更长；休息或服用硝酸甘油后不能缓解，可伴有濒死感，持续时间可达数小时或数天。部分患者疼痛可向下颌、颈部、背部等部位放射而易误诊为其他疾病。

3. 胃肠道症状 以胃肠道症状为主要表现的老年患者约占 0～19％。突出表现为上腹胀痛、恶心、呕吐，与迷走神经坏死、心肌刺激、心排血量降低和组织灌注不足等有关；少数患者出现麻痹性肠梗阻、消化道出血，甚至出现上腹部饥饿样疼痛感，容易误诊为急腹症，可能是左心室膈面心肌梗死后刺激膈神经

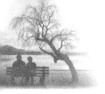

而出现的牵涉痛。

4. **充血性心力衰竭**　以心力衰竭为首发症状的老年急性心肌梗死患者约占20%,70岁以上的急性心肌梗死患者以充血性心力衰竭为症状的可达74%,其死亡率明显增加。除非有明显的病因,老年人突然发生的似哮喘样的呼吸困难均应考虑心肌梗死的征兆。反复出现端坐呼吸或夜间阵发性呼吸困难有可能是急性心肌梗死的唯一表现。

5. **休克**　休克多在起病后数小时至数日发生,见于约20%的患者,主要为心肌广泛坏死(>40%),心排血量急剧下降所致。

6. **脑循环障碍**　以脑循环障碍为首发症状的患者占无痛性心肌梗死患者的13.2%～23%,老年患者以该症状为首发症状者可达40%,其中以该症状为首发症状者脑卒中的发病率可达24%,脑部症状与心脏症状可同时或先后出现,两者并存预后更差,病死率可达23.8%。

7. **心律失常**　75%～95%的患者有此症状,多发生在起病1～2天,24小时内最多见。以室性心律失常最常见,尤其是室性期前收缩常为心室颤动的先兆。心室颤动是急性心肌梗死的早期,特别是患者入院前主要的死亡原因。

(二)体征

1. **心脏体征**　心脏浊音界正常或呈轻中度增大;心率多增快,少数可减慢;听诊心尖区第一心音减弱,可闻及第四心音奔马律,少数可出现第三心音奔马律;10%～20%患者在起病第2～3天出现心包摩擦音;心尖区可闻及粗糙的收缩期杂音或伴收缩中、晚期喀喇音;出现各种心律失常。

2. **血压**　除在病情极早期血压升高,绝大多数患者都出现血压降低。

3. **其他**　可有与心律失常、休克、心力衰竭相关的其他体征。

(三)并发症

老年急性心肌梗死患者并发症的发病率高于中青年。其中,老年急性心肌梗死患者室壁瘤的发病率是中青年的2倍;70岁以上的老年急性心肌梗死患者心脏破裂的发病率是中青年的3倍;水电解质紊乱的发病率为56.7%,院内感染发病率为20.4%。

【辅助检查】

(一)心电图

心电图是最有诊断价值的检查方法,可判断心肌梗死的位置、范围和病程演变,估计预后。除特征性、动态心电图的改变外,老年急性心肌梗死患者的心电图可仅有ST-T改变,且无病理性Q波检出率较高。

(二)超声心动图

二维和M型超声心动图有助于了解心室壁的运动、左心室梗死面积和功能,诊断室壁瘤和乳头肌功能失调,为临床治疗和判断预后提供依据。

(三)放射性核素检查

放射性核素检查可显示心肌梗死的部位与范围,观察左心室壁的运动和左心室射血分数,有助于判定心室的功能、诊断梗死后造成的室壁运动失调和心室壁瘤。

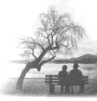

（四）实验室检查

1．心肌坏死标志物

（1）肌钙蛋白I或T：是诊断心肌坏死最特异和敏感的首选指标，也是老年患者的特异性生物标记物。

（2）肌红蛋白：在急性心肌梗死发病后2小时内升高，有助于早期治疗，但特异性不高。

（3）肌酸激酶同工酶：判断心肌坏死的临床特异性较高，起病后4小时内升高，适用于早期（<4小时）急性心肌梗死的诊断和再次发作的诊断。

2．血象检查

白细胞总数增高，中性粒细胞增多，嗜酸性粒细胞减少或消失，红细胞沉降率增快，C反应蛋白持续增高1～3周。

【治疗要点】

老年急性心肌梗死的治疗原则是尽快恢复心肌的血液灌注，以挽救濒死的心肌，防止梗死面积扩大或缩小心肌缺血范围，保护和维持心脏功能，及时发现和处理各种并发症，防止猝死。

（一）一般治疗

（1）监测。老年急性心肌梗死患者一旦诊断明确，应即刻进入心脏重症监护病房，进行心电、血压、呼吸监测。

（2）给氧。患者有呼吸困难等缺氧表现时，早期采用鼻管或面罩吸氧，使氧饱和度>90%，以加速氧气向缺氧心肌的弥散。

（3）休息。患者未行再灌注治疗前，应绝对卧床休息。

（4）口服阿司匹林。阿司匹林具有抗血小板凝集的作用，可以降低急性心肌梗死的死亡率，尤其对于70岁以上的老年患者。一旦怀疑病情为急性心肌梗死，立即给予患者阿司匹林口服，待病情稳定后给予维持剂量长期服用。阿司匹林过敏或因胃肠道疾病不能耐受的患者，可给予氯吡格雷。

（二）解除疼痛

镇痛镇静治疗十分必要。选择下列药物尽快解除患者疼痛。

（1）吗啡或哌替啶：吗啡2～4 mg静脉注射或哌替啶50～100 mg肌内注射，必要时5～10 min后重复，可减轻患者交感神经过度兴奋和濒死感。

（2）硝酸酯类药物：该类药物通过扩张冠状动脉，增加冠脉血流量即增加静脉容量从而降低心室前负荷，达到缓解疼痛的目的。临床中常舌下含服或通过静脉给药。

（三）再灌注心肌治疗

再灌注心肌治疗是一种积极的治疗措施，起病初3～6小时最多在12小时内采取该治疗方式，可使闭塞的冠状动脉再通，心肌得到再灌注，挽救濒死心肌、缩小梗死范围，有利于梗死后心肌重塑。再灌注心肌治疗主要有以下两种方式。

1．介入治疗　有条件的医院对具备适应证的患者尽快实施介入治疗。介入治疗比溶栓疗法效果好，发生脑出血危险性小，应用更安全。年龄≥75岁者可将其作为首选。

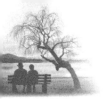

2. 溶栓疗法 急性心肌梗死患者早期使用溶栓疗法可挽救已受损但仍存活的心肌,达到限制心肌梗死最终范围的目的,从而降低病死率。无条件进行介入治疗,且无禁忌证者,应立即采取溶栓疗法。年龄≥75岁者经权衡利弊仍可考虑采取此方法。常用的溶栓药物有尿激酶、链激酶和重组组织型纤维蛋白溶酶原激活剂。

(四) 并发症治疗

1. 消除心律失常

(1) 室性期前收缩或室性心动过速,使用利多卡因静脉注射,反复发作者亦可用胺碘酮;药物治疗室性心动过速效果不佳时,及早使用同步直流电复律。

(2) 心室颤动时,采用非同步直流电除颤。

(3) 缓慢的心律失常,可用阿托品静脉注射或肌内注射。

(4) Ⅱ、Ⅲ度房室传导阻滞,安装临时人工心脏起搏器。

(5) 室性心律失常,不能用洋地黄、维拉帕米药物控制时,采用同步直流电复律治疗。

2. 纠正休克

(1) 补充血容量,静脉使用右旋糖酐或5%～10%的葡萄糖等。

(2) 应用升压药,如多巴胺、去甲肾上腺素或多巴酚丁胺等。

(3) 应用血管扩张药,如硝普钠、硝酸甘油等。

(4) 其他对症治疗,纠正酸中毒,保护肾功能,应用糖皮质激素。

3. 治疗心力衰竭

治疗心力衰竭主要是治疗急性左心衰竭,以利尿剂为主,也可选用血管扩张剂减轻左心室的前、后负荷。老年患者易发生洋地黄中毒,应选择快速制剂,控制剂量,并监测肾功能和电解质。老年患者过度利尿可引起头晕、心慌等不良反应,应尽量选择口服。

(五) 其他治疗

(1) 促进心肌代谢的药物,如维生素C、辅酶A、细胞色素C、维生素B$_6$等。

(2) 极化液疗法,可促进心肌摄取和代谢葡萄糖,促进钾离子进入细胞内,恢复心肌细胞膜的极化状态,利于心肌收缩,减少心律失常。极化液由氯化钾、胰岛素、葡萄糖组成。

(3) β受体阻滞药、钙通道阻滞药和血管紧张素转化酶抑制剂,对前壁心梗伴交感神经亢进者,可防止梗死范围扩大。

(4) 抗凝疗法,用于溶栓治疗前后,防止梗死面积扩大及再梗死发生。药物有氯吡格雷、华法林等,同时监测凝血酶原时间。

【照护措施】

(一) 生活照护

1. 环境 保持环境安静,限制探视,避免不良刺激,缓解患者焦虑情绪。医护人员工作应紧张有序,避免忙乱而带给患者不信任感和不安全感。将监护仪的报警声尽量调低,以免影响患者休息,增加患者的心理负担。

2. 休息 发病12小时内绝对卧床休息。急性期卧床休息可以降低心肌耗

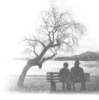

氧量和交感神经兴奋性,有利于缓解疼痛。

3. 活动　病情稳定后应逐渐增加活动量,以促进侧支循环建立,提高活动耐力,防止深静脉血栓形成、便秘、肺部感染等并发症。

4. 饮食　起病后 4～12 小时内给予流质食物,以减轻胃扩张。随后过渡到低脂、低胆固醇、低钠、清淡饮食,进食不宜过饱,提倡少量多餐。

（二）医疗照护

1. 病情观察

观察患者的精神意识状态,尤其注意有无面色苍白、表情痛苦、大汗、神志模糊、反应迟钝甚至晕厥等表现;监测体温、脉搏、呼吸、血压有无异常;心脏听诊有无心律、心率、心音的变化,有无奔马律、心脏杂音等;心电图、血液检查结果有无异常。除颤仪随时处于备用状态。

2. 对症照护

出现呼吸困难的患者立即进行鼻导管给氧,氧流量 2～5 L/min,以增加心肌氧的供应,减轻心肌缺血,缓解疼痛;患者出现胸痛遵医嘱给予吗啡或哌替啶止痛,注意有无呼吸抑制等不良反应。

3. 用药照护

使用溶栓药物时,严密观察患者有无头痛、意识改变和肢体活动障碍,注意血压、心率的变化,及时发现颅内出血的征象。给予硝酸酯类药物时,应随时监测血压的变化,收缩压维持在 100 mmHg 以上。

4. 并发症的预防与照护

（1）预防便秘:老年患者胃肠蠕动差,易发生便秘,排便用力使腹压增加,加重心脏负担,诱发心律失常、心衰、猝死等并发症。因此,应评估排便情况,如排便次数、性状、困难程度,平时有无习惯性便秘,是否服用通便药物,是否适应床上排便。指导患者采取适当的通便措施,如增加富含纤维素的蔬菜水果、适当增加饮水量、进行腹部按摩、使用缓泻剂等。

（2）预防猝死:急性期严密心电监测,及时发现心率、心律的变化。备好急救药物和抢救设备,随时做好抢救准备。

（3）预防心力衰竭:急性心肌梗死患者在起病最初几天,甚至在演变期可发生心力衰竭,特别是急性左心衰竭,应严密观察患者有无呼吸困难、咳嗽、咳痰、少尿、颈静脉怒张、低血压、心率加快等症状,听诊肺部有无湿啰音。避免情绪激动、饱餐、用力排便等加重心脏负担的因素。一旦发生心力衰竭,则按心力衰竭进行照护。

（三）心理照护

患者疼痛发作时应有专人陪伴,允许患者表达内心感受,给予心理支持,提升患者战胜疾病的信心。告知患者住进冠心病监护病室后病情的任何变化都在医护人员的严密监护下,都能得到及时的治疗,以缓解其恐惧心理。向患者解释不良情绪会增加心肌耗氧量而不利于病情的控制;指导患者保持乐观、平和的心情,减轻精神负担,正确对待自己的病情。告诉照护者对患者要积极配合和支持,并创造一个良好的身心休养环境,生活中避免对患者施加压力,当患

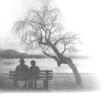

者出现紧张、焦虑或烦躁等不良情绪时,应予以理解并进行疏导。

【预防指导】

(一)疾病知识指导

指导患者积极控制危险因素,预防再次梗死和其他心血管事件。急性心肌梗死恢复后,患者注意调节饮食,有利于减少疾病再次发作的概率,可给予含不饱和脂肪酸和低胆固醇食物,饱和脂肪酸占总热量的 7% 以下,胆固醇摄入量 < 200 mg/d。戒烟是急性心肌梗死后二级预防的重要措施,研究表明急性心肌梗死后继续吸烟再梗死和死亡概率增高 22%～47%,每次随诊都必须了解并登记吸烟情况,积极劝导患者戒烟,并实施戒烟计划。

(二)康复指导

与患者一起制订个性化运动方案,指导患者出院后进行运动康复训练。

(1)秉持"有恒、有度、有序"的运动原则。

(2)以有氧运动为主,如慢跑、行走、游泳、太极拳等。

(3)根据个体心肺功能,以最大心率的 70%～85% 范围控制运动强度。

(4)开始运动时每次 6～8 分钟,随着患者的适应性和心功能改善,逐渐延长至 30～60 分钟。

(5)每周运动 3～5 天。

(三)生活指导

指导患者调整饮食结构,减少脂肪的摄入,多摄入富含纤维素的食物,防止便秘,保持心态平衡。

(四)用药指导

患者按医嘱服药,列举不遵医嘱行为导致严重后果的病例,让患者认识到遵医嘱用药的重要性,告知药物的用法、作用和不良反应,并教会患者定时测量脉搏、血压,发个人用药手册,定期电话随访。嘱患者外出时,需照护者陪同并携带药物。

(五)病情观察指导

教会患者和照护者识别心肌梗死发作时的表现,若胸痛发生频繁、程度严重、时间较长,服用硝酸酯制剂疗效较差时,提示急性心血管事件,应及时就诊。

第三节　心源性猝死的预防与照护

【学习目标】

识记　能正确说出心源性猝死的概念及正确判断心搏骤停。

理解　能正确陈述脏器缺氧导致的不可逆损伤的时限。

运用　能运用本节知识,对心源性猝死患者的病情做出正确判断,并实施心肺复苏和电除颤。

【案例导入与思考】

杨某,女,65 岁,因"近 1 年昏厥反复发作"入院。患者于入院前 1 年出现活动时突然昏厥、抽搐、呼吸停止,数分钟后自行缓解。今晨,患者突然意识丧失、

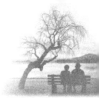

呼吸、心跳停止、瞳孔散大,家属拨打 120,我院紧急出诊,诊断为"心室颤动,猝死"。心电图示波形、振幅与频率均极不规则,无法辨认 QRS 波群、ST 段与 T 波。给予紧急电除颤与心肺复苏两个循环后患者意识恢复,触及颈动脉波动,心电图示窦性心律,80 次/分钟,QT 间期 280 ms,ST 段 40 ms,T 波高尖、对称。待患者病情稳定后急诊收入我院进一步诊疗。

入院查体:T 36.4℃,P 80 次/分,R 20 次/分,BP 123/85 mmHg。患者自发病以来,精神可,饮食、睡眠欠佳,大小便正常,近期体重未见明显增减。既往有冠心病,心肌梗死史。入院后积极完善各项检查,暂给予纠正心律治疗;根据病情变化调整治疗方案,介入治疗。

请思考:

1. 该患者出现心搏骤停的表现有哪些?

2. 说出心肺复苏的正确操作步骤。

3. 说出心肺复苏成功的指标。

心源性猝死是指患者急性症状发作后 1 小时内发生的以意识突然丧失为特征,由心脏原因引起的自然死亡。《中国卫生健康统计年鉴 2019》显示,2018 年我国心血管病死亡率仍居首位,高于肿瘤及其他疾病。2018 年农村心血管病死亡率为 322.31/10 万,其中心脏病死亡率为 162.12/10 万;城市心血管病死亡率为 275.22/10 万,其中心脏病死亡率为 146.34/10 万。减少心源性猝死发生率对降低心血管病死亡率有重要意义。老年人往往伴有心、肺等潜在的基础疾病,是猝死发生的高危人群。当猝死发生时,如何进行有效的心肺复苏是挽救生命的关键。

目前,随着社会生活条件的改善,与中青年相比较,老年人较少因为创伤、外界因素导致心跳呼吸骤停,老年猝死的病因仍以心脑血管疾病、呼吸系统疾病为主。在因急性心肌梗死导致死亡的患者中约有 50% 的患者是在发病后 1 小时内于院外猝死,死亡主要原因是致命性心律失常。因此,应做好入院前急救,以防延误病情。

【病因】

绝大多数心源性猝死发生在器质性心脏病患者中。西方国家心源性猝死中约 80% 由冠心病及其并发症引起,这些冠心病患者中约 75% 有心肌梗死病史。各种心肌病引起的心源性猝死占 5%～15%,是冠心病易患年龄前(<35 岁)心源性猝死的主要原因。心源性猝死主要为致命性快速心律失常引起,如心室扑动、心室颤动、室性心动过速;其次是严重缓慢心律失常和心室停顿。

【临床表现】

心源性猝死的临床经过分为 4 个时期,即前驱期、终末事件期、心搏骤停期与生物学死亡期。

(一)前驱期

在发生心源性猝死前数天至数月,部分患者可出现胸痛、气促、疲乏、心悸等非特异性症状。但亦可无前驱表现,瞬间发生心搏骤停。

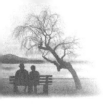

(二)终末事件期

从心血管状态出现急剧变化到心搏骤停发生前的一段时间,自瞬间至持续1小时不等。心源性猝死所定义的1小时,实质上是指终末事件期的时间在1小时内。因猝死原因不同,终末事件期的临床表现也各异。典型的表现包括:严重胸痛,急性呼吸困难,突发心悸或眩晕等。

(三)心搏骤停期

(1)意识突然丧失,伴有局部或全身性抽搐,因心搏骤停后脑血流量急剧减少导致。

(2)呼吸断续,呈叹息样或短促痉挛性呼吸,随后呼吸停止,由心搏骤停刚发生时脑中尚存少量含氧的血液,可短暂刺激呼吸中枢所致。

(3)皮肤苍白或发绀。

(4)瞳孔散大,二便失禁。

(5)颈、股动脉波动消失,心音消失。

(四)生物学死亡期

从心搏骤停至出现生物学死亡时间的长短取决于原发病的性质及心搏骤停至复苏的时间。心搏骤停发生后,大多数患者将在4～6分钟开始发生不可逆脑损害,随后经数分钟过渡到生物学死亡,相继出现尸冷、尸斑、尸僵及尸体腐败等现象。

心搏骤停发生后立即实施心肺复苏和除颤,是避免发生生物学死亡的关键。

【紧急处理】

一旦发生猝死,全身脏器都进入缺血缺氧状态。研究证明,心跳停止3秒钟,患者会出现黑矇;心跳停止5～10秒钟,患者会出现晕厥;心跳停止15秒钟,患者会出现昏厥及抽搐;心跳停止45秒钟,患者会出现瞳孔散大,如果心跳停止4～5分钟患者没有得到有效抢救,大脑细胞会出现不可逆的死亡。人体各个脏器对于缺血缺氧的耐受性不同,其中大脑对缺血缺氧的耐受力最差,心跳停止4～5分钟,就可能出现不可逆损害。

心肺复苏开始越早,机体存活率就越高。大量实践表明,心搏骤停4分钟内实施心肺复苏者被抢救成功率有50%;4～6分钟开始实施心肺复苏者,被抢救成功率有10%;超过6分钟再进行心肺复苏者,被抢救成功率仅4%;10分钟以上,抢救成功率更低。一旦发现患者猝死,应争分夺秒进行抢救。抢救成功的关键是快速识别和启动急救系统,尽早进行心肺复苏和复律治疗。按照下列步骤进行施救。

(一)判断环境安全

发现患者昏迷倒地后,应立即判断是否发生猝死。但在施救之前,应首先排除不安全因素,以免自身受到伤害,如:是否有煤气泄漏、漏电,是否存在爆炸、坍塌、火灾等危险,是否存在有毒气体,等等。待判断环境安全后,上前查看患者情况,否则不能施救,应积极寻求援助,排除环境危险之后再抢救患者。

(二)识别心搏骤停

在环境安全的前提下,迅速上前查看患者。检查患者意识,如轻拍肩部并高声呼叫"您怎么啦"(图3-1),并在10秒内检查呼吸和脉搏(施救者食指和中指指腹触摸患者颈动脉)(图3-2)。若患者意识丧失,无呼吸或仅有喘息,颈动脉搏动消失,即为心搏骤停。

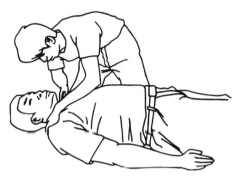

图3-1 判断意识　　　　　　　图3-2 触摸颈动脉

(三)呼救并启动紧急医疗服务

在抢救的同时应立即呼救,拨打120启动紧急医疗服务,如有条件应使用除颤仪。若只有一名施救者时,应先进行5个周期(2分钟)的心肺复苏术,然后再拨打120,之后继续急救。因为,胸外心脏按压要立即开始,不能因为呼救耽误时间。

(四)实施初级心肺复苏

1. 摆放体位

将患者仰卧放于坚固的平地或硬板上,以免影响按压效果。施救者位于患者一侧,两腿与肩同宽,跪地或站立于其肩、胸部旁。患者处于俯卧或其他体位需要移动时,在未排除外伤情况下,注意保护颈部,一手托颈,另一手扶肩,沿纵轴整体平行翻转(图3-3)。

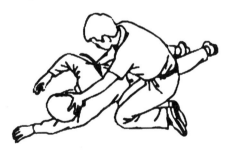

图3-3 摆放体位

2. 实施胸外心脏按压

(1)按压部位在胸骨中下1/3交界处或者两乳头连线中点(图3-4)。

(2)按压深度为成人胸骨下陷5~6 cm。施救者双手掌根重叠放于按压部位,双臂伸直并与患者胸部呈垂直方向,有节律向下按压,然后迅速放松,解除压力,使胸骨自然复位,放松时掌根不可离开胸壁。尽量减小胸外心脏按压的中断时间,中断时间<10秒(图3-5)。

(3)保持每分钟100~120次的按压频率。

(4)按压30次。

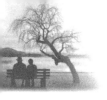

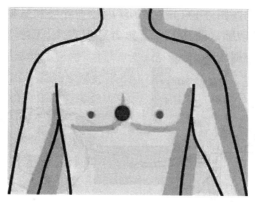

图 3-4　胸外心脏按压位置

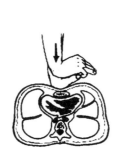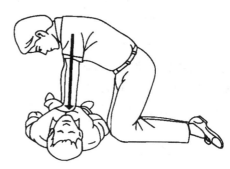

图 3-5　胸外心脏按压深度

3. 开放气道

昏迷时机体常因舌后坠造成气道堵塞。施救者跪在患者身体的一侧,进行以下操作:

(1)检查患者颈部有无损伤。

(2)确认口腔中有无分泌物或异物,若有分泌物或异物将患者头部转向一侧,清除口腔内分泌物或异物,取下义齿,以确保呼吸道通畅。

(3)开放气道:采用仰头抬颏法(图3-6),即施救者一手置于患者前额向下压使其头后仰,另一手托起其下颌向上抬,使下颌与耳垂的连线与地面呈垂直。若头部或颈部损伤时使用托举下颌法(图3-7),即施救者将其拇指放在患者颧骨上作支点,用同一手的食指或中指放在患者耳垂下方的下颌角处做力点,将下颌向前向上托起,使下颌牙超过上颌牙,以减少颈部和脊椎的移动。

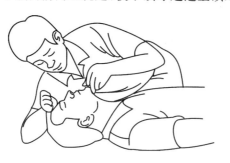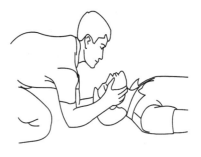

图 3-6　仰头抬颏法　　　　　　　　图 3-7　托举下颌法

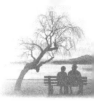

4. 人工呼吸

在进行 30 次按压后,施救者将耳朵贴近患者的口鼻附近,感觉和倾听有无呼吸,判断患者无呼吸,立即进行口对口人工呼吸 2 次(图 3-8)。有条件可使用干净的纱布或手巾,盖在患者的口部,防止交叉感染。口对口人工呼吸操作如下:施救者一手的拇指、食指捏住患者的鼻孔,吸一口气,双唇包紧患者口部,缓慢吹气,使胸廓扩张,每次吹气应持续 1 秒钟以上;同时,观察患者的胸廓扩张情况;吹气结束后,松开捏着鼻子的手,让气体呼出,完成 1 次呼吸。只有单人施救时,每做 30 次胸外心脏按压,交替进行 2 次人工呼吸。每 5 个按压/通气周期完成(约 2 分钟)后,进行 1 次检查和评估,如仍无复苏体征,立即重新进行心肺复苏。双人或多人参与抢救时,一人行胸外心脏按压,另一人开放患者气道,以保持通畅,并进行人工呼吸。同时,监测颈动脉搏动,评估按压效果。每 2 分钟应更换按压者,避免因劳累降低按压效果。

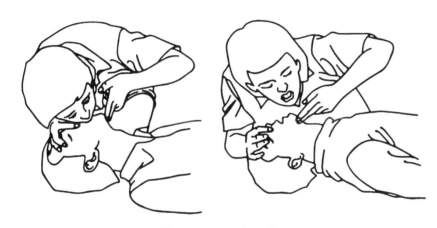

图 3-8　口对口人工呼吸

胸外心脏按压和人工呼吸的比例是 30:2,操作 5 个周期,持续 2 分钟,立刻进行效果判断。心肺复苏有效指征:① 能扪及大动脉搏动,血压维持在 60 mmHg 以上。② 口唇、面色、甲床由发绀转为红润。③ 室颤波由细小变为粗大,甚至恢复窦性心律。④ 瞳孔由大变小,可有对光反射。⑤ 呼吸逐渐恢复。⑥ 昏迷变浅,出现反射或挣扎。

(五)电除颤

患者发生心搏骤停后应尽快使用除颤仪进行电除颤。研究证实,越早实施电除颤,患者的抢救成功率越高。但应注意的是,除颤完毕后,应立即恢复胸外心脏按压,且按压的间断时间不应超过 10 秒钟。

除颤仪是利用电能治疗快速异位心律失常的一种仪器,是实施电复律术的主体设备。除颤仪配备有 2 块电极,用于放置在患者身体表面进行放电除颤(图 3-9)。这种方式迅速便利,适用于紧急电击除颤。

1. 电除颤实施要点

(1)摆放体位:患者仰卧于硬木板床上(或心脏按压板),解开衣扣,充分暴

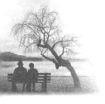
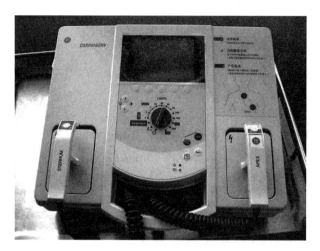

图 3-9　除颤仪结构图

露前胸,检查并清洁皮肤,检查有无起搏器。

(2)连接除颤仪、选择复律方式:连接电源,打开除颤仪开关,根据患者心律失常类型选择按钮,"非同步"状态适用于心室颤动,"同步"状态适用于心房颤动、室上性心动过速。

(3)监测患者心电示波:确认为心室颤动、心房颤动患者,选择 R 波较高导联进行示波观察。

(4)电极板涂导电糊:将两个涂有导电糊或裹有湿盐水纱布的电极板分别置于一定位置,导电糊涂抹适量,使电极板和皮肤达到紧密接触,没有空隙即可。禁忌使用酒精,以免造成皮肤灼伤。

(5)再次观察心电示波,确认除颤。

(6)选择能量、充电:按充电按钮充电至需要功率。① 心室颤动,单向波 360 J,双相波 120～200 J。② 心房颤动、室上性心动过速,双相波 120～200 J。

(7)安放电极板:将一电极板置于胸骨右缘第 2、3 肋间(心底部),另一个电极板置于左腋前线内第 5 肋间(心尖部)(图 3-10)。两个电极板之间距离不小于 10 cm,电极板放置要贴紧皮肤,并有一定压力。准备放电时,操作人员及其他人员不应再接触患者、病床及同患者相连接的仪器,以免发生触电。

(8)同时按下除颤电极的两个"除颤"按钮。

(9)观察:心电示波器观察患者的心律是否转为窦性心律,观察患者除颤部位皮肤。若复律未成功,再次除颤,增加电功率最高至 300 J。

(10)监测:除颤结束,将除颤仪调至监护状态行心电监测,并严密观察患者的心率、心律、血压、呼吸和神志,持续监测 24 小时。

2. 除颤能量选择

目前,除颤波形主要有单相波和双相波两种。既往研究指出,由于老年人心脏功能退化,心肌细胞数量减少,冠状动脉和大血管壁硬度明显增加,心脏收

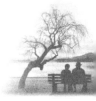

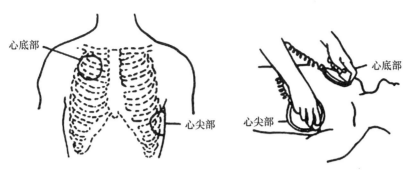

图 3-10　电极板放置位置

缩能量明显降低,多次的高能单相波除颤对老年患者的心脏损害较中年患者明显升高。因此,老年人除颤尽可能用双相波除颤为好。下表为详细的除颤能量选择方法(表 3-2)。

表 3-2　除颤能量选择

电复律类型	心律失常类型	单相波/J	双相波/J
同步	心房颤动	200	120～200
	心房扑动、阵发性室上心动过速	50～100	50～100
	室性心动过速	100	100
非同步	多型性室性心动过速	360	150～200
	心室颤动、心室扑动	360	150～200

(六)高级心肺复苏

高级心肺复苏是以初级生命支持为基础,由专业医护人员应用辅助设备、特殊技术等建立更有效的通气和血液循环。主要措施包括气管插管、给氧、除颤、复律、起搏和药物治疗。

【照护措施】

心源性猝死患者的照护措施贯穿于整个复苏急救实施过程中。

(一)生活照护

1. 环境　患者一旦出现心搏骤停,应确保施救环境安全,周围无障碍物;患者入住重症监护室,保持病室环境安静,利于实施救护。

2. 休息与体位　患者施救成功后应绝对卧床休息,待病情平稳后逐渐恢复活动。进行心肺复苏时患者处于复苏体位,怀疑颈部损伤的患者避免搬动。

3. 安全　进行电除颤时,确保环境安全,避免施救人员触电;电除颤过程中避免患者皮肤灼伤。

(二)医疗照护

1. 病情观察　在初级心肺复苏阶段,随时观察并评估患者心肺复苏指标,确认心肺复苏是否成功。进入高级心肺复苏阶段,观察患者意识、缺氧症状,监

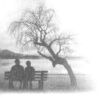

测生命体征、血气分析等指标，一旦出现病情变化，立即通知医生抢救。

2. 对症照护　有条件的情况下应立即吸氧，以缓解患者缺氧症状。

3. 用药照护　遵医嘱给予血管升压、抗心律失常、纠正代谢性酸中毒等药物，严密观察药物的滴速、疗效和不良反应。

（三）心理照护

患者面对死亡，有强烈的紧张、恐惧心理，负面的心理情绪会进一步加重心肌的缺血，加速大脑等重要器官的供血不足，加速死亡的进程。因此，对于初步复苏成功的患者，在后续治疗过程中应安抚患者情绪。

【预防指导】

（一）疾病知识指导

一方面，向患者和照护者介绍积极治疗基础性心脏病的重要性，控制危险因素，预防其他心血管事件和心源性猝死的再次发生。另一方面，加强全民的急救意识和急救技能，使得老年患者一旦发生呼吸心搏骤停可以及时接受心肺复苏术，降低老年患者的病死率。

（二）康复指导

按照急性心肌梗死的康复指导内容进行康复训练。

（三）生活指导

指导患者调整饮食结构，合理膳食，减少脂肪食物，尤其是富含饱和脂肪酸的食物，如减少动物内脏、脑等的摄入。督促患者戒烟戒酒，促进良好睡眠，保持情绪稳定。

（四）用药指导

遵医嘱按时服用药物，告知药物的使用方法、注意事项、不良反应，禁忌自行增减药量或停止用药。

（五）病情观察指导

指导照护者和患者识别心搏骤停的表现，尤其是照护者能够在第一时间发现，给予施救，并及时拨打 120 求救。

第四节　慢性心力衰竭的预防与照护

【学习目标】

识记　能正确陈述慢性心力衰竭的概念及临床表现。

理解　能正确说出慢性心力衰竭的心功能分级。

运用　能运用本节知识，对慢性心力衰竭患者的病情做出正确判断，并采取合适的照护及预防指导措施。

【案例导入与思考】

丁某，男，68 岁，因"间断心悸、气短伴双下肢水肿 2 年，加重 3 月余"就诊。患者自诉 2 年前无明显诱因出现心悸、气短，并伴双下肢水肿，就诊于当地医院，给予对症治疗后，症状缓解。此后上述症状间断出现，活动后明显，间断多次于当地医院住院治疗，并长期规律口服"阿司匹林、瑞舒伐他汀、呋塞米、倍他乐克"等药物。于入院前 3 月余,患者无明显诱因自觉上述症状加重,轻微活动后即感气短,并腹部胀痛伴恶心,夜间睡觉不能平卧,无明显咳嗽、咳痰,无呕吐及腹泻,再次就诊于当地医院,心脏彩超示:扩张型心肌病。给予对症治疗后,患者自觉症状稍缓解,但仍有气短不适,现为进一步诊治,遂来我院,门诊以"心力衰竭"收住入院。

入院体查:T36.3℃,P82 次/分,R15 次/分,BP138/72 mmHg,W68 kg。患者营养中等,神清,精神可,自主体位,查体合作,问答切题。入院后积极完善相关检查,暂予心电监护;并予利尿、抑制心肌重构等治疗。

请思考:

1. 请说出该患者慢性心力衰竭的临床表现。

2. 该病的病因有哪些?

3. 如何对该患者实施照护?

慢性心力衰竭是大多数心血管疾病的最终表现和最主要的死亡原因,也是21 世纪心血管领域的两大挑战之一。随着年龄的增长,心力衰竭患病率逐渐增加,70 岁以上人群患病率可达 10%以上,尽管心力衰竭治疗有了很大进展,但是心力衰竭患者死亡率仍在不断增加。

【病因】

冠心病、高血压已成为慢性心力衰竭的最主要病因,流行病学调查显示我国 17 个地区的心力衰竭病因中,冠心病占 57.1%居首位,高血压占 30.4%位列第二,风湿性心脏病的比例明显下降。

(一) 基本病因

1. 原发性心肌损害

原发性心肌损害包括缺血性心肌损害,如冠心病心肌缺血或心肌梗死、心肌炎、心肌病等。

2. 心脏负荷增加

(1) 心脏前负荷(容量负荷)增加:如二尖瓣关闭不全、主动脉瓣关闭不全等引起的血液反流;先天性心脏病如室间隔缺损、动脉导管未闭等引起的血液分流。除此之外,慢性贫血、甲状腺功能亢进等,由于持续性血流加速,引起静脉回心血量增加,也会导致心脏容量负荷增加。

(2) 心脏后负荷(压力负荷)增加:左心室压力负荷增加常见于高血压、主动脉瓣狭窄;右心室压力负荷增加常见于肺动脉高压、肺动脉瓣狭窄、肺栓塞等。

(二) 诱发因素

有基础心脏病的患者,其心力衰竭常由某些加重原发疾病或增加心脏负荷的因素诱发。心力衰竭的诱发因素有:感染,以呼吸道感染最常见、最重要;心律失常、心房颤动,也是诱发心力衰竭的重要因素;压力过大,妊娠和分娩,血容量增加等均可诱发心力衰竭。

【临床表现】

（一）左心衰竭

左心衰竭以肺循环淤血及心排血量降低为主要表现。

1. 症状

（1）左心衰竭患者可出现劳力性呼吸困难、夜间阵发性呼吸困难、端坐呼吸困难及急性肺水肿等不同程度的呼吸困难。其中，急性肺水肿是左心衰呼吸困难最严重的形式。

（2）咳嗽、咳痰、咯血：咳嗽、咳痰是肺泡和支气管黏膜淤血所致；开始常于夜间发生，坐位或立位时咳嗽可减轻；白色泡沫样痰为其特点，偶见痰中带血丝，急性左心衰竭发作时出现粉红色泡沫样痰。长期慢性肺淤血，肺静脉压力升高，导致肺循环和支气管血液循环之间形成侧支，在支气管黏膜下形成扩张的血管，一旦破裂可引起大咯血。

（3）乏力、疲倦、头晕、心慌：由于心排血量降低，器官、组织灌注不足及代偿性心率加快所致的症状。

（4）少尿及肾功能损害症状：严重的左心衰竭血液进行再分配时，首先是肾血流量减少，患者出现少尿。长期慢性肾血流量减少，可出现血尿素氮、肌酐升高并有肾功能不全的相应症状。

2. 体征

（1）一般情况：脉搏加快，交替脉；脉压减少，血压下降；呼吸浅促；感染者体温升高，皮肤黏膜苍白或发绀，患者被迫半坐或端坐体位。

（2）肺部体征：左心衰竭的重要体征。由于肺毛细血管压增高，液体渗出至肺泡出现湿啰音。老年人肺部啰音可呈多变性及不典型性，同时常伴有其他疾病的相应体征。

（3）心脏体征：除基础心脏病的体征外，一般均有心脏扩大（单纯舒张性心衰除外）、肺动脉瓣区第二心音亢进及舒张期奔马律。

（二）右心衰竭

右心衰竭以体循环淤血表现为主。

1. 症状

（1）消化道症状：胃肠道及肝淤血引起腹胀、食欲不振、恶心、呕吐等，是右心衰最常见的症状。

（2）劳力性呼吸困难：继发于左心衰竭的右心衰竭呼吸困难已存在。单纯性右心衰竭为分流性先天性心脏病或肺部疾患所致，也均有明显的呼吸困难。

2. 体征

（1）水肿：体静脉压力升高使皮肤等软组织出现水肿，其特征为始于身体低垂部位的对称性、凹陷性水肿。也可表现为胸腔积液，亦可因体静脉压力升高引起，胸膜静脉部分回流到肺静脉，故胸腔积液更多见于全心衰竭时，多见于双侧，单侧者以右侧多见，可能与右膈下肝淤血有关。

（2）颈静脉征：颈静脉搏动增强、充盈、怒张是右心衰竭的主要体征，肝颈静脉反流征阳性则更具特征性(图 3-11)。

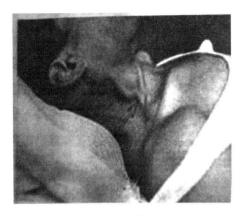

图 3-11　颈静脉征

　　(3)肝脏肿大:肝脏淤血肿大常伴压痛,慢性右心衰竭可致心源性肝硬化。
　　(4)心脏体征:除基础心脏病的相应体征外,可因右心室显著扩大而出现三尖瓣关闭不全的反流性杂音。

(三)全心衰竭

　　右心衰竭继发于左心衰竭而形成全心衰竭。右心衰竭时,右心排血量减少,因此夜间阵发性呼吸困难等肺淤血症状反而有所减轻。扩张型心肌病等表现为左、右心室衰竭者,肺淤血症状往往不严重,左心衰竭的表现主要为心排血量减少的相关症状和体征。

(四)心功能分级

　　心力衰竭的严重程度常采用美国纽约心脏病协会(New York Association,NYHA)的心功能分级法(表 3-3)。

表 3-3　NYHA 心功能分级

心功能分级	特点
Ⅰ级	患者有心脏病,但日常活动量不受限制。平时一般活动不引起疲乏、呼吸困难等心力衰竭症状。
Ⅱ级	体力活动轻度受限。休息时无自觉症状,但平时一般活动可出现疲乏、呼吸困难等心力衰竭症状,休息后很快缓解。
Ⅲ级	体力活动明显受限。休息时无症状,低于一般活动量时即可引起疲乏、呼吸困难等心力衰竭症状,休息较长时间后症状方可缓解
Ⅳ级	体力活动严重受限。休息时亦有心力衰竭症状,稍有体力活动后加重

【辅助检查】

(一)实验室检查

　　1.利钠肽　利钠肽是心力衰竭诊断、患者管理、临床事件风险评估的重要指标,临床上常用血浆脑钠肽(BNP)及氨基末端 B 型利钠肽前体。

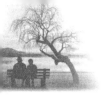

2. 肌钙蛋白　其主要目的是明确是否存在急性冠状动脉综合征。肌钙蛋白升高,特别是伴有利钠肽升高,也是心力衰竭预后的强预测因子。

3. 常规检查　常规检查包括血常规、尿常规、肝肾功能、血糖、血脂、电解质等。另外检测甲状腺功能,因为无论甲状腺功能亢进或减退均可导致心力衰竭。

(二) 心电图

心力衰竭并无特异性心电图表现,但能帮助判断心肌缺血、既往心肌梗死、心律失常等。

(三) 影像学检查

1. X 线检查　X 线胸片反映肺淤血,是确诊左心衰竭、肺水肿的主要依据,并有助于心力衰竭与肺部疾病的鉴别。

2. 超声心动图　超声心动图能更准确地评价各心腔大小变化及心瓣膜结构和功能,方便快捷地评估心功能和判断病因,是诊断心力衰竭最主要的仪器检查。

3. 放射性核素检查　放射性核素心血池显影能相对准确地评价心脏大小,计算射血分数(EF 值)和左室射血分数(LVEF),还可以反映心脏舒张功能。

4. 心脏磁共振成像(CMR)　心脏磁共振成像因其精确度及可重复性成为评价心室容积、肿瘤、室壁运动的金标准。

5. 冠状动脉造影(CAG)　对于拟诊断冠心病或有心肌缺血症状、心电图或负荷试验有心肌缺血表现者,可采用冠状动脉造影明确病因诊断。

(四) 有创性血流动力学检查

有创性血流动力学检查对急性心衰患者直接反映左心功能。包括心脏指数(CI)和肺动脉楔压(PAWP)。

(五) 心-肺运动试验

心-肺运动试验可在运动状态下测定患者对运动的耐受量,仅适用于慢性心力衰竭患者。

【治疗要点】

心力衰竭的治疗目标是防止和延缓心力衰竭的发生发展;缓解症状,提高运动耐量和生活质量;改善长期预后,降低病死率与住院率。

(一) 病因治疗

1. 治疗原发疾病　对高血压、冠心病、糖尿病、代谢综合征等疾病,在尚未造成心脏器质性病变前应早期进行有效治疗。

2. 消除诱因　心力衰竭以呼吸道感染最常见。肺部感染是导致老年人心力衰竭发生及发展的重要因素,绝大多数老年人心力衰竭都伴有肺部感染,应积极给予抗感染治疗。对于发热持续 1 周以上者应警惕感染性心内膜炎的可能。心房颤动应尽快控制心率;潜在的甲状腺功能亢进、贫血等也是心力衰竭加重的原因,应注意排查并给予纠正。

(二) 药物治疗

1. 利尿剂

利尿剂可通过排钠、排水减轻心脏的容量负荷。利尿剂主要分为以下几种:

(1) 排钾利尿剂:以呋塞米(速尿)为代表,使用时注意低血钾的副作用,应监测血钾。

(2) 噻嗪类利尿剂:以氢氯噻嗪(双氢克尿噻)为代表,常与保钾利尿剂合用。因可抑制尿酸排泄引起高尿酸血症,长期大剂量应用影响糖、脂代谢。

(3) 保钾利尿剂:多与上述两类利尿剂联合使用以加强利尿效果,并预防低血钾。常用药物有螺内酯(安体舒通)、氨苯蝶啶、阿米洛利。

2. 肾素-血管紧张素-醛固酮系统(RAAS)抑制剂

(1) 血管紧张素转化酶抑制剂(ACEI):通过抑制肾素-血管紧张素-醛固酮系统,扩血管,抑制交感神经兴奋性;通过降低心力衰竭患者神经-体液变化的不利影响,改善心室重塑。常用药物有卡托普利、贝那普利、培哚普利等。

(2) 血管紧张素Ⅱ受体阻滞剂(ARB):当心力衰竭患者服用 ACEI 引起干咳、血管性水肿,或对其不能耐受者可改用 ARB。常用药物有氯沙坦、缬沙坦、厄贝沙坦等。

(3) 醛固酮抑制剂:螺内酯等抗醛固酮制剂作为保钾利尿剂,能阻断醛固酮效应,抑制心血管重塑,改善心力衰竭的远期预后。依普利酮是一种新型选择性醛固酮抑制剂,可显著降低轻度心力衰竭患者心血管事件的发生风险、减少住院率、降低心血管病死亡率,且尤适用于老年糖尿病和肾功能不全患者。

(4) 肾素抑制剂:阿利吉仑是新一代口服非肽类肾素抑制剂,通过直接抑制肾素降低血浆肾素活性,并阻断噻嗪类利尿剂、ACEI/ARB 应用所致的肾素堆积,有效降压且对心率无明显影响。

3. β受体阻滞剂

β受体阻滞剂可抑制交感神经的激活对心力衰竭代偿的不利作用。患者长期应用能减轻症状、改善预后、降低病死率和住院率。目前,临床验证的β受体阻滞剂主要有选择性 $β_1$ 受体阻滞剂,如美托洛尔、比索洛尔、卡维地洛。

4. 正性肌力药

(1) 洋地黄类药物,可增强心肌收缩力,抑制心脏传导系统,直接兴奋迷走神经。洋地黄类药物包括地高辛、毛花苷丙和毒毛花苷 K。① 地高辛:是最常用的药物,研究证实地高辛可显著减轻中度心力衰竭患者的临床症状,改善生活质量,提高运动耐量,减少住院率。临床常以 0.125～0.25 mg/d 起始并维持,70 岁以上、肾功能损害的患者应予更小剂量(每日或隔日 0.125 mg)起始。② 毛花苷丙和毒毛花苷 K:均为快速起效的静脉注射制剂,适用于急性心力衰竭或慢性心力衰竭加重时。

(2) 非洋地黄类正性肌力药物包括肾上腺素受体激动药和磷酸二酯酶抑制剂。① 肾上腺素受体激动药:可降低外周阻力、扩张脑血管、冠状动脉和肾血管、增强心肌收缩力。多巴胺与多巴酚丁胺是常用的静脉制剂。② 磷酸二酯酶

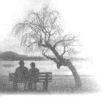

抑制剂:通过抑制磷酸二酯酶活性促进钙离子通道膜蛋白磷酸化,钙离子内流增加,从而增强心肌收缩力,常用药物包括米力农、氨力农等。

5. 扩血管药物

扩血管药物仅在伴有心绞痛或高血压的患者考虑联合治疗时使用,对存在心脏流出道或瓣膜狭窄的患者应禁用。

(三)非药物治疗

当药物治疗无效时,使用人工机械类辅助或代替部分心脏功能,以改善衰竭心脏循环状态的治疗方法。其基本原理是降低心脏的前后负荷,使心室做功减少,能量消耗降低,心脏容量储备增加,从而使心脏功能逐步恢复。非药物治疗包括主动脉内气囊反搏术和左室辅助装置。

【照护措施】

(一)生活照护

1. 环境　保持病室安静,温度适宜,减少和避免任何不良刺激,协助生活护理,促进身心休息。

2. 休息　心力衰竭患者应注意休息,以使身体静脉回心血量减少,心脏负荷减轻,心率减慢,冠状动脉供血增强,有利于心功能改善。明显呼吸困难者取高枕卧位或半卧位;端坐呼吸者使用床上小桌,使其扶桌休息,必要时双腿下垂;出现胸腹水取半卧位;下肢水肿无明显呼吸困难者,抬高下肢。

3. 饮食　进食低盐、清淡易消化的食物,少食多餐。水肿患者每日钠摄入量<2 g为宜,含钠盐高的食物有腌、熏制品、香肠、海产品等。低蛋白血症者可静脉补充白蛋白。多食富含纤维素的食物,如新鲜蔬菜、水果,以利通便。戒烟酒。

(二)医疗照护

1. 病情观察

监测血压、血氧饱和度、心率、心电图,检查电解质、血气分析等,观察呼吸频率和深度、意识、精神状态、皮肤颜色及温度、肺部啰音的变化。患者每天晨起排尿后、早餐前,着同类服装,用同一体重秤测量体重。腹水患者每天测量腹围。记录24小时出入量,每小时尿量<30 mL时,应报告医生。

2. 对症照护

(1)吸氧:有缺氧表现或伴有肺炎、急性心肌梗死者给予氧气吸入治疗。一般吸入气氧流量为2~4 L/min,以改善患者的缺氧状况。

(2)排便的照护:用力排便时腹压骤增,大量静脉血液回到心脏使心脏负荷增加。所以,应保持大便通畅,防止诱发心力衰竭或使心力衰竭加重。便秘者遵医嘱给予通便措施。

3. 用药照护

严密观察药物的疗效和不良反应,具体如下。

(1)排钾利尿剂:不良反应主要是低钾血症,表现为乏力、腹胀、肠鸣音减弱、心电图U波增加等。服用排钾利尿剂者补充含钾丰富的食物,如橙汁、香蕉、柑橘、马铃薯等。

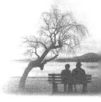

(2)洋地黄制剂：其中毒表现为各类心律失常，最常见的是室性期前收缩。此外，还包括胃肠道反应和神经系统症状如黄视、绿视。用药过程中严密监测心率、心律及心电图变化。一旦出现中毒反应，立即停用洋地黄，低血钾者可口服或静脉补钾，停用排钾利尿剂，纠正心律失常。

4. 并发症预防与照护

老年患者多并发肺部感染。因此，鼓励患者有效咳嗽，久卧或体质虚弱者应协助其翻身叩背，保持呼吸道通畅，以防肺部感染。长期卧床者，进行被动和主动运动，促进血液循环，以防深静脉血栓形成。心力衰竭患者因呼吸困难被迫采取半卧位或端坐体位，骶尾部最易出现压力性损伤，可使用减压敷料保护局部皮肤。

5. 控制液体摄入量

补液量以"量出为入"为原则，控制输液速度和总量，以利于减轻水肿。避免输注氯化钠溶液。

（三）心理照护

医护人员和照护者应给予患者积极的支持，使其保持情绪稳定，积极配合治疗。恐惧和焦虑均可导致病情加重，要注意安抚患者，并取得患者的信任。生活中可以通过谈话、看报、听音乐等方式转移患者注意力，调节情绪，避免不良刺激。

【预防指导】

（一）疾病预防知识指导

向患者及照护者介绍慢性心力衰竭的相关知识，如发病原因、诱因、临床表现、治疗等，使其对疾病有正确认识，积极配合治疗。心力衰竭高危阶段应加强干预各种高危因素，包括控制血压、血糖、血脂异常，积极治疗原发病。避免增加心力衰竭的危险行为，如吸烟饮酒。避免呼吸道感染、过度劳累、情绪激动、输液速度过快、量过多等各种诱发因素。

（二）康复指导

告诉患者康复运动训练的重要性，在病情稳定期，鼓励患者根据心功能分级及个体情况安排活动量。心功能Ⅰ级者，不限制一般体力活动，避免剧烈运动和重体力劳动；心功能Ⅱ级者，适当限制体力活动，增加午休时间，可进行轻体力劳动或家务劳动；心功能Ⅲ级者，严格限制一般体力活动，以卧床休息为主，但鼓励患者日常生活自理或在协助下自理；心功能Ⅳ级者，绝对卧床休息，由照护者给予生活照顾。

（三）生活指导

指导患者在日常生活中保持情绪平稳，注意休息，睡眠充足，避免过多劳累。饮食清淡，避免过饱饮食；选择易消化，富含优质蛋白的食物，如牛奶、鸡蛋、豆制品，增加机体抵抗力，减少复发。长期卧床和水肿的患者应观察皮肤的受压情况，定时更换体位，保持皮肤干燥清洁，防止出现压力性损伤。

（四）用药指导

告知患者药物的名称、剂量、用法、不良反应及注意事项等。指导患者正确

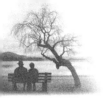

识别洋地黄中毒反应及时采取救治措施。使用血管扩张药者改变体位时,动作不宜过快,以防发生直立性低血压。

(五) 病情观察指导

帮助患者做好心力衰竭的自我照护,应做到以下几点:

(1) 感觉呼吸困难时不紧张;

(2) 每天控制液体摄入量<1.5～2 L;

(3) 白天适当休息;

(4) 出现呼吸困难加重、腿脚水肿比平时加重、一周内体重增加 2 kg、乏力感增加等情况应及时就医。

第五节　高血压的预防与照护

【学习目标】

识记　能正确区分高血压的分级,并说出老年高血压的危险因素。

理解　能列举说明老年高血压的并发症和治疗要点。

运用　能运用本节知识,对出现直立性低血压的老年患者采取合适的照护和预防指导措施。

【案例导入与思考】

段某,男,70 岁,因"间断胸闷、气短 4 月,加重伴双下肢水肿 1 周"就诊。患者自诉于 4 月前无明显诱因出现间断胸闷、气短,未到医院就诊。近 1 周来,患者胸闷、气短症状加重,夜间阵发性呼吸困难,伴双下肢凹陷性水肿,于今晨在家中晕倒伴抽搐 1 次,持续约 5 秒钟。现为进一步诊治,患者遂来我院,测血压最高时 185/110 mmHg,门诊以"高血压 3 级"收住入院。

入院查体:T 36.4℃,P 77 次/分,R 14 次/分,BP 169/102 mmHg,W 80 kg。患者营养中等,神清,精神可,自主体位,查体合作,问答切题。专科检查:听诊双肺呼吸音清。心前区无隆起,心尖冲动位于左侧第五肋间左锁骨中线内 1 cm,搏动范围直径约 2 cm。触诊心尖冲动位置同上,无震颤及抬举样心尖搏动。听诊心率 77 次/分,心音有力,律齐,各瓣膜听诊区未闻及杂音,无心包摩擦音。周围血管征阴性。双下肢凹陷性水肿。入院后积极完善各项检查;暂给予降压、消肿等对症治疗。

请思考:

1. 该患者的主要临床表现有哪些?

2. 如何对该患者进行饮食照护?

3. 若该患者出现高血压急症应如何照护?

高血压是指未使用降压药物的情况下,血压持续或非同日 3 次以上,收缩压≥140 mmHg 和(或)舒张压≥90 mmHg。老年高血压指患者年龄≥65 岁。根据血压升高水平,《中国高血压防治指南(2018 年修订版)》进一步将高血压分为 1～3 级(表 3-4)。

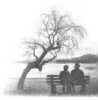

老年高血压除了血压增高,还伴有心、脑、肾的结构与功能的损害,最终导致这些器官的功能衰竭。随着年龄的增加血压会升高,尤其是收缩压。流行病学资料显示 65 岁以上人群中高血压的患病率在 50％～70％。

表 3-4　高血压水平分类和定义

分类	收缩压(mmHg)	舒张压(mmHg)
正常血压	<120 和	<80
正常高值	120～139 和(或)	80～89
高血压	≥140 和(或)	≥90
1 级高血压(轻度)	140～159 和(或)	90～99
2 级高血压(中度)	160～179 和(或)	100～109
3 级高血压(重度)	≥180 和(或)	≥110
单纯收缩期高血压	≥140 和	<90

【病因】

(一) 遗传因素与环境因素

原发性高血压的病因与发病机制尚不完全清楚,目前认为是多因素,尤其是遗传因素和环境因素交互作用的结果。其中性别、年龄、遗传、肥胖、摄盐量、职业、吸烟、长期的噪声影响、精神刺激、持久的紧张状态等均与高血压的发生有一定的关系。但是遗传因素与环境因素具体通过何种途径升高血压,至今尚无完整统一的认识。目前,认为在遗传和环境多种因素综合作用下,使正常血压调节机制失代偿所致。

除了上述共同因素外,老年人高血压的发病还与大动脉硬化、激素反应性降低、总外周血管阻力升高以及不良生活方式等因素有关。

(二) 高血压的易患人群

(1) 血压水平长期在血压高值者[收缩压 130～139 mmHg 和(或)舒张压 85～89 mmHg];

(2) 超重或肥胖者,体重指数(Body Mass Index, BMI)为 24～27.99 kg/m² 或 BMI≥28 kg/m²;[计算方法:BMI＝体重(kg)/身高(m)²];

(3) 腹型肥胖者,男性腰围≥90 cm,女性腰围≥85 cm;

(4) 有高血压家族史(1、2 级亲属)者;

(5) 长期高盐饮食者,每日食盐摄入量≥6 g;

(6) 长期吸烟者;

(7) 长期过量饮酒者,每日饮白酒量≥100 mL(2 两);

(8) 年龄≥55 岁者,男性多在 40 岁左右发病,女性则在更年期时易出现血压不稳定。因此,55 岁以后,女性高血压的发病率高于男性。

【临床表现】

(一) 症状

在靶器官明显损害前,半数以上的老年高血压患者无症状,偶尔体检时发现血压升高,亦可有头痛、头晕、眼花、耳鸣、失眠、乏力等症状,症状与血压水平

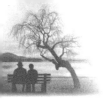

未必一致。可因过度疲劳、激动或紧张时加剧,休息后多可缓解。

(二)体征

高血压患者主要以血压升高为特点。

1. 收缩压增高、脉压增大　收缩压随着年龄增长而增高,舒张压降低或不变,导致脉压增大。脉压随着年龄增长而增高,是反映动脉损害程度的重要指标,更能预测心血管事件的发生。

2. 血压波动性大　老年人的血压波动明显增大,尤其是收缩压,一天内波动达 40 mmHg,且 80 岁以上高龄老年人的血压昼夜节律常消失,约 1/3 的患者表现为冬季高、夏季低。血压波动性大使老年人易发生直立性低血压和餐后低血压,且恢复的时间长。

(三)并发症

此处并发症主要指高血压引起的靶器官损害。老年高血压患者因早期症状不明显而缺乏足够重视,导致并发症的发生和病情进展快。老年人器官老化、长期高血压加重了对靶器官的损害,患者的并发症发生率高达 40%,其中冠心病、脑卒中为常见且严重的并发症,其发生与血压密切相关;收缩压升高 10~12 mmHg 或舒张压升高 5~6 mmHg,脑卒中的发病率就增加 35%~40%,冠心病的发病率增加 20%~25%。

(四)老年高血压的特点

1. 多种疾病并存　老年高血压常与糖尿病、高脂血症、动脉粥样硬化、前列腺增生、肾功能不全等疾病共存并相互影响,使其治疗变得更为复杂,致残、致死率增高。

2. 直立性低血压　直立性低血压在老年高血压中较多见,尤其常见于降压治疗过程中。

【辅助检查】

(一)常规检查

血常规、尿常规、肾功能、血尿酸、血胆固醇、糖、电解质、心电图、胸部 X 线和眼底检查等,有助于发现相关的危险因素和高血压对靶器官的损害程度。

(二)动态血压监测

由于老年人血压波动较大,仅一次偶测血压值难以确诊。因此,需连续 24 小时动态血压监测;或安静休息时,在非药物状态下以 2 次以上同日血压测量所得平均值为依据诊断。

【治疗要点】

老年高血压患者的治疗目的就是最大限度地降低心脑血管并发症与死亡的危险。由于老年患者常伴有其他慢性疾病,因此平衡已知的降压治疗的益处与对患者的功能状况和生活质量(如发生直立性低血压)的潜在影响非常重要。老年高血压患者治疗的目标定位是收缩压降至 135~140 mmHg、舒张压降至 85~90 mmHg。

老年高血压的治疗指南:① 治疗前检查有无直立性低血压。② 选择对并发症有益的药物,具体选择的原则是,无并发症者选用噻嗪类利尿药与保钾利

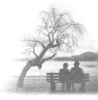

尿药;如需第二种药则用钙通道阻滞剂;除非有强适应证,否则不宜应用β受体阻滞药。③ 药物从小剂量开始,逐渐递增。④ 应用长效剂型,1次/日。⑤ 避免药物间的相互作用,尤其是非甾体抗炎药等非处方药。⑥ 观察不明显的药物副作用,如虚弱、眩晕、抑郁等。⑦ 为防止血压过低,应定时监测血压。

(一)非药物治疗

非药物治疗主要指改善生活方式,即,通过改变不良的生活方式达到降低血压的目的,适合各级高血压患者,具体包括以下措施:① 限制钠盐摄入;② 减轻体重;③ 适当运动;④ 限制饮酒量,戒烟;⑤ 减少膳食脂肪,补充适量蛋白质,多吃蔬菜和水果,摄入富含钾、镁、钙的食物;⑥ 劳逸结合,保证充足的睡眠及良好的休息;⑦ 减少精神压力,以良好的心态对待生活,保持乐观态度。

(二)降压药物治疗

老年人联合药物治疗的原则:① 小剂量开始,如果血压不能达标,可将其中一种药物增至足量,如还不能达标,可将两种药物增至足量或加用小剂量第三种降压药。② 避免使用降压机制相近的药物,如β受体阻滞剂与血管紧张素转化酶抑制剂联合使用。③ 选用增加降压效果,减少不良反应的降压方案,如β受体阻滞剂与钙通道阻滞剂联合。

目前,世界卫生组织和国际高血压学会(WHO/ISH)建议用于降压治疗的一线的药物主要有6种:

(1)利尿药:低剂量的利尿剂,尤其是噻嗪类利尿药是治疗老年高血压的首选药物,特别适用于老年单纯收缩期高血压,常用药物有氢氯噻嗪等。

(2)钙通道阻滞剂:对老年高血压尤为有效,常用药物有硝苯地平、维拉帕米缓释剂等。

(3)血管紧张素Ⅱ受体阻滞剂:具有强效、长效、平稳降压的特点,对老年单纯收缩期高血压有效,常用药物包括氯沙坦、缬沙坦等。

(4)血管紧张素转化酶抑制剂:可降低心脏前后负荷,不增加心率,不降低心、脑、肾血流量,不引起直立性低血压,无停药反跳现象。代表药物有卡托普利、依那普利等。

(5)β受体阻滞剂:适用于老年高血压合并心绞痛且心率偏快者,尤其是心肌梗死的二级预防,常用药物有美托洛尔、普萘洛尔等。

(6)α受体阻滞剂:适用于老年高血压合并血脂异常、糖耐量异常及周围血管病者,尤其是有前列腺增生、排尿障碍者。

(三)高血压急症的治疗

一旦出现高血压急症,尽快应用适宜的药物降压,初始阶段(一般数分钟至1小时内)血压控制的目标为平均动脉压的降低幅度不超过治疗前水平的25%。在其后2~6小时内将血压降至安全水平,一般为160/100 mmHg。如果临床情况稳定,在之后的24~48小时逐步降低血压至正常水平。常用降压药物有硝普钠、硝酸甘油及尼卡地平等,其中首选硝普钠。高血压脑病者给予20%甘露醇或呋塞米进行脱水治疗。

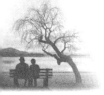

【照护措施】

（一）生活照护

1. 环境　保持良好的生活环境,如室内光线明亮、无障碍物、地面防滑、厕所有专用扶手等,以免受伤。病室安静、温暖、舒适,减少探视,以利于患者休息。护理操作动作轻稳并集中进行,防止干扰患者。

2. 休息与活动　高血压患者初期应适当休息,保证充足的睡眠,根据年龄和身体状况选择合适的有氧运动,如慢跑、步行、打太极拳等。血压较高、症状较多或有并发症的患者应卧床休息,协助生活照料。

3. 饮食　合理膳食,均衡营养。具体饮食照护措施如下：① 减少钠盐摄入,每日钠盐摄入量应<6 g。建议使用量具,如可定量的盐勺;减少含钠盐调味品的使用量;减少含钠较高的加工食品,如咸菜、火腿等。② 补充钙和钾盐,多吃新鲜蔬菜水果,多饮牛奶等富含钾、钙的食物。③ 减少脂肪摄入,控制摄入脂肪量在总热量的25%以下,少吃或不吃肥肉和动物内脏。④ 限制饮酒,每日饮白酒量<50 mL;⑤ 补充适量蛋白质;⑥ 多进食富含纤维素的食物,如红薯、蔬菜等。

（二）医疗照护

1. 病情观察

定期监测血压,观察血压变化。密切观察并发症征象,一旦发现血压急剧升高、剧烈头痛、呕吐、烦躁不安、大汗、视力模糊、面色和神志改变及肢体运动障碍等症状,立即报告医生。

2. 对症照护

(1)患者头痛时,应卧床休息,抬高床头,改变体位时应动作缓慢。避免情绪激动、精神紧张、环境嘈杂等不良刺激。向患者解释头痛与高血压的关系,血压恢复正常且平稳后头痛减轻或消失。指导患者使用放松疗法,如心理训练、音乐治疗、缓慢呼吸等。

(2)直立性低血压,易发生在联合用药、首次服药或加量时。直立性低血压的表现：乏力、头晕、心悸、出汗、恶心、呕吐等。预防直立性低血压的方法：避免长时间站立,尤其是在服药后最初几个小时内,以免长期站立使腿部血管扩张,血液淤积于下肢,脑部血量减少,患者出现头晕;患者从卧位、坐位起立时,动作应缓慢;服药时间选择在安静休息时,服药后休息一段时间再下床活动,在夜间睡前服药,夜间起床排尿时注意防止摔倒;避免用过热的水洗澡或进行蒸汽浴;禁忌大量饮酒。出现直立性低血压的处理：采取平卧,并抬高下肢,以促进下肢血液回流。

3. 用药照护

遵医嘱应用降压药物治疗,监测血压的变化以判断疗效,并密切观察药物不良反应。

(1)钙通道阻滞剂常见不良反应包括反射性交感活性增强,导致心跳加快、面部潮红、下肢水肿、牙龈增生等;

(2)α受体阻滞剂易产生直立性低血压、晕厥、心悸;

（3）使用噻嗪类利尿药和袢利尿药时应注意补钾,防止低钾血症;

（4）β受体阻滞剂应注意其抑制心肌收缩力、心动过缓、房室传导时间延长、支气管痉挛、疲乏、耐力降低的副作用;

（5）血管紧张素转化酶抑制剂可有头晕、乏力、咳嗽、肾功能损害等副作用,警惕服降压药后可能发生的急性低血压反应。

4. 高血压急症预防与照护

（1）避免诱因,不良情绪可诱发高血压急症,指导患者避免情绪激动,保持情绪平和。指导其遵医嘱服用降压药物,不可擅自增减药物剂量或停药,以免血压突然急剧升高。

（2）病情监测,定期监测血压,一旦出现血压急剧升高、剧烈头痛、视物模糊、肢体运动障碍等症状,立即通知医生。

（3）一旦发生高血压急症,患者应绝对卧床休息,抬高床头,避免一切不良刺激和不必要的活动,协助生活护理。保持呼吸道通畅,吸氧。安定患者情绪,必要时用镇静药。迅速建立静脉通道,遵医嘱尽早准确给药,用药过程中严密监测血压,尤其是使用硝普钠和硝酸甘油时,严格控制滴速,密切观察药物不良反应。

（三）心理照护

了解患者的性格特点,指导其学会自我调节,使用心理调适、音乐疗法、想象疗法、缓慢呼吸等放松疗法,以减轻患者心理压力,保持健康的心理状态。当患者出现情绪变化时,主动安慰,消除顾虑,稳定情绪。

【预防指导】

（一）疾病知识指导

向患者及照护者介绍高血压和高血压急症的相关知识,使其了解高血压的危害性,控制血压的重要性和终身治疗的必要性,并树立对待疾病的正确观念。指导患者调整心态,学会自我心理调节,避免情绪激动,以免诱发血压增高。

（二）康复指导

定期运动可增加能量消耗,控制体重,降低血压等。指导患者依据年龄、个人兴趣和血压水平选择合适的运动方式,合理安排运动量。每周运动3～5次,每次30分钟,选择步行、慢跑、游泳、太极拳等中等强度的有氧运动。运动中出现头晕、心悸、气短等症状时就地休息,避免竞技运动和力量运动,如球类比赛、举重、俯卧撑等。

（三）生活指导

指导患者均衡膳食、控制体重、戒烟限酒、适当运动、保持心态平和,以维持正常血压,减少并发症的出现。

（四）用药指导

强调长期药物治疗的重要性,用降压药物使血压降至理想水平后,继续服用维持量,以保持血压相对稳定。告知患者降压药物的名称、剂量、用法、作用及不良反应。嘱患者必须遵医嘱服药,不可擅自增减药量。避免夜间服药,以免发生脑血栓。

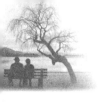

（五）病情观察指导

教会患者和照护者正确的家庭血压监测方法,指导患者定期随访,以便有效监控血压。经治疗后血压达到控制目标者,每 3 个月随访 1 次;血压未达到控制目标者,2～4 周随访 1 次;若出现血压异常波动或有症状时,及时就诊。

第四章

消化系统常见疾病的预防与照护

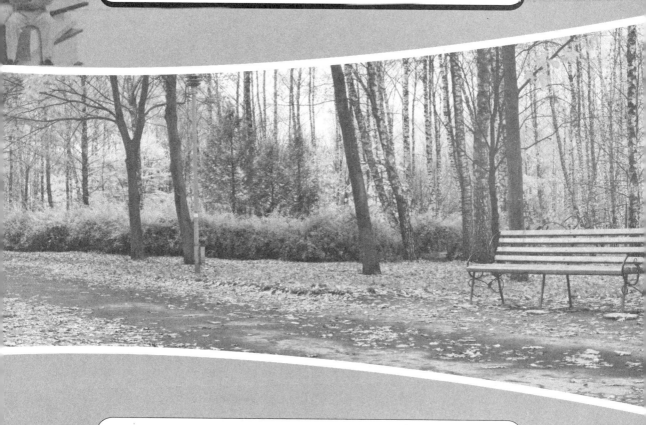

◆ 第一节　消化系统疾病患者常见症状体征的照护

◆ 第二节　胃食管反流病的预防与照护

◆ 第三节　慢性胃炎的预防与照护

◆ 第四节　消化性溃疡的预防与照护

◆ 第五节　胃癌的预防与照护

◆ 第六节　肝硬化的预防与照护

◆ 第七节　胆石症的预防与照护

第一节　消化系统疾病患者常见症状体征的照护

【学习目标】

识记　能正确陈述腹痛、腹胀、腹泻、便秘、呕血与黑便的概念及常见病因。

理解　能正确阐述腹痛、腹胀、腹泻、便秘、呕血与黑便的临床表现。

运用　能运用本节知识,对腹痛、腹胀、腹泻、便秘、呕血与黑便患者采取合适的照护措施。

一、腹痛

腹痛是一种不愉快的情感体验和主观感觉,与腹部的组织损伤或炎症刺激相关,以腹部脏器疾病多见。此外,某些全身性疾病、部分腹腔外疾病(如急性心肌梗死)和泌尿生殖系统疾病也可导致腹痛。

【病因】

按病程长短及起病急缓,腹痛分为急性腹痛与慢性腹痛。腹腔脏器的急性炎症、扭转或破裂,空腔脏器的梗阻或扩张,腹腔内血管的阻塞等均可引起急性腹痛;而腹腔脏器的慢性炎症、腹腔脏器包膜的张力增加、消化性溃疡、胃肠神经功能紊乱、肿瘤压迫及浸润等多引起慢性腹痛。

【临床表现】

腹痛表现为持续性或阵发性的绞痛、钻痛、刀割样痛、灼痛、钝痛或隐痛等。疼痛的性质、程度和部位常与疾病本身相关。例如:胃、十二指肠疾病常引起中上腹部不适、隐痛或灼痛;小肠疾病引起脐周疼痛,且常合并腹胀;大肠病变多引起腹部一侧或双侧疼痛;急性胰腺炎导致的腹痛多表现为向腰背部呈带状放射的上腹部持续性钝痛或绞痛;急性腹膜炎多引起腹肌紧张,表现为压痛与反跳痛,弥漫全腹。

【照护措施】

(一)生活照护

1. 休息　急性腹痛且程度剧烈者应卧床休息,取以减轻疼痛的体位,目的在于减少患者的体力消耗,缓解其疲劳感。

2. 饮食　疼痛严重,伴有恶心、呕吐者暂时禁食,待疼痛缓解后可以少量流质饮食,若无不适,逐步过渡至半流质饮食及普食,饮食宜清淡易消化。疼痛较轻者,也需清淡饮食,并避免生冷、刺激性食物。

3. 安全　烦躁不安者,采取防护措施。例如,使用床档,以防止坠床等意外的发生。

(二)医疗照护

1. 腹痛的观察　密切监测患者的生命体征,同时观察并记录腹痛的特点,包括疼痛的部位、性质及程度,持续的时间,发作的频率等。若突然出现疼痛性质改变或程度加重,且经处理后不能减轻,需警惕是否出现了并发症(如弥漫性腹膜炎、胃穿孔、肠管坏死等)。此外,还需注意观察止痛治疗的效果。

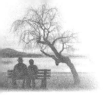

2. 非药物止痛　非药物止痛在一定程度上可以缓减患者紧张、焦虑的情绪，提高其疼痛阈值和对疼痛的控制感，是慢性疼痛的主要处理方法，具体有以下 3 种方法。

（1）局部热疗法（急腹症除外）：可以解除局部肌肉痉挛，从而达到止痛的效果，常采用热水袋对疼痛部位热敷。

（2）针灸止痛：根据疾病类型及腹痛的临床特点，选择适宜的穴位，如针刺足三里、中脘、关元等穴位。

（3）行为疗法：如音乐疗法、正念冥想训练、深呼吸等。

3. 用药照护　当非药物止痛效果不佳时选择药物镇痛，但对未确诊、疼痛剧烈的急性腹痛患者在确诊前不可随意用药，以免因症状掩盖而延误诊治。用药后的患者，应观察用药后镇痛效果及不良反应等。

（三）心理照护

腹痛时，患者常由于疼痛，易产生紧张、焦虑、烦躁等情绪。照护者应注意观察患者的情绪变化，给予安抚，同时教会患者分散疼痛注意力的方法，如松弛技巧、自我暗示、呼吸控制法等。

二、腹胀

腹胀是一种由胃肠道积气或积食、胃肠功能紊乱、胃肠道梗阻、腹水、腹腔内肿物等原因导致的腹部胀满、膨隆的不适感。腹胀感在胃肠道积气量超过气体被排出和吸收的量时出现，大量气体聚集时还合并有厌食、恶心、呕吐等症状。当腹水量超过 1000 mL 时，也可出现腹胀。

【病因】

（一）胃部疾病

胃部疾病多见于慢性胃炎、消化性溃疡、幽门梗阻、胃癌等。

（二）肠道疾病

肠道疾病多见于急、慢性肠道感染，急、慢性肠梗阻，各种原因导致的便秘等。

（三）肝胆疾病

肝胆疾病多见于急、慢性肝炎（尤其是重型肝炎），肝硬化，肝癌，急、慢性胆囊炎，胆石症，胆道梗阻，等等。

（四）胰腺疾病

胰腺疾病如急、慢性胰腺炎，胰腺癌，等等。

（五）腹膜疾病

腹膜疾病如急性化脓性腹膜炎、结核性腹膜炎、原发性腹膜癌等。

（六）急性感染性疾病

急性感染性疾病如休克型肺炎、伤寒及败血症等。

（七）心血管疾病

心血管疾病如急、慢性心力衰竭，尤其是右心衰竭，可导致腹胀的发生。

（八）其他病因

某些泌尿系统疾病（如慢性肾功能不全）、电解质及酸碱代谢紊乱、结缔组织疾病、血液系统疾病、中枢神经或脊髓病变及各种原因所致的胸腔积液与腹水等均可引起腹胀。

【临床表现】

一般来说腹胀均有腹部膨隆。胃或横结肠积气所致的腹胀往往局限于上腹部膨隆；小肠积气所致腹胀可局限于中腹部膨隆，也可为全腹部膨隆；结肠积气所致腹胀可局限于下腹部或左下腹部膨隆。

【照护措施】

（一）生活照护

1. 活动　建议患者饭后进行适当活动，以促进肠蠕动，缓解腹胀。休息时，采取半坐卧位，以缓解腹部压力。

2. 饮食　少量多餐。消化不良时应合理控制饮食，保持排便通畅。宜食用高纤维素等促进肠蠕动的食物，如水果、蔬菜等；限制食用洋葱、牛奶、豆类等易产气的食品；同时避免食用干果、坚果等易引起便秘的食品。严重腹胀时，应禁食并留置胃管，进行间歇性胃肠减压以改善腹胀。

（二）医疗照护

1. 病情观察　观察并记录患者腹胀的特点，包括腹胀的程度、持续时间及伴随症状。同时了解患者的排便、排气情况。

2. 对症照护　轻症患者可暂不处理，协助患者采取舒适体位或者使用薄荷油进行腹部按摩；腹胀严重者可采用肛管排气法等，加速气体的排出，以减轻腹胀。

3. 用药照护　胃肠动力功能减退者采用胃肠促动力药（如多潘立酮、莫沙必利、替加色罗等）治疗。酶制剂可以促进内源性酶活力，促使未完全分解消化的食物残渣进一步消化，有效减轻腹胀症状。益生元、益生菌能改善肠道内的微生态环境，减少微生物等产气，从而减轻症状。

（三）心理照护

鼓励患者表达自身感受，对患者的焦虑情绪表示理解，创造安静、舒适的环境，有针对性的疏导其负面情绪，缓解其紧张心情。

三、腹泻

腹泻指排便次数较平常增加，粪便稀薄或含有未消化的食物、黏液、脓血及其他病理性内容物。腹泻可分为急性腹泻与慢性腹泻，前者是指腹泻呈急性发病，病程不足 2 个月；后者是指腹泻超过 2 个月。

【病因】

（一）急性腹泻

（1）肠道疾病：肠道感染为腹泻最常见的病因，包括细菌、病毒、原虫、真菌等引起的感染。某些非感染性疾病也可引起腹泻，如急性出血性坏死性肠炎、溃疡性结肠炎、消化不良等。

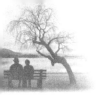

（2）急性中毒：如进食毒蕈、河豚、较大的鱼胆等中毒，以及磷、砷、汞及酒精等化学物质中毒。

（3）药物不良反应：如服用红霉素、新霉素、山梨醇、甘露醇、普萘洛尔（心得安）等。

（二）慢性腹泻

（1）肠道感染：肠道感染是引起慢性腹泻最常见的病因，包括慢性细菌性痢疾、肠结核、慢性阿米巴痢疾等。

（2）肠道非特异性炎症或非感染性炎症：如溃疡性结肠炎、克罗恩病、吸收不良综合征等。

（3）内分泌疾病：多种内分泌疾病都伴有腹泻的症状，如甲状腺功能亢进症、糖尿病等。

（4）胃、胰及肝、胆源性疾病：如胃泌素瘤、慢性胰腺炎、门静脉高压症等。

【临床表现】

（一）胃肠道症状

直肠或乙状结肠病变者，每次粪量不多并有里急后重感；腹痛在下腹或左下腹，排便后腹痛可减轻。小肠病变者无里急后重感，疼痛多在脐周，排便后疼痛多不缓解。

（二）腹泻次数及粪便性状

急性腹泻者每天排便可达10次以上，粪便多稀薄；慢性腹泻者每日排便次数增多，或腹泻与便秘交替发生。细菌感染（如细菌性痢疾）表现为粪便常带血及脓液；阿米巴痢疾表现为溏稀或果酱样粪便；食物中毒常表现为稀薄水样便。

（三）伴随症状

（1）发热：发热症状常见于急性细菌性痢疾、伤寒或副伤寒、结肠癌、克罗恩病、败血症、病毒性肠炎等。

（2）消瘦：消瘦症状多见于消化系统恶性肿瘤及吸收不良综合征。

（3）皮疹或皮下出血：皮疹或皮下出血症状见于败血症、麻疹、过敏性紫癜等。

（4）关节痛或肿胀：关节痛或肿胀症状见于克罗恩病、溃疡性结肠炎、红斑狼疮、肠结核等。

（5）腹部包块：腹部包块多见于消化系统恶性肿瘤、肠结核、克罗恩病等。

【照护措施】

（一）生活照护

1. **休息**　严重急性腹泻者应卧床休息，可用热水袋热敷腹部，达到保暖的效果，同时缓解腹痛等症状。

2. **饮食**　急性腹泻者根据医嘱和病情，给予流质、半流质食物或禁食。患者宜食用少渣、易消化食品，避免生冷、多纤维及刺激性食物。

3. **肛周皮肤的照护**　患者排便频繁，肛周皮肤易出现损伤，指导其排便后使用温水清洁肛周，保持肛周清洁干燥，必要时涂抹凡士林或抗生素软膏保护肛周皮肤。

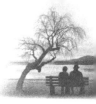

（二）医疗照护

1. 病情观察　了解患者排便情况，包括排便的次数、排便量、粪便的性状等。此外，还应关注腹泻发生时的伴随症状。

2. 用药照护　遵医嘱使用止泻药，用药期间观察患者的排便情况，腹泻控制后及时停药。应用阿托品等解痉止痛药时，应注意观察药物的不良反应，如视物模糊、心动过速等。

（三）心理照护

慢性腹泻持续时间长，患者往往担心预后，应时刻注意患者心理状况的评估与照护，鼓励患者配合治疗和检查，稳定患者情绪，帮助其树立战胜疾病的信心。

四、便秘

正常的排便形态改变，排便困难，大便干结，排便频率减少，1周内排便次数少于2～3次，称为便秘。习惯于隔几天排便1次，但未存在大便干结或排便困难，不能诊断为便秘。

【病因】

（一）功能性便秘

功能性便秘可由以下几种原因导致。

（1）肠道蠕动减少：缺乏膳食纤维、饮水量过少、进食量过少、活动量过少等导致。

（2）排便动力不足：膈肌、腹肌及盆底肌张力降低所致，如长期卧床、身体虚弱等。

（3）排便习惯受到干扰：如精神紧张、环境变化等。

（4）药物依赖：长期滥用泻药（如酚酞等），可导致患者排便反射减弱甚至消失。

（二）器质性便秘

器质性便秘由多种疾病引起，如肠梗阻、结肠痉挛及某些全身性疾病（如糖尿病、甲状腺功能减退等）。此外，某些导致排便疼痛的肛门或直肠病变患者，常因疼痛而惧怕排便，也可出现便秘。

【临床表现】

便秘主要表现为自然排便次数减少，粪便难以排出。粪块在肠道内停留过久可导致腹胀，严重者出现下腹部的疼痛；若粪块在直肠内长时间停留，可出现下坠感及排便不尽感，常伴有乙状结肠痉挛（可在左下腹扪及）。粪便干硬者，腹部触诊较硬实且紧张，有时可触及包块，肛诊可触及粪块。此外，便秘者也可出现头痛、乏力、食欲减退、消化不良等症状。

【照护措施】

（一）生活照护

1. 环境　提供隐蔽的独处环境，如屏风、围帘遮挡等。同时给予充裕的排便时间，保持心情舒畅，消除紧张情绪。

2. 体位　绝对卧床患者，使用便盆，采用坐姿或抬高床头（除特别禁忌），以

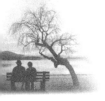

利用重力致使腹内压增加,促进排便。病情允许时,让患者在厕所内排便。

3. 活动　适当的运动,可以增强患者的胃肠动力,有效促进排便。因此,鼓励患者制订适宜的活动计划,进行适当的有氧运动,如散步、打太极拳等。指导长期卧床者进行床上运动,锻炼腹肌和盆底肌力量。

4. 饮食　多食用高纤维食物,如蔬菜、水果、粗粮、豆类等;避免辛辣刺激食物;可食用蜂蜜、香蕉等具有润肠通便作用的食物。多饮水,每日饮水量不少于2000 mL(除特殊疾病,如心力衰竭患者)。建议患者晨起或餐前饮用温开水,以刺激排便反射。

(二)医疗照护

1. 病情观察　了解患者每日或每周排便的情况,包括排便的次数、排便量、粪便的性状、排便是否费力等情况。此外,还应关注患者便秘发作的时间及加重或缓解的因素。

2. 腹部按摩　排便时结肠解剖位置自右向左环行按摩,可促使肠内容物向下移动,同时增加腹内压,达到促进排便的效果。此外,建议患者每日以肚脐为中心双手按摩腹部,要求力度适中,沿顺时针方向转圈,每次不少于 30 圈。

3. 用药照护　遵医嘱使用泻剂,老年患者选择作用缓和的泻剂;慢性便秘患者选用接触性泻剂,如蓖麻油、番泻叶、酚酞(果导)、大黄等。此外,还可使用简易通便剂,如开塞露、甘油栓等。以上方法均无效时,遵医嘱采取灌肠疗法。

(三)心理照护

精神紧张、焦虑等不良情绪可导致或加重便秘。因此,照护者应注意观察患者的情绪,引导患者保持心情愉悦。针对已经发生便秘的患者,关注其自身诉求,耐心开导患者,解除其思想负担,帮助其树立战胜疾病的信心。

五、呕血与黑便

呕血是指上消化道出血,血液经口腔呕出的现象。黑便是指上消化道出血,部分血液经肠道排出时,血红蛋白与硫化物结合形成黑色的硫化亚铁,而致使粪便色黑。呕血和黑便不一定同时存在,一般来说,幽门以上部位出血者两种情况同时存在;幽门以下出血者仅出现黑便。但幽门以上病变者若出血量少且速度慢,也可仅表现为黑便;而幽门以下病变者若出血量大且速度快,也可出现呕血,主要是血液反流进入胃部,引起呕吐而致。

【病因】

上消化道疾病常导致上消化道出血,如消化性溃疡、食管-胃底静脉曲张、胃癌等。其中,消化性溃疡所致的出血最多见,其次为食管-胃底静脉曲张破裂出血。其他疾病也可引起呕血和黑便,如急性重型肝炎、肝衰竭、血液及造血系统疾病(白血病、血小板减少性紫癜、再生障碍性贫血等)、系统性红斑狼疮、流行性出血热、钩端螺旋体病等。

【临床表现】

出血的部位、量、速度不同,临床表现也不尽相同。量大且速度快者,呕血与黑便同时出现。量小且速度缓慢,仅出现黑便。通常呕血时,胃内潴留血量已达

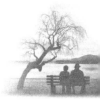

250~300 mL;仅出现黑便时,出血量为 50~70 mL/d;此外,出血量超过 5 mL/d 时,即可表现为大便隐血试验呈阳性。呕血者常在呕吐出血性胃内容物前表现为上腹部不适或恶心,随后可排出暗红色血便,待出血量减少后转为黑便。

呕血的颜色与性状取决于出血的量和速度。出血的量大且速度快者,呕血呈鲜红色或血块;若血液在胃里停留过久,则呕血呈棕褐色咖啡渣样。黑便的颜色与性状除与出血量相关,还与肠蠕动快慢相关,出血量大或肠蠕动快时,粪便为暗红色或紫红色稀便;反之,则为较稠厚的黑便。

【照护措施】

(一)生活照护

1. 体位　大出血者,应平卧位且略抬高下肢。呕吐时,为防止窒息或误吸,将头偏向一侧。

2. 休息与活动　急性大出血时,患者绝对卧床休息,取舒适体位,注意保暖。少量出血者以卧床休息为主,待病情稳定后,可逐渐增加活动量。病情较轻者,可下床活动。

3. 饮食　患者急性大出血时,禁食;出血量少且无呕吐时,进食清淡、温凉流质食物;出血停止后,由易消化、无刺激、营养丰富的半流质食物或软食逐步过渡到普食,要求少量多餐。

(二)医疗照护

1. 病情观察　监测患者意识状态和生命体征,观察其呕吐物及粪便的量、颜色和性质,同时应注意其皮肤和甲床色泽、肢体温度及周围静脉充盈情况。此外,记录患者 24 小时出入量,尿量>30 mL/h。

2. 内镜止血的照护　术前 8 小时禁食,并向患者解释操作的目的、方法、注意事项。术后 24 小时禁食,遵医嘱静脉补充营养,然后流质饮食,逐渐过渡到普食。术后应严密观察患者病情,定时监测生命体征,观察呕血与黑便的表现。

3. 用药照护　血管升压素为最常用的药物,但容易引起腹痛、血压升高、心律失常等不良反应,故应严密观察药物不良反应。对老年患者,药物输注速度应缓慢,避免因输液过快引起急性肺水肿。冠心病患者忌用血管升压素。

4. 并发症预防与照护　有活动性出血时,应指导患者坐起或站起时动作缓慢,以免发生晕厥;若患者出现心慌、头晕等时,应告知医护人员,并要求其卧床休息。

(三)心理照护

照护过程中多关心和安慰患者,向其解释情绪平静有利于止血。出现呕血或黑便时,及时清除血迹及污物,减少不良刺激。此外,要耐心听取患者的提问并及时给予解答。

第二节　胃食管反流病的预防与照护

【学习目标】

识记　能正确陈述胃食管反流病的临床表现。

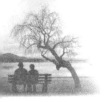

老年常见病的预防与照护

理解　能正确阐明胃食管反流病的治疗要点。

运用　能运用本节知识,对胃食管反流病患者采取适宜的照护措施和预防指导措施。

【案例导入与思考】

李某,男性,68岁。因"反复反酸、胃灼热(烧心)3年"就诊。患者自述3年前出现反酸,多于餐后约1小时出现,弯腰时亦有出现,伴有胃灼热感,无呕吐,间断有胸骨后疼痛,曾在外院行心电图及胃镜检查后给予"雷尼替丁、奥美拉唑、阿莫西林"等治疗(具体经过不详),疗效欠佳,反复发作。现患者为进一步诊治,遂来我院,门诊以"胃食管反流病"收住入院。

入院查体:T 37.3℃,P 76次/分,R 19次/分,BP 117/71 mmHg,W 57 kg。患者精神较差,查体欠合作。吸烟30余年,平均20支/日,1年前戒烟;嚼食槟榔>20颗/日,不饮酒;否认糖尿病、高血压、心脏病等慢性病史。入院后积极完善各项检查,给予对症治疗。

请思考:

1. 胃食管反流病的临床表现有哪些?

2. 如何对该患者进行照护?

胃、十二指肠内容物反流进入食管引起胃灼热等不适症状和(或)并发症的疾病称为胃食管反流病,其可导致反流性食管炎及食管邻近的组织损害。根据食管黏膜是否糜烂、溃疡分为非糜烂性反流病和反流性食管炎。本病在西方国家较常见,欧美国家的患病率约为10%~20%,患病率男女无差异,随年龄增长而增加。

【病因】

胃食管反流病由多种因素造成,以食管下括约肌功能障碍为主,主要是抗反流防御机制减弱和反流物对食管黏膜攻击作用共同导致。

(一)食管抗反流防御机制减弱

(1)抗反流屏障功能减弱。抗反流屏障包括食管下括约肌、膈肌脚、膈食管韧带、食管与胃底间的锐角(His角)等食管和胃交界的解剖结构。其各部分结构及功能缺陷均可引起胃食管反流。

(2)食管清除作用降低。胃反流物正常情况下由食管蠕动和唾液中和清除,当食管蠕动和唾液产生出现异常时可导致胃食管反流病。

(3)食管黏膜屏障作用下降。食管上皮屏障和后上皮屏障具有保护食管黏膜不受反流物损伤的作用。任何导致其作用下降的因素,如长期吸烟、饮酒以及抑郁等,均可导致食管黏膜不能抵御反流物的损害。

(二)反流物对食管黏膜的攻击作用

由于抗反流防御机制减弱,反流物(以胃酸与胃蛋白酶为主)长期反复刺激并损害食管黏膜。其严重程度与反流物的质和量及接触的时间、部位有关。

【临床表现】

胃食管反流病的临床表现轻重不一,主要为:

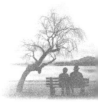

（一）食管症状

（1）典型症状。典型症状包括具有特征性的胃灼热和反流。常在餐后1小时出现，卧位、弯腰或腹压增高时症状加重，部分患者的症状于夜间入睡后产生。

（2）非典型症状。非典型症状包括胸痛和吞咽困难。胸痛常发生于胸骨后，可放射到颈部、胸部、肩部、后背、耳后，严重时出现剧烈刺痛，主要是因为反流物刺激食管所致。部分患者出现呈间歇性发作的吞咽困难，主要与食管痉挛或功能紊乱有关。食管狭窄者常存在呈持续性或进行性加重的吞咽困难。严重食管炎或有食管溃疡者，可存在吞咽疼痛。

（二）食管外症状

食管外症状主要是指食管以外的组织或器官受反流物的刺激或损伤而引起症状。某些患者存在癔球症，即患者自觉咽部存在棉团感、异物感或堵塞感等不适，但吞咽功能正常。病因不明或久治不愈的慢性咳嗽、咽喉炎和哮喘患者，可能并发胃食管反流病，其中部分患者可有胃灼热和反流的症状，但有部分患者主要表现仍为慢性咳嗽、咽喉炎或哮喘的症状。病情严重时出现吸入性肺炎，甚至肺间质纤维化。

（三）并发症

（1）上消化道出血。上消化道出血主要由食管黏膜糜烂的溃疡导致，存在呕血和（或）黑便的症状。同时，患者出现不同程度的缺铁性贫血。

（2）食管狭窄。食管狭窄由食管纤维组织增生所致，主要为瘢痕狭窄。

（3）巴雷特食管。巴雷特食管即内镜下呈现橘红色的食管黏膜，以舌形、环形或岛状分布。

【辅助检查】

（一）内镜检查

内镜检查能判断疾病的严重程度和并发症情况，结合活组织检查可鉴别其他食管病变，是胃食管反流病最准确的诊断方法。

（二）24小时食管pH监测

在生理状态下使用便携式pH记录仪对患者进行连续监测，是诊断胃食管反流病的重要检查方法，可了解胃酸反流的程度，分析症状发生与其之间的关系。

（三）食管吞钡X线检查

食管吞钡X线检查诊断敏感性不高，仅对不能耐受或不愿接受内镜检查者采用，可以排除其他食管疾病。

（四）食管滴酸试验

食管滴酸试验结果阳性者表现为在滴酸最初的15分钟内出现胸骨后疼痛或胃灼热。

（五）食管测压

食管测压可测定食管下括约肌的相关数据，如长度、松弛压等。

【治疗要点】

治疗目的为通过控制症状，治愈食管炎，减少疾病的复发和并发症的发生。

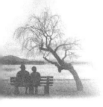

(一) 药物治疗

1. 促胃肠动力药 改善食管蠕动功能,促进胃排空,有效地减少胃内容物食管反流。常用药物包括莫沙必利、伊托必利、多潘立酮等。这类药物一般只适用于轻症患者,或作为辅助治疗与抑酸药联合使用。

2. 抑酸药 胃食管反流病的主要治疗措施是抑酸治疗,常见药物如下:

(1) H_2受体拮抗剂:轻、中症患者适用,能有效减少 24 小时胃酸分泌,但不能抑制进食刺激所致的胃酸分泌。常用药物包括法莫替丁、雷尼替丁、西咪替丁等。

(2) 质子泵抑制剂:抑酸作用强,有重症且有严重食管炎者适用。常用药包括奥美拉唑、泮托拉唑和兰索拉唑等。

3. 抗酸药 抗酸药适用于症状轻、间歇发作的患者,主要作用为缓解症状。常用药物包括铝酸碳镁、氢氧化铝等。

4. 注意药物之间的相互作用 胃食管反流病合并心血管疾病的老年患者,因服用钙通道阻滞剂或硝酸甘油制剂导致反流症状加重;胃食管反流病合并支气管哮喘可使哮喘症状加重。因此,加强抗反流治疗的同时应避免使用多巴胺受体激动剂和茶碱。

(二) 维持治疗

该病易出现慢性复发,需给予 H_2受体拮抗剂或质子泵抑制剂维持治疗。药物剂量因患者病情而异,以患者无症状时的最低剂量为宜。有长期维持治疗和按需维持治疗 2 种方式:长期维持治疗,主要针对食管炎并发症或停药后很快复发且症状持续者;按需维持治疗(有症状时用药,症状消失时停药),主要针对无食管炎者。

(三) 抗反流手术治疗

抗反流手术治疗疗效等同于质子泵抑制剂治疗,可以有效阻止胃内容物反流进入食管,但有出现术后并发症的风险。常用于质子泵抑制剂疗效欠佳者、需要长疗程大剂量维持治疗者、由反流导致严重呼吸道并发症者。

(四) 并发症的治疗

(1) 食管狭窄。食管狭窄者主要采用内镜下食管扩张术进行治疗,严重瘢痕性狭窄者则需手术切除。

(2) 巴雷特食管。巴雷特食管者主要治疗手段为长疗程维持治疗,选用的药物为质子泵抑制剂。

【照护措施】

(一) 生活照护

1. 环境 休息环境要求安全舒适,并保持安静,对感觉过敏者尽量避免不必要的刺激。床单位保持干燥、平整、无渣屑。

2. 饮食 饭后避免剧烈运动和平卧休息。睡前 2 小时禁食,睡眠时抬高床头。鼓励患者制订饮食计划,以高蛋白、低脂肪、无刺激、易消化食物为主,少食多餐。同时,督促患者戒烟禁酒。

(二) 医疗照护

1. 病情观察 及时观察患者的临床表现及并发症,如胃灼热和反流的程

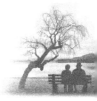

度、持续时间及伴随症状等,发现异常情况随时处理。

2. 避免诱发因素　避免肥胖、便秘等引起腹内压增高,同时限制使用导致胃排空延迟的药物及降低食管下括约肌压力的药物,如茶碱类、激素、钙通道阻滞剂、抗胆碱能药物、地西泮等。

3. 减轻疼痛　教会患者腹式呼吸,降低胸部压力。同时,引导患者保持情绪稳定,避免不良刺激并减轻其心理压力。

4. 用药照护　遵医嘱使用促进胃肠动力药和抑酸药,不随意停药,同时注意观察药效及不良反应。H_2受体拮抗剂应在餐中或餐后即刻服用;抗酸药应在饭后 1 小时或睡前服用,且避免与奶制品同时服用;H_2受体拮抗剂与抗酸药同服时,间隔全少 1 小时。此外,应慎用使食管下括约肌压力降低和胃排空延迟的药物(如硝酸甘油等)。

（三）心理照护

帮助患者提高自身心理素质,减少紧张、焦虑等不良情绪对患者的不良刺激,减轻其心理压力,教会患者深呼吸、阅读等放松及分散注意力的技巧,使其保持情绪稳定。同时,帮助患者树立信心,使其能积极主动地配合治疗。

【预防指导】

（一）疾病知识指导

向患者普及疾病相关知识,纠正不良生活习惯,避免各种导致食管下括约肌压力降低的因素,如高脂肪食物的摄入、重体力劳动等。

（二）生活指导

指导患者避免引起腹压增高的因素,如便秘、紧束腰带等。患者饮食应规律,少食多餐,养成良好的饮食习惯,避免食用巧克力、高脂肪等降低食管下括约肌压力的食物;指导患者进食后不立即平卧,睡前 2 小时内不进食。同时,为减少夜间反流,睡眠时可抬高床头。

（三）用药指导

严格按医嘱服药,不擅自增减剂量及停药,若需调整药物剂量应在医生指导下进行。

（四）病情观察指导

指导患者若出现不适症状加重,如吞咽困难加重、出现呕血和(或)黑便,应及时就诊。

第三节　慢性胃炎的预防与照护

【学习目标】

识记　能正确说出慢性胃炎的临床表现。

理解　能正确阐述慢性胃炎患者的治疗要点。

运用　能运用本节知识,对慢性胃炎患者采取适宜的照护和预防指导措施。

【案例导入与思考】

尤某,男,66 岁,因"反复上腹部胀痛、嗳气、反酸、嗝逆、恶心 5 年,加重 1

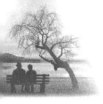

周"就诊。患者5年前饮酒后出现上腹部疼痛、恶心、反酸,自服药物(具体不详)后症状好转,此后病情反复发作,多与饮酒、进食辛辣等刺激性食物及受凉有关,1周前再次饮酒后上腹部疼痛加重,以胀痛为主,伴恶心、反酸、嗝逆、嗳气、食欲不振,无腹泻,无便血。遂来我院就诊,门诊以"胃炎"收入住院。

入院查体:T 36.5℃,P 72次/分,R 15次/分,BP 128/78 mmHg,W 59 kg。患者自发病以来,饮食、睡眠尚可,大小便正常,近期体重维持较好。专科检查:腹软,上腹部正中轻压痛,无反跳痛及肌紧张,麦氏点无压痛,莫氏征阴性,肝脾未触及,肠鸣音正常,移动性浊音阴性,双下肢无水肿。胃镜检查:胃小弯黏膜粗糙不平,可见点状红斑,黏膜水肿,局部有渗出。幽门螺杆菌检测阳性。暂给予对症治疗。

请思考:

1. 该患者疾病的治疗要点有哪些?

2. 如何指导该患者的饮食?

慢性胃炎是指各种病因引起的胃黏膜呈非糜烂的慢性炎症。慢性胃炎的分类方法众多,如基于内镜和病例诊断将慢性胃炎分为萎缩性胃炎和非萎缩性胃炎两大类。

【病因】

(一)幽门螺杆菌感染

幽门螺杆菌感染是慢性胃炎最主要的病因,可以在胃内黏液层自由活动,导致胃黏膜及上皮细胞膜损害。

(二)饮食因素

慢性胃炎的发生与高盐饮食和膳食中缺乏新鲜蔬果密切相关,以及一些损伤胃黏膜的不良饮食习惯也会导致该病,如:食物过冷、过热或过于粗糙,长期饮咖啡、浓茶、烈酒等。

(三)自身免疫

壁细胞损伤能刺激免疫系统进一步破坏壁细胞,从而导致胃酸分泌减少甚至缺失。

(四)其他因素

大量服用某些可以破坏胃黏膜的药物也可导致慢性胃炎,如非甾体抗炎药。

【临床表现】

患者通常无明显不适,大多数无任何症状,部分表现为非特异性的消化不良症状,如胃脘饱胀或隐痛、反酸、嗳气、食欲不振、食后饱胀或疼痛加重等。部分患者体检时存在上腹部轻压痛。患者合并胆汁反流,表现为进餐后严重的上腹部不适或疼痛,持续时间较长。萎缩性胃炎以上腹部烧灼样疼痛为主要表现,严重时出现舌炎、缺铁性贫血、腹泻和消瘦等症状。

【辅助检查】

(一)胃镜及胃黏膜活组织检查

此检查方法可直接观察胃黏膜是否损害,是最可靠的诊断方法。

（二）幽门螺杆菌检测

幽门螺杆菌检测分为侵入性方法和非侵入性方法。侵入性方法包括组织学检查、快速尿素酶测定等；非侵入性方法主要指尿素呼气试验。

（三）血清学检查

血清学检查主要检查抗胃壁细胞抗体、抗内因子抗体和促胃液素等。

【治疗要点】

（一）根除幽门螺杆菌

根除幽门螺杆菌最常用的是一种胶体铋剂或一种质子泵抑制剂加上两种抗菌药物的治疗方案。阿莫西林、克拉霉素、甲硝唑等抗生素可以杀灭幽门螺杆菌，血质子泵抑制剂（如奥美拉唑）及胶体果胶铋也有抑制幽门螺杆菌的作用。因此，临床最常用的是以克拉霉素、甲硝唑（阿莫西林）联合质子泵抑制剂的三联疗法，该方案对幽门螺杆菌的根除率最高。

（二）对症治疗

胃酸过多者使用法莫替丁、丙谷胺、奥美拉唑或硫糖铝片；胃酸偏低及胃酸缺乏者，需服用胃蛋白酶合剂、1%稀盐酸等；明显胃痛者，给予普鲁苯辛、颠茄合剂等解痉剂；胃动力代谢障碍者，给予多潘立酮缓解。

（三）胃黏膜异型增生的治疗

常用诱生型非特异性环氧合酶抑制剂，如塞来昔布。轻度增生者，还需定期随访。对局灶中、重度不典型增生，且无淋巴结转移者，若药物不能逆转，则选择胃镜下行黏膜下剥离术预防性治疗，同时定期随访。

【照护措施】

（一）生活照护

1. 环境　室内保持安静、整洁，定时通风，确保室内适宜的温度、湿度，给患者营造良好的休息环境，避免因环境因素加重病情。

2. 饮食　呕血或剧烈呕吐时，应禁食；急性期给予半流质温凉食物；恢复期，可摄入高热量、高蛋白、高维生素、易消化的食物。少量多餐，细嚼慢咽，进餐后不要立即进行重体力活动。

3. 休息　急性期，卧床休息，缓解疼痛。恢复期，可进行适当的锻炼，保证生活规律，不宜过于劳累。

（二）医疗照护

1. 病情观察　观察患者是否存在不适症状，如有无疼痛、呕吐、便血或贫血等症状。对于消化不良的慢性胃炎患者，应密切观察患者每天进食的种类及进食量，并详细记录患者的体重变化，以便观测患者身体的营养指标。此外，应密切监测患者的生命体征，及时发现患者的病情变化。

2. 对症照护　腹痛时，采用针灸法或热敷法缓解疼痛。

3. 用药照护　指导患者合理用药，餐前半小时服用胶体铋剂，餐后半小时服用甲硝唑。同时，注意观察药物的疗效及副作用。

（三）心理照护

慢性胃炎容易反复且病程多迁延，因此，要时常关注患者的病情及心理变

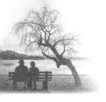

化,及时进行心理疏导,减轻其心理压力。指导患者掌握疾病相关知识,了解病情,树立治疗疾病的信心。

【预防指导】

(一)疾病知识指导

指导患者了解疾病的原因、临床表现、治疗及照护措施,帮助患者认识疾病的诱发因素,如长期食用富含亚硝酸盐的食物、长期大量饮酒等,并督促其远离诱发因素。

(二)生活指导

指导患者加强饮食营养和卫生,避免进食刺激性食物,督促其戒酒,并逐渐形成规律的饮食习惯。

(三)用药指导

遵医嘱用药,掌握各类药物的服用时间,注意观察药物的疗效及副作用。同时,避免服用刺激胃黏膜的药物。

(四)病情观察指导

监测体重、血清白蛋白、血红蛋白浓度等营养指标的变化。严密观察病情变化,如有反复发作溃疡、出血或多发性息肉者,警惕胃炎恶变。督促患者必须定期到医院检查,若病情恶化及早治疗。

第四节　消化性溃疡的预防与照护

【学习目标】

识记　能正确陈述消化性溃疡的概念、病因。

理解　能正确区分胃溃疡与十二指肠溃疡的临床表现,并举例说明其治疗要点。

运用　能运用本节知识,对消化性溃疡患者采取合理的照护措施。

【案例导入与思考】

马某,男,71 岁,因"间断上腹痛 2 年,加重伴黑便、呕吐 5 天"就诊。患者自诉 1 个月前无明显诱因间断出现上腹胀痛,伴胃灼热、反酸,未予特殊诊治。5 天前上述症状加重,伴黑便,伴进食后恶心、呕吐,无呕血,就诊于当地县中医院,行胃镜示胃体巨大溃疡(性质待定)伴活动性出血,胃角溃疡,反流性食管炎(轻度),病理尚未明确。现来我院寻求进一步诊治,门诊以"胃溃疡伴出血"收住入院。

入院查体:T 36.2℃,P 66 次/分,R 17 次/分,BP 114/62 mmHg,W 75 kg。自患病以来,患者精神尚可,食欲较差,睡眠尚可,小便正常,近期体重维持较好。专科查体:腹平坦,未见胃肠型及蠕动波,上腹压痛,无反跳痛,肝脾肋下未触及,墨菲征阴性,双肾区无叩击痛,肠鸣音 3 次/分,移动性浊音阴性。暂给予抑酸、保护胃黏膜、补液及支持治疗,必要时需复查胃镜,待相关结果明确后制订进一步诊疗方案。

请思考:

1. 该患者的治疗要点有哪些?

2. 如何对该患者进行饮食指导？

消化性溃疡是指胃肠道黏膜被自身消化而形成的溃疡，常发生于食管、胃、十二指肠、胃-空肠吻合口附近及含有胃黏膜的梅克尔憩室处，以胃溃疡（Gastric Ulcer，GU）和十二指肠溃疡（Duodenal Ulcer，DU）最多见，中老年人以胃溃疡多见。

【病因】

消化性溃疡主要是胃、十二指肠黏膜自身防御-修复因素和损害因素之间失衡导致的，常见的病因包括以下几种。

(一) 胃酸分泌异常

胃酸分泌异常是导致消化性溃疡形成的直接原因，当胃肠黏膜防御和修复功能受到破坏时，胃酸对胃黏膜进行自身消化，造成消化道黏膜的损害。

(二) 幽门螺杆菌感染

幽门螺杆菌感染是导致消化性溃疡发病和复发的重要因素之一，消化性溃疡患者的幽门螺杆菌检出率较普通人群高，且消化性溃疡的复发率随着幽门螺杆菌的根除明显下降。但流行病学显示，老年人消化性溃疡增多的主要原因可能并非是幽门螺杆菌感染。

(三) 非甾体抗炎药

非甾体抗炎药是导致消化性溃疡最常见的药物，其直接作用于胃、十二指肠黏膜，可导致黏膜损伤。

(四) 其他

其他导致消化性溃疡的病因有：

（1）糖皮质激素、抗肿瘤药和抗凝血物等药物都可以诱发老年人消化性溃疡，也是上消化道出血不可忽视的原因。

（2）部分消化性溃疡患者有明显的家族史，有家庭聚集的现象。

（3）某些疾病也可导致消化性溃疡的发生，如结核、巨细胞病毒或单纯疱疹病毒感染、淋巴瘤、克罗恩病、肥大细胞增多症等。

【临床表现】

典型的消化性溃疡具有明确的临床特征，即慢性过程、周期性发作、上腹痛呈节律性（与进食有关）。

(一) 症状

1. 腹痛

腹痛主要为上腹部疼痛，常反复发作，疼痛可长达数年或数十年。胃溃疡疼痛常表现于剑突下或上腹部中线偏左，十二指肠溃疡疼痛表现为剑突下偏右疼痛。疼痛性质可为胀、隐痛、灼痛或剧痛，老年患者可表现为上腹部的钝痛。疼痛呈节律性，其发生和消失与进食相关。胃溃疡疼痛规律为进食→疼痛→缓解，即疼痛常于餐后1小时内出现，1～2小时后疼痛逐渐缓解，直至下次进食后再次出现；十二指肠溃疡疼痛规律为进食→缓解→疼痛，即疼痛在餐后2～4小时发生，多为空腹痛，部分患者有午夜痛；而部分老年患者由于胃酸分泌功

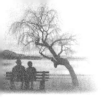

能减退,腹痛常缺乏典型的规律。

2．其他症状

除腹痛之外,还出现非特异性的胃肠道症状,如嗳气、反酸、恶心、呕吐等。疼痛不明显的老年患者可单独出现以上症状。进食受影响者出现营养不良、消瘦和贫血。

（二）体征

活动期触诊上腹部有固定而局限的轻压痛,十二指肠溃疡压痛点常偏右;缓解期常未见明显体征。老年患者的溃疡面多较大,但体征常不明显,或无任何体征。

【辅助检查】

（一）胃镜和胃黏膜活组织检查

胃镜是检查消化性溃疡的首选方法,在胃镜下可直接观察到溃疡病变的部位、大小和性质,同时对需要鉴别的诊断者,可在胃镜直视下取活组织进行病理检查。

（二）X 线钡餐检查

不愿接受胃镜检查或胃镜检查禁忌者选用该检查。X 线下溃疡的直接征象是龛影。

（三）幽门螺杆菌检测

幽门螺杆菌检测属于常规检测项目,尿素呼气试验常作为根除治疗后复查的首选方法。

（四）粪便隐血试验

病情活动期大便隐血试验呈阳性,治疗 1～2 周可转阴。

【治疗要点】

治疗以消除病因、缓解症状、愈合溃疡、防止复发和并发症的发生为目的。

（一）药物治疗

难治性溃疡和非甾体抗炎药引起的溃疡选择 H_2 受体拮抗剂和质子泵抑制剂类抑酸药。胃黏膜保护药一般作为辅助治疗,临床常用枸橼酸铋钾。非甾体抗炎药引起的溃疡使用米索前列醇进行预防。

（二）根除幽门螺杆菌治疗

凡检测出幽门螺杆菌的患者,均应予以治疗。治疗方案与慢性胃炎根除幽门螺杆菌的方案相同。

（三）非甾体抗炎药导致的溃疡的治疗

病情允许停药者需立即停药,并采用质子泵抑制剂或 H_2 受体拮抗剂治疗;若病情不允许停药者,应采用塞来昔布替换,同时采用质子泵抑制剂治疗。

（四）中医辨证论治

消化性溃疡可分为肝胃不和、脾胃虚寒、湿热中阻、胃阴不足、瘀血阻滞等证型,根据不同病情选用对症的中成药。

（五）手术治疗

手术治疗适用于急性胃穿孔、胃溃疡怀疑癌变、瘢痕性幽门梗阻、大量出血且内科治疗无效及正规治疗无效的难治性溃疡。

【照护措施】

（一）生活照护

1. 环境　保持病房安静,环境适宜。

2. 休息与活动　病情活动期或症状较重者应卧床休息,待症状缓解后可适当运动;病情稳定期或者症状较轻者可进行适当的锻炼,如散步、慢跑等。患者应保证充足的睡眠,减轻精神压力。

3. 饮食　进餐规律,每餐不宜过饱,细嚼慢咽,少吃过冷、过热、过于粗糙及具有刺激性的食物,限制浓茶、咖啡等饮料的摄入。活动期,出血量少且无呕吐者,可少量进食流质食物,每大 4~5 餐,少食多餐;大出血者,应禁食 24~48 小时,待出血停止,进食温凉流质食物。一旦症状控制,应尽快恢复正常的饮食规律。

（二）医疗照护

1. 病情观察

密切观察患者生命体征和腹部体征的变化,观察患者疼痛的性质、特点及持续时间,及时发现病情的变化。持续腹痛者,腹痛突然缓解,应警惕是否出现急性消化道大出血及胃穿孔;呕血或黑便者,应观察呕血或黑便的颜色、形状及量。

2. 口腔照护

呕血患者应及时清理口腔,保持口腔卫生,以免发生口腔溃疡。

3. 用药照护

遵医嘱按时、全疗程用药,告知患者用药注意事项,如 H_2 受体拮抗剂在餐中或餐后服用,或在睡前服用。此外,要告知患者药物不良反应,如奥美拉唑在用药初期可导致头晕。

4. 并发症预防与照护

（1）出血:密切观察患者出血征象,加强巡视。一旦发生出血,需遵医嘱给予止血药进行止血,患者立即卧床,保持低流量吸氧,严密观察其生命体征及病情变化,必要时遵医嘱输血。发生呕吐时,嘱患者头偏向一侧,加强口腔照护。同时,观察并记录呕血和便血的颜色、性状、量、持续时间及次数。

（2）胃穿孔:胃穿孔以上腹突发剧烈疼痛为主要表现,疼痛最早出现于中上腹或右上腹,后较快向全腹蔓延,呈板状腹。触诊患者可发现腹壁僵硬,存在压痛及反跳痛,严重者可出现休克。发生胃穿孔时应及时报告医生,详细记录患者的临床表现,迅速进行生化检查,及早实施手术治疗。

（3）幽门梗阻:以胃潴留为典型表现,即恶心、呕吐出酸臭味宿食,上腹胀满不适,疼痛可在大量呕吐后减轻。发生梗阻后患者须禁食,并持续胃肠减压。遵医嘱给予输液,防止脱水和电解质紊乱。若症状无缓解,则需手术治疗。

（三）心理照护

患者常存在焦虑、急躁、紧张、恐惧等心理状况,而应激性精神状态不利于溃疡的恢复,故易引导患者保持良好心理状态,避免过度紧张,帮助患者和照护

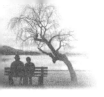

者了解疾病知识,给予患者同情、理解、关心和帮助。

【预防指导】

(一)疾病知识指导

帮助患者及照护者认识引起或加重消化性溃疡的危险因素。鼓励患者改善饮食结构和习惯,戒烟戒酒。指导患者适当锻炼,保持情绪稳定,提高自身抵抗力。

(二)生活指导

告知患者需合理休息,饮食规律,避免进食粗糙及刺激性食物,避免饮用浓茶、咖啡等对胃黏膜有刺激性的饮料,同时保持口腔卫生,防止口腔溃疡。

(三)用药指导

告知患者须按医嘱服药,不随意增减药量及停药。指导患者观察药物疗效及不良反应,慎用或勿用咖啡因、阿司匹林等易致溃疡的药物。

(四)病情观察指导

定期门诊复查。告知患者若出现上腹疼痛加剧或节律发生改变,或存在呕血、黑便时,需立即入院就医。

第五节　胃癌的预防与照护

【学习目标】

识记　能正确陈述胃癌的病因及临床表现。

理解　能正确说出胃癌的治疗要点。

运用　能运用本节知识,为胃癌患者提供合理的照护和预防指导措施。

【案例导入与思考】

李某,男,69岁,退休工人。因"乏力半月、体重减轻"就诊。患者自诉有"慢性萎缩性胃炎"病史5年,于入院前4个月无明显诱因出现上腹饱胀不适,餐后加重。现为进一步诊治,遂来我院就诊,胃镜示胃窦部有3 cm×4 cm×3 cm肿块,侵及浆膜,胃黏膜病理示"胃窦部低分化腺癌"。

入院查体:T 36.2℃,P 65次/分,R 17次/分,BP 118/79 mmHg,体重61 kg。专科检查:腹平坦,无明显压痛、反跳痛,肝脾肋下未触及,未见胃肠型及胃肠蠕动波,未触及明显包块,肝肾区叩击痛(一),移动性浊音(一),肠鸣音约4次/分钟。入院后常规术前检查,3天后行腹腔镜下胃癌根治术。

请思考:

1. 如何对该患者进行饮食指导?

2. 如何对该患者进行照护?

胃黏膜上皮细胞的恶性肿瘤称为胃癌,以腺癌为主。胃癌是常见的恶性肿瘤之一,其病死率位列癌症病死率第二位,发展中国家胃癌病例占全球的2/3。女性胃癌患者的发病率和病死率均低于男性,胃癌患者男女比例约为2∶1;胃癌多发于中老年群体,高发年龄段为55～70岁。

【病因】

胃癌的病因尚未完全明确,可能由以下三类因素共同导致。

(一)环境与饮食

长期食用高盐食品(如腌制食品、咸菜等)及霉变食品可导致胃癌发生的危险性增加。此外,膳食中缺乏新鲜的蔬果也可能增加胃癌的发病率。

(二)幽门螺杆菌感染

幽门螺杆菌感染是引起胃癌发生的主要因素之一。幽门螺杆菌感染一方面造成胃黏膜损伤导致畸变致癌;另一方面,其促使亚硝酸盐向亚硝酸铵转化,从而发挥致癌作用。

(三)遗传因素

患者家族中有聚集倾向,尤其是浸润型胃癌。

【临床表现】

(一)症状

胃癌早期一般无症状,或仅表现反酸、嗳气、上腹隐痛等非特异性症状。进展期可出现上腹痛,疼痛可急可缓,刚开始仅为餐后加重的上腹饱胀不适,继而表现为隐痛不适,偶呈溃疡样节律性疼痛,但进食或服用抗酸药疼痛不能缓解。

不同部位胃癌的特殊表现:贲门癌可出现吞咽困难,与病变累及食管下端有关;贲门癌患者常存在进行性哽咽感和胸骨后疼痛;早饱感于胃壁受累时出现,表现为稍进食即感饱胀;胃癌发生在幽门附近时患者会呕吐宿食。溃疡型胃癌患者有黑便或呕血。胃癌发生转移后身体其他脏器可出现相应的症状,如骨骼转移时,全身骨骼剧痛;肝转移时,表现为黄疸、右上腹痛和(或)发热;肺转移可出现咳嗽、咯血等。

(二)体征

早期无明显体征,仅表现为上腹部深压不适或疼痛。进展期于上腹部偏右扪及坚实可移动的结节状肿块,有压痛。肝脏转移时肝大,常伴黄疸,触诊可扪及坚硬结节。腹膜转移时,可出现腹水。远处淋巴结转移时扪及质硬不活动的菲尔绍淋巴结。此外,部分患者存在伴癌综合征,主要是指皮肌炎、黑棘皮病(皮肤皱褶处有色素沉着,尤其在两腋)及反复发作的浅表性血栓静脉炎等,可在胃癌被察觉前出现。

(三)并发症

并发症以胃出血、胃穿孔、幽门梗阻多见。

【辅助检查】

(一)血常规检查

患者多存在缺铁性贫血,平均红细胞体积、平均红细胞血红蛋白量、平均红细胞血红蛋白浓度均下降。

(二)粪便隐血试验

粪便隐血试验具有辅助诊断意义,胃癌患者粪便隐血试验呈持续阳性。

(三)内镜检查

内镜检查是目前最可靠的诊断手段。可直视观察病变部位及性质,并进行

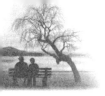

胃黏膜活组织检查。

（四）X 线钡餐检查

胃癌患者的 X 线以充盈缺损、边缘欠规则或腔内龛影和胃壁僵直失去蠕动为主要表现。

【治疗要点】

（一）手术治疗

手术治疗是唯一可能根治胃癌的治疗方法，其效果与癌症的病期、肿瘤的侵袭深度及扩散范围相关。

（二）化学治疗

化学治疗是手术治疗的辅助手段，在术前、术中及术后应用抗肿瘤药物，从而提高手术治疗效果。化学治疗亦可单独用于不能施行手术的晚期胃癌患者。常用药物有顺铂、卡铂、紫杉醇、5-氟尿嘧啶（5-FU）、卡培他滨和伊立替康等。

（三）内镜下治疗

内镜下黏膜剥离术或内镜下黏膜切除术可以治疗早期胃癌。内镜下微波凝固治疗不仅可以治疗早期胃癌，也可用于发生梗阻的进展期胃癌。

【照护措施】

（一）生活照护

1. 环境　保持环境舒适、安静和整洁。

2. 休息与活动　根据患者体质进行适当活动，伴呕血或严重贫血者绝对卧床，身体虚弱或病情处于中晚期的患者以卧床休息为主。长期卧床者，需定时翻身并按摩，条件允许时指导其进行肢体活动。

3. 饮食　能进食者，鼓励其自行进食，膳食以易消化、营养丰富的流质或半流质食物为宜。食欲差者，注意食物的色香味，保持进食环境清洁。吞咽困难者，静脉营养支持补充患者所需的营养物质。

（二）医疗照护

1. 病情观察　加强患者的病情观察，包括生命体征、腹痛等临床表现及化疗前后的表现等。

2. 对症照护　对症照护主要为疼痛的照护，可采用听音乐、深呼吸等转移注意力或松弛疗法，同时给予患者精神支持，减轻其心理压力。疼痛剧烈者，遵医嘱使用止痛剂，合理用药，防止发生药物成瘾。

3. 用药照护　依据世界卫生组织（WHO）癌症三阶梯止痛治疗原则进行合理的止痛治疗。轻度疼痛患者，选用非麻醉镇痛药物，如对乙酰氨基酚、阿司匹林等，控制较差时可酌情应用地西泮、氯丙嗪等辅助镇痛药物。疼痛加重时，使用弱麻醉类的第二阶梯镇痛药物，如布桂嗪、可待因等。中度或重度疼痛者，使用前两阶梯药物疗效差时，可使用强麻醉性镇痛药，如哌替啶、吗啡等。

4. 化疗反应的照护　严密观察化学治疗药物引起的恶心，呕吐，白细胞降低及肝、肾功能损害等一系列的反应，有不良反应及时联系医生，及早处理。

（三）心理照护

运用倾听、安慰等技巧与患者及照护者沟通，稳定患者情绪，并给予心理支

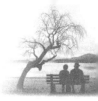

持。对于知晓自身病情的患者,可告知其疾病治疗的进展,调动其主观能动性,增强其治疗信心。对于疼痛患者,可进行治疗性会谈,同时可与医生商量酌情给予安慰剂,以达到减轻患者疼痛的目的。对胃癌晚期患者,进行临终关怀,使其平静地度过最后的时光。

【预防指导】

（一）疾病知识指导

对健康人群开展饮食指导,多摄入新鲜蔬果,避免高盐饮食和霉变食物。幽门螺杆菌感染的高危人群应遵医嘱根除幽门螺杆菌。癌前状态者,需定期检查,从而确保早诊断、早治疗。

（二）生活指导

告知患者应生活规律,确保睡眠充足,病情和体力允许时可进行适当活动。日常生活中需注意卫生,做好口腔和皮肤黏膜清洁,防止继发性感染的发生。

（三）用药指导

指导患者合理用药,尤其是镇痛药物,严格执行 WHO 癌症三阶梯止痛治疗原则。根据患者疼痛情况按阶梯给药,用药剂量根据患者情况进行调节。在可能的情况下,力争口服给药,保证按时给药,提高疼痛控制的效果。同时,密切观察患者用药后的反应,尽可能使其在获得最佳疗效的同时副反应最小。

（四）病情观察指导

嘱咐患者随时观察病情变化,按期复诊,以便治疗方案的及时调整。同时,教会患者及照护者识别早期并发症,出现异常及时就诊。

第六节 肝硬化的预防与照护

【学习目标】

识记 能正确陈述肝硬化的概念及病因。

理解 能正确区分肝硬化与其他相似疾病的临床表现,能阐述肝硬化患者的治疗要点。

运用 能运用本节知识,对肝硬化患者的病情做出正确判断,并采取适合的照护措施和预防指导。

【案例导入与思考】

牛某,男,75 岁,因"乏力、食欲减退 2 年,间断腹胀 1 年余,自觉症状加重 2 月"就诊。患者自诉有"乙型病毒性肝炎"病史 5 年,于入院前 1 年无明显诱因间断出现上腹部及背部胀痛,无恶心、乏力、纳差,偶有夜间心慌,无胸闷、气短,无发热、畏寒。现为进一步诊治来我院就诊,门诊以"肝硬化"收住入院。查腹部 CT 提示:肝脏改变,腹水,符合肝硬化表现。

入院查体:T 36.5℃,P 87 次/分,R 19 次/分,BP 129/87 mmHg,W 58 kg。肝病面容,无扑翼样震颤,神清,四肢见色素沉着,全身皮肤黏膜、巩膜黄染,前胸面颈部见数枚蜘蛛痣,双手见肝掌。患者直立时下腹部饱满,仰卧时腹部两侧膨隆呈蛙腹状,见脐疝,无腹型及胃肠蠕动波,见腹壁静脉曲张,脐周静脉呈

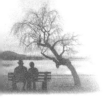

海蛇头样,剑突下轻压痛,无反跳痛,肝肋下 3cm 可触及,质硬,表面欠光滑,脾脏轻度肿大,墨菲征阴性,移动性浊音阳性,肝上界位于右侧锁骨中线第 5 肋间,肝区轻叩痛,肠鸣音 3 次/分钟。四肢轻度凹陷性水肿。暂给予抗病毒、保肝、改善微循环等对症支持治疗。

请思考:

1. 对该患者进行饮食照护应注意哪些事项?

2. 如何对该患者进行疾病相关的预防指导?

肝硬化是指慢性肝纤维组织弥漫性增生的终末期肝脏疾病,病理特征为再生结节和假小叶,由多种病因引起,可有多系统的临床表现,最主要的表现为门静脉高压及肝功能减退。我国肝硬化患者的主要病因为病毒性肝炎,国外肝硬化患者的主要病因则为酒精中毒。老年人肝硬化的病因较复杂,隐源性肝硬化占比不少,而且病程长,病情反复发作,易合并严重并发症,是老年肝病患者的主要死亡原因。

【病因】

(一)病毒性肝炎

病毒性肝炎进展为肝硬化的时间短则数月,长则数十年。最常见的为乙型肝炎病毒(Hepatitis B Virus,HBV)感染,丙型肝炎病毒(Hepatitis C Virus,HCV)感染次之,甲型肝炎病毒和戊型肝炎病毒感染很少发展成肝硬化。

(二)酒精

酒精中毒造成肝细胞损害,使肝纤维化。在我国,慢性酒精中毒导致的肝硬化约占总体的 15%,女性饮酒者较男性更易形成酒精性肝病。

(三)胆汁淤积

胆汁淤积或胆道梗阻可以导致胆汁性肝硬化,常依据胆汁淤积的原因分为原发性胆汁性肝硬化和继发性胆汁性肝硬化。

(四)循环障碍

循环障碍造成肝脏长期淤血,使肝细胞变性,形成纤维化,最终发展为肝硬化,常见的原因包括:肝静脉和(或)下腔静脉阻塞综合征,缩窄性心包炎、慢性充血性心力衰竭等心脏疾病。

(五)药物或化学毒物

中毒性肝炎主要由于长期服用损伤肝脏的药物或接触化学毒物(如四氯化碳、磷、砷等),最终可发展成肝硬化。

(六)免疫疾病

多种风湿免疫性疾病累及肝脏时可形成肝硬化,自身免疫性肝病也可导致肝硬化的发生。

(七)寄生虫感染

寄生虫感染以血吸虫和华支睾吸虫多见,长期或反复感染者,虫卵或成虫在肝脏及内、外胆管内沉积逐渐发展为肝硬化。

（八）遗传和代谢性疾病

某些遗传或先天性酶缺陷及代谢产物沉积在肝脏均可导致肝硬化的发生，如血色病、血友病、铜代谢紊乱等。

（九）营养障碍

脂肪肝可发展为肝硬化，主要的原因有膳食不均衡、消化吸收不良、糖尿病或肥胖等。

（十）原因不明

部分患者肝硬化的发生无法用以上病因进行解释，这类肝硬化称为隐源性肝硬化。

【临床表现】

肝硬化起病较隐匿，发展缓慢，可潜伏 3～5 年或更长时间，也有少数患者短期发展为肝硬化。临床上，依据肝功能情况将其临床表现分为代偿期肝硬化和失代偿期肝硬化。

（一）代偿期肝硬化

此期患者肝功能基本正常或仅有轻度的异常。患者多无症状，或存在非特异性症状，如食欲减退、乏力、腹胀不适、上腹隐痛等，其中食欲减退和乏力症状早期即出现且表现较突出。非特异性症状多间歇性呈现，可因诱发因素（如劳累、感染、精神紧张）出现，休息和适当治疗后缓解。患者的营养状况一般，常有脾脏的轻、中度肿大，不同类型的肝硬化肝脏的肿大程度不同。

（二）失代偿期肝硬化

此期患者以肝功能减退和门静脉高压为主要表现。当黄疸、腹水、低蛋白血症等出现时，表明进展至失代偿期肝硬化。

（1）乏力、体重减轻。肝功能损害导致各种代谢障碍，影响机体的正常生理功能。同时，消化、吸收功能障碍导致患者体重减轻。

（2）消化系统症状。最常见症状为食欲减退，有时伴有恶心、厌食、腹胀，进食后加重，患者对脂肪耐受性差，易腹泻。

（3）不规则低热。患者发生一般不超过 38.5℃ 的低热，与致热因子等在肝脏内的灭活降低有关。

（4）出血及贫血。患者出现牙龈出血、皮肤黏膜淤血及消化道出血，女性患者常出现月经过多。

（5）内分泌失调。患者出现雄激素减少、雌激素增多、糖皮质激素减少等内分泌失调，表现为男性乳房发育、性功能减退，女性月经失调、不育等。

（6）皮肤表现。患者有典型的肝病面容，面颈部、上肢等上腔静脉引流区域出现蜘蛛痣，有肝掌表现，即手掌大、小鱼际和指端腹侧部位皮肤发红。

（7）黄疸。黄疸常表现为巩膜、黏膜、皮肤黄染，尿液色深。

（8）腹腔积液。腹腔积液是肝硬化进入失代偿期的重要标志之一。腹腔积液由门静脉高压和肝功能减退两种原因共同造成。腹腔积液导致患者腹部膨隆、状如蛙腹，严重时可致脐疝形成。此外，大量腹腔积液造成横膈上移而运动受限，患者出现呼吸困难和心悸。

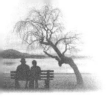

（9）脾功能亢进及脾大。脾功能亢进及脾大是较早出现的门静脉高压体征。脾大的主要原因为脾脏淤血性肿大。

（10）侧支循环建立开放。侧支循环建立开放是门静脉高压的特征性表现。门静脉持续高压，导致肝内、外血管增殖，形成肝内、外分流。门静脉与肝静脉之间形成交通支造成肝内分流；肝外分流由侧支循环造成，主要包括脾肾分流、腹壁静脉曲张、食管-胃底静脉曲张、腹膜后吻合支扩张和痔静脉扩张。

（11）并发症。可存在感染、消化性溃疡、食管-胃底静脉曲张出血、电解质和酸碱平衡紊乱、胆石症等，严重者出现肝性脑病、肝肾综合征、原发性肝癌等。

【辅助检查】

（一）血常规

失代偿期肝硬化存在不同程度的贫血；脾功能亢进时有白细胞和血小板数量减少。

（二）尿常规

失代偿期肝硬化常见管型尿、蛋白尿和血尿。有黄疸的患者胆红素和尿胆原增加。

（三）肝功能

代偿期肝硬化患者的肝功能指标基本在正常范围内或仅有轻度的异常，失代偿期肝硬化肝功能指标一般显示异常。

（四）免疫功能检查

免疫球蛋白 G 升高显著，免疫球蛋白 A、免疫球蛋白 M 也可升高；T 淋巴细胞数低；可出现非特异性自身抗体（如抗核抗体等）。

（五）腹水检查

腹水多是漏出液，腹水检查主要检查腹水的颜色、蛋白质定量和比重等。

（六）影像学检查

影像学检查包括 CT、X 线检查等。

（七）上消化道内镜检查

上消化道内镜检查可在内镜下观察食管及胃底静脉的曲张程度和范围。

（八）腹腔镜检查

腹腔镜检查可在腹腔镜下直视肝脾情况。

【治疗要点】

目前，肝硬化尚缺乏特效治疗，主要为保肝、抗感染及并发症治疗等。

（一）抗病毒治疗

乙型肝炎肝硬化者应抗病毒治疗。

（二）腹腔积液治疗

1. 限制钠水摄入　氯化钠每日摄入量＜2.0 g 为宜，24 小时入水量＜1000 mL，低钠血症者，24 小时入水量＜500 mL。

2. 利尿剂　保钾及排钾利尿剂联合使用，临床常以呋塞米和螺内酯联合应用，剂量比例约为 40 mg∶100 mg。

3. 提高血浆胶体渗透压　定期输注血浆或白蛋白。

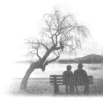

4. 难治性腹腔积液　采用大量排放腹水,同时输注白蛋白的治疗手段,也可回输浓缩后的自身腹腔积液。

(三)并发症治疗

1. 食管-胃底静脉曲张破裂出血　对已有食管-胃底静脉曲张,但尚未出血者,应预防首次出血,首选普萘洛尔。若出现中至大量出血时,多急诊内镜下止血,同时联合使用生长抑素等药物止血。此外,使用抗生素避免感染发生。严密观察病情变化,防止失血性休克的发生。活动性出血控制后,应预防再次出血,可在内镜下注射硬化剂或套扎食管曲张静脉。

2. 自发性腹膜炎　自发性腹膜炎的主要治疗手段为足量足疗程使用对肝毒性小的广谱抗生素,宜选择对肠道革兰氏阴性菌有效的抗生素,可同时输注白蛋白。

3. 肝性脑病　肝性脑病可采取以下治疗措施:① 及早识别及去除诱因,纠正患者电解质和酸碱平衡紊乱,预防和控制感染。② 改善患者的肠内微生态,减少肠内氮源性毒物的生成与吸收。③ 营养支持治疗,保证患者的热能供应,补充维生素,必要时输注白蛋白或血浆。④ 采用 L-鸟氨酸和 L-天冬氨酸,促进体内氨的代谢。⑤ 调节神经递质,减少或拮抗假性神经递质。⑥ 人工肝与肝移植。

4. 肝肾综合征　治疗肝肾综合征应积极防治诱因,可用血管活性药加输注白蛋白。

(四)门脉高压症的手术治疗

门脉高压症的手术治疗适用于食管-胃底静脉曲张破裂大出血、各种治疗无效而危及生命者,或预防再出血特别是伴有严重脾功能亢进者。

(五)肝移植

肝移植是肝硬化晚期患者的最佳治疗选择。

【照护措施】

(一)生活照护

1. 休息与体位　患者应保持睡眠充足,生活有规律。代偿期肝硬化患者体力无明显减退时,应视病情情况,适量活动,活动量以不加重疲劳感和其他症状为宜;失代偿期肝硬化患者应多卧床休息,抬高下肢,有大量腹水者采取半卧位。

2. 饮食　选择易消化的食物,以高热量、高蛋白、高维生素、低脂肪和低盐为主。水肿和腹水者限制水盐,盐的摄入量为 1.2~2.0 g/d,水的摄入量<1000 mL/d,使用排钾利尿剂者摄入含钾多的食物,如竹笋、黑木耳、薯类等。血氨升高或肝功能不全且在昏迷期的患者,应限制或禁食蛋白质,待病情好转后逐渐增加。戒烟酒,避免咖啡、浓茶等饮料的摄入。

(二)医疗照护

1. 病情观察　监测患者生命体征,定期测量体重及腹围。密切观察患者神志变化及其他临床表现,发现异常及时告知医生。此外,还需记录 24 小时出入量。

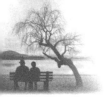

2. 腹水的照护　告知患者腹腔穿刺放腹水的操作目的、配合要点及注意事项,嘱其排空膀胱。放腹水前测量其生命体征、腹围和体重。放腹水过程中严密监测生命体征,同时观察患者反应。放腹水速度不宜过快,量不宜过多,首次一般不超过 1000 mL。放腹水后标本及时送检,用无菌敷料覆盖患者穿刺部位,同时使用腹带包扎,记录腹水的性状、颜色和量。

3. 用药照护　严格遵医嘱合理用药,坚持使用针对病因的药物,避免不必要且疗效不明确的药物,以减轻肝脏代谢负担,避免肝毒性损伤。使用利尿剂时,注意监测患者的尿量及体重减轻情况。

(三) 心理照护

肝硬化病程长,预后较差,且老年患者常合并呼吸道、心血管等疾病,抵抗力下降,常有情绪低落、烦躁表现,易对治疗丧失信心。根据患者的社会背景、性格、家庭环境和对疾病的认知程度,对其提供个体化心理支持,给予心理安慰和疏导,以增强其对治疗的信心。

【预防指导】

(一) 疾病知识指导

帮助患者和照护者认识肝硬化的病因、表现、照护措施等相关知识,正确识别本病及并发症的诱发因素,能在病情早期发现本病并能采取适当的自我照护方法。

(二) 生活指导

代偿期肝硬化患者病情允许时,可从事轻体力工作,但应避免产生疲劳;失代偿期肝硬化患者应卧床休息,视病情进行适量的活动,以不加重症状和疲劳感为宜。此外,应保证患者睡眠充足,生活规律。患者由于皮肤瘙痒或长期卧床休息,易出现皮肤破损导致继发感染。因此,需要对出现皮肤瘙痒者进行止痒。沐浴时水温不宜过高,不使用刺激性的沐浴产品,宜选择性质柔和的润肤品。

(三) 用药指导

遵医嘱用药,不随意加减药物剂量。指导患者掌握药物的相关知识,使其能正确使用药物,并识别药物的不良反应。

(四) 病情观察指导

告知患者及照护者疾病的主要表现,发生病情变化时能及早识别,及时就医。

第七节　胆石症的预防与照护

【学习目标】

识记　能正确陈述胆石症的概念及病因。

理解　能正确区别胆石症的临床表现,阐述胆石症患者的治疗要点。

运用　能运用本节知识,对胆石症患者的病情做出正确判断,并采取适合的照护措施和预防指导。

【案例导入与思考】

张某,男性,65 岁,3 天前无明显诱因,突然出现上腹部持续性剧烈疼痛,呈阵发性加剧,放射至右肩及右后背部,疼痛时伴有恶心、呕吐,呕吐物为胃内容物。曾在当地医院用药(具体药物不详),未见明显好转。1 天前出现巩膜-皮肤黄染,尿色如橘汁,来我院进一步诊治。门诊以"胆总管结石"收入住院。

入院查体:T 36.3℃,P 74 次/分,R 17 次/分,BP 117/78 mmHg,W 65 kg。急性痛苦病容,表情淡漠,巩膜、皮肤黄染。专科查体:腹平坦,腹式呼吸减弱。右上腹可触及肿大胆囊,触痛明显。肝区叩痛阳性,肝浊音界位于右锁骨中线第 4 肋间,移动性浊音阴性,肠鸣音减弱。辅助检查:腹部 B 超肝脏增大,肝内胆管扩张。胆囊增大 10 cm×6 cm。腹部 X 线透视右侧膈肌明显增高,纵隔下游离气体,未见液气面。给予抗炎症治疗,同时急诊手术。

请思考:

1. 该患者的治疗要点有哪些?

2. 对该患者进行饮食指导的注意事项有哪些?

胆道系统任何部位发生结石称为胆石症,胆石症是胆道系统的多发病和常见病,依据结石部位分为胆囊结石、胆总管结石和肝内胆管结石,在我国最常见的是胆囊的胆固醇结石。

老年胆石症患者病情隐匿,常延误就诊,易并发严重感染,同时常伴有重要脏器功能不全或严重的基础疾病,如冠心病、脑梗死、慢性阻塞性肺疾病、慢性肾衰竭、糖尿病等,使得老年患者病情的复杂程度远高于中青年。

【病因】

(一)胆道感染

胆道感染后,细菌水解胆汁中的脂质,造成可溶性的结合胆红素水解为非结合胆红素,后者与钙盐结合,是色素性结石的起源。

(二)胆道异物

蛔虫和华支睾吸虫的成虫尸体或成熟虫卵、手术线结、食物残渣等均可成为结石的核心,促发结石的形成。

(三)胆道梗阻

胆道梗阻时引起胆汁滞留,使胆色素分解为非结合胆红素,形成色素性结石。

(四)代谢因素

胆汁中胆固醇浓度显著增高,使胆汁中的胆固醇呈过饱和状态,致胆固醇沉淀、析出、结晶,最终形成结石。

(五)胆囊功能异常

胆囊收缩功能减退,使胆囊内胆汁排空延迟,胆汁淤滞,逐渐形成结石。

(六)其他

雌激素可以促进胆固醇性结石的形成;遗传因素也与胆结石的形成息息相关。

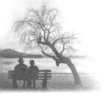

【临床表现】

(一) 症状

1. 腹痛 不同部位结石,患者的腹痛特点如下。

(1)胆囊结石:表现为持续性右上腹疼痛,若并发急性胆囊炎,可表现为阵发性绞痛,同时放射至肩部、肩胛部或背部;部分老年人腹痛没有特异性,仅表现为饱餐或进食油腻食物后右上腹疼痛或不适。

(2)胆总管结石:多无症状或仅表现为上腹不适。若结石造成胆道梗阻,则有腹痛或黄疸的表现;若继发感染,出现以腹痛、弛张热及黄疸为主要表现的典型夏洛特三联征。腹痛多为绞痛呈阵发性或持续性疼痛阵发性加剧,常在右上腹或剑突下出现,可放射至右肩背部,同时出现恶心、呕吐。

(3)肝内胆管结石:多无症状或仅表现为胸背部或上腹部胀痛不适。合并急性胆管炎时,可出现腹痛、寒战和高热。

2. 消化道症状 消化道症状主要为非特异性表现,如厌食、恶心、呕吐等。

(二) 体征

触诊时有时可在右上腹部触及肿大的胆囊,可有压痛。继发感染且出现腹痛时,右上腹触诊肌紧张、伴压痛或反跳痛,老年患者疼痛也明显。

【辅助检查】

(一) 实验室检查

肝功能检查,显示转氨酶、血清总胆红素、结合胆红素等升高;尿常规检查示尿胆素原降低或消失、胆红素尿升高。

(二) 影像学检查

B超为胆石症的首选检查,可明确结石部位及大小。CT、MRI或磁共振胰胆管成像等可详细显示胆道梗阻的部位、程度及结石的大小和数量等,可以有效地发现胆管癌。

【治疗要点】

(一) 手术治疗

症状明显的胆囊结石首选腹腔镜胆囊切除术;肝内胆管结石临床症状明显者可选择外科手术;胆总管结石且胆道梗阻者可通过内镜或手术治疗引流。

(二) 非手术治疗

无并发症的胆囊结石患者多采取观察的策略,待患者出现相应症状时,再采取相对应的策略。对于采取非手术治疗会显著增加未来手术风险的老年患者,应早期选择预防性胆囊切除。

【照护措施】

(一) 生活照护

1. 营养支持 禁食且梗阻未解除的患者,通过肠外营养维持良好的营养状况;梗阻解除后,患者应少量多餐,膳食以高维生素、高蛋白、高糖类的低脂食物为主。

2. 防止皮肤破损 皮肤瘙痒的患者,应告知其避免抓挠,防止皮肤破损。可用温水擦洗,以减轻瘙痒。严重者可遵医嘱用药。此外,携带引流管者应注意引流管周围皮肤的照护,及时更换敷料,以减少胆汁刺激,同时使用氧化锌软膏局部皮肤涂敷。

(二)医疗照护

1.病情观察　观察患者生命体征及临床表现,黄疸患者监测血清胆红素的变化。携带引流管者,观察和记录引流情况。当患者出现夏洛特三联征时,及时通知医生,积极对症治疗。

2.对症照护　对症照护主要是减轻患者疼痛与降低患者体温。

(1)减轻疼痛:疼痛较轻的患者常采取非药物方法,如:协助患者卧床休息,指导患者深呼吸、清淡饮食等。疼痛剧烈且诊断明确者,可遵医嘱药物止痛。

(2)降低体温:可通过物理和(或)药物方法降低体温,同时可联合使用足量有效的抗生素,尽早控制感染,使患者恢复正常体温。

3.用药照护　对诊断明确且疼痛剧烈者,可给予消炎、利胆、解痉、镇痛等药物,以缓解疼痛。禁用吗啡,以免引起奥迪括约肌痉挛。

4.做好术前指导　需手术者,术前对患者进行指导,指导内容主要为胆结石和腹腔镜手术的相关知识,使患者更好地配合手术。

5.并发症预防与照护　严密观察生命体征及引流情况,当引流管引流出超过100 mL/h的大量血性液体且心率增快、血压波动持续3小时以上时,提示存在腹腔内出血;当引流管引流出血性胆汁或鲜血,粪便呈柏油样,则为胆管内出血,可同时出现心率增快、血压下降等表现。出现并发症后,及时通知医生,积极处理,避免低血容量性休克的发生。此外,患者若出现腹膜炎表现或引流出黄绿色胆汁样液体,则提示发生了胆瘘,需立即进行胆汁引流。

(三)心理照护

胆石症患者一般对手术治疗有所顾虑,容易产生恐惧、紧张、焦虑等情绪。因此,应向患者介绍疾病的相关知识,减轻其顾虑,确保患者能积极地配合治疗和照护。

【预防指导】

(一)疾病知识指导

告知患者及照护者胆石症的临床表现,帮助其正确识别胆石症发生的危险因素,避免肥胖等发生胆石症的诱因。积极治疗糖尿病等基础疾病,预防急性胆囊炎等并发症。

(二)生活指导

指导患者合理安排作息时间,避免过度劳累,做到劳逸结合。进食易消化的低脂、清淡食物,少量多餐,避免每餐过饱。带引流管出院的患者,衣服应宽松柔软,避免压迫管道;沐浴时,引流管处可用塑料薄膜覆盖,防止感染发生;预防管道脱出,避免提举重物;仔细观察,若出现异常,及时就医。

(三)用药指导

指导患者遵医嘱使用消炎利胆及解痉药物,不随意增减剂量,正确识别不良反应并给予处理。

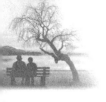

（四）病情观察指导

指导患者定期到医院就诊,需要手术者通过复诊以确定手术治疗的时机。出现发热、腹痛和黄疸时,及时就医。

第五章

内分泌与代谢性疾病的预防与照护

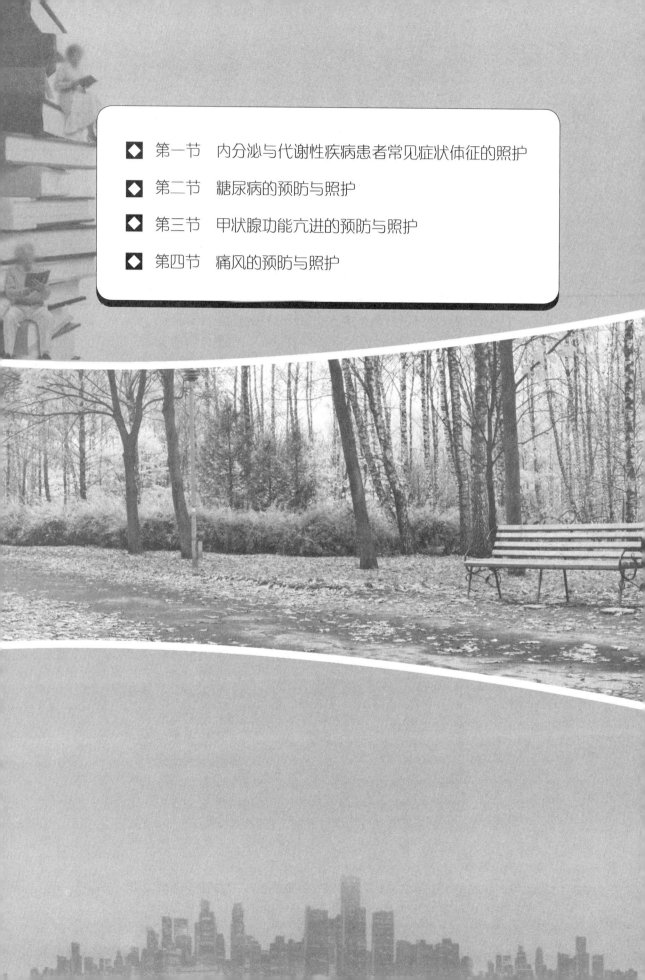

◆ 第一节　内分泌与代谢性疾病患者常见症状体征的照护

◆ 第二节　糖尿病的预防与照护

◆ 第三节　甲状腺功能亢进的预防与照护

◆ 第四节　痛风的预防与照护

第一节　内分泌与代谢性疾病患者常见症状体征的照护

【学习目标】

识记　能正确说出能量和营养物质需求的特点；能正确陈述肥胖及消瘦的医疗照护措施。

理解　能举例说明老年人营养评价的指标；能解释肥胖和消瘦的病因。

运用　能运用本节知识，对老年人营养状况做出正确的判断和评价，并对肥胖及消瘦者采取适合的照护措施。

老年人内分泌代谢性疾病与老年人营养状态密切相关。

【老年人能量和营养物质的需求】

（一）能量

人体能量的需要是与其能量的消耗相一致的。从需要或消耗来说，都是由三个方面组成：即能量需要＝基础代谢＋体力活动＋食物特殊动力作用的能量消耗。老年人基础代谢率下降、肌肉减少、脂肪增加、代谢速度减慢。因此，老年人的能量消耗量比青年人低，能量需要量也随之下降。在没有严重并发症的情况下，60 岁的老年人一般每日能量需要量为 105～126 kJ/kg。中国营养学会推荐 85 岁以上的老年男性的每日能量需要平均为 7980 kJ，60 岁以上的老年女性的每日能量需要平均为 6278.8 kJ。

（二）蛋白质

蛋白质是人体必需的三大产能营养素之一。老年人的体内代谢过程以分解代谢为主。因此，蛋白质摄入不足是老年人营养不均衡的主要风险。充足的蛋白质摄入在防止肌肉衰减中发挥关键作用，但过多的蛋白质摄入可加重老年人消化系统和肾脏的负担。老年人蛋白质适宜的摄入量应为每天 1.2～1.5 g/kg，占总能量的 15%～20%，且优质蛋白如奶类、鱼类、瘦肉、大豆及其制品等摄入量应占摄入蛋白质总量的 50% 以上。

（三）碳水化合物

碳水化合物是膳食中的主要供能物质。由于老年人体力活动减少，加之对糖的耐受能力减退，胰岛素对血糖的调节作用减弱，因此易发生高血糖。中国营养学会推荐，老年人膳食中碳水化合物的供应量应根据老年人的个体情况做适当调整。一般情况碳水化合物供给能量应占总能量的 50%～65%，老年人碳水化合物的摄入以多糖较好，如含较丰富淀粉的谷类、薯类；应控制摄入单糖和双糖的比例，如蔗糖等。

（四）脂肪

脂肪是食物中单位产能最高的一种营养素，能促进维生素 A、维生素 D、维生素 E 等脂溶性维生素的吸收和利用，以及维持细胞膜和脑神经的功能。在膳食中，脂肪能增加饱腹感，改善食物的口味，增加食欲。对于老年人来说，脂肪摄入量过多或过少都无益，老年人对脂肪的消化和利用缓慢，体脂成分增加。中国营养学会推荐老年人脂肪摄入量应占全天总能量的 20%～30%，并尽量选

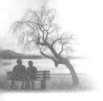

用含不饱和脂肪酸较多的食物,如花生油、豆油、菜油、玉米油等。减少膳食中饱和脂肪酸和胆固醇的摄入,尽量避免猪油、肥肉、酥油等动物性脂肪。

(五)维生素及矿物质

维生素在维持身体健康、调节生理功能、延缓衰老过程中起着极其重要的作用。老年人由于消化吸收功能减退,咀嚼能力下降,为适应此变化,食物在制作过程中要求软、烂、细,这易造成维生素的损失,要特别注意补充维生素。

矿物质主要包括钙、铁、钠、钾等。食盐摄入量应为 $6\sim 8\ g/d$,高血压、冠心病患者应在 $5\ g/d$ 以下;老年人钙与铁的消化吸收能力下降,易患骨质疏松症、缺铁性贫血等疾病,应增加富含钙、铁的食物的摄入,含钙高的食物有乳类、海产品、蛋黄、豆腐等,含铁高的食物有黑木耳、海带、猪血等。

(六)水

水是人体的重要组成成分,约占体重的 $50\%\sim 60\%$,随着年龄的增长,人体含水量逐渐减少,人在 70 岁时身体的含水量约比 25 岁时减少 30%。由于老年人肾功能衰退,但尿的浓缩功能和废物排泄的功能需要有足够的水分,因此,老年人每日水的需求不宜少于 $30\ mL/kg$,以促进肾脏排泄代谢废弃物质,避免结石的形成。但是如果患者有心肾功能不全的情况,过多饮水也会增加心肾功能的负担,则需要根据病情调整水的摄入量。

【营养评价】

老年人营养不良发生率高,及早发现并进行营养干预很有必要。营养评价通过膳食调查、人体测量、临床检查、实验室检查等多项营养评价方法进行综合评价。

(一)膳食调查

膳食调查的内容包括:饮食习惯、膳食结构、食物频率、膳食摄入量。临床上常用的是 24 小时膳食回顾法,即要求患者或家属回顾过去 24 小时内进食的所有食物的种类及数量,并进行记录和分析。

(二)人体测量

人体测量是应用最广泛的方法,人体测量的指标包括身高、体重、皮褶厚度等。

1. 身高

由于老年人椎间盘的萎缩,从 50 岁起身高随着年龄增长而缩短。因此,老年人应每年测量身高。

2. 体重

体重是营养评价中最简单、直接和常用的指标。大多数老年人的体重较中青年偏轻。体重的评价指标如下:

(1)标准体重:我国常用标准体重计算公式为:

$$标准体重(kg)=身高(cm)-110$$

(2)体重指数:体重指数(BMI)是反映营养状态的可靠指标。

$$BMI(kg/m^2)=体重(kg)/身高(m)^2$$

中国标准 BMI 值:$18.5\sim 23.9$ 为正常;$24.0\sim 27.9$ 为超重;$\geqslant 28$ 为肥胖;

17.0~18.4 为能量营养不良Ⅰ级；16.0~16.9 为能量营养不良Ⅱ级；<16 为能量营养不良Ⅲ级。

3. 皮褶厚度

皮褶厚度可以反映人体皮下脂肪的含量。常用来测量皮褶厚度的部位包括三头肌皮褶、肩胛下皮褶、髂骨上皮褶和腹部皮褶。临床常以三头肌皮褶厚度（Triceps Skinfold Thickness，TSF）和肩胛下皮褶厚度（Subscapular Skinfold Thickness，SSF）来判断营养状况。评价标准：TSF 正常参考值，男性为 8.3 mm，女性为 15.3 mm，实测值占正常值 90% 以上为正常，低于 80% 为营养不良，超过 120% 以上为肥胖。若皮褶厚度<5 mm，则表示无脂肪，体脂肪消耗殆尽。SSF 正常参考值，男性为 10~40 mm，女性为 20~50 mm；男性 SSF 值>40 mm、女性 SSF 值>50 mm 为肥胖；男性 SSF 值<10 mm、女性 SSF 值<20 mm 为消瘦。

4. 腰围和腰臀比

（1）腰围：在一定程度上可反映营养状态。中国肥胖问题工作组建议中国成年男性腰围>85 cm、女性腰围>80 cm 即可认定为肥胖。

（2）腰臀比：腰臀比＝腰围（cm）/臀围（cm），反映身体脂肪分布的一个简单指标，研究证明，该值与心血管疾病发病率有密切关系。男性腰臀比>0.9、女性腰臀比>0.8 称为中央型（或内脏型、腹内型）肥胖。

（三）临床检查

临床检查是通过病史采集及体格检查发现是否存在营养问题。病史采集的重点包括：膳食史，有无厌食、食物禁忌、吸收不良、消化障碍等；是否存在影响营养素消化吸收的因素，包括传染病、内分泌疾病、慢性疾病等；用药史，包括代谢药物、免疫抑制剂、泻药等；是否有对食物的不耐受性及过敏等。体格检查重点包括：头发、面色、皮肤、指甲、心血管系统、消化系统和神经系统等。

（四）实验室检查

实验室检查可提供客观的评价结果，并可确定营养素缺乏或过量的种类及程度。常用的指标有：血清白蛋白，血清转铁蛋白、视黄醛结合蛋白质。

一、肥胖

肥胖是指体内脂肪积聚过多和（或）分布异常、体重增加，是慢性代谢性疾病，是由包括遗传因素和环境因素在内的多种因素相互作用所引起。老年人的肥胖多从中年期开始，在 60~65 岁达体重高峰，65 岁以后体重下降。中年时期的体重超标或严重超标与老年后的诸多危及健康的疾病密切相关，如高血压、心血管病、糖尿病及骨关节炎等。

【病因】

（一）内分泌代谢因素

老年人的生长激素分泌减少，女性雌激素水平下降与肥胖关系密切。随年龄增长，老年人的基础代谢率降低也是导致肥胖的重要因素。

（二）生活方式

摄入过多及膳食结构的不合理，如高脂肪、低纤维素饮食，晚餐能量过高

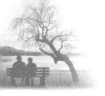

等,都有可能导致肥胖。此外,缺乏运动的静态生活方式也会导致肥胖。

(三)其他因素

其他导致肥胖的因素主要包括遗传因素、疾病因素,如甲状腺功能减退症及糖皮质激素等药物反应。

【临床表现】

轻度肥胖多无症状,中、重度肥胖症可引起关节痛、肌肉酸痛、体力活动减少及焦虑抑郁等健康问题。血脂异常、脂肪肝、高血压、冠心病、糖耐量减低、糖尿病等疾病常伴发,即为代谢综合征。肥胖者还可伴随胆囊疾病、高尿酸血症、痛风和骨关节病等;近年来,一些研究还发现肥胖是某些癌症如直肠癌、结肠癌、女性乳腺癌、男性前列腺癌等发生的危险因素。由此可见,肥胖症及其一系列慢性并发症严重威胁着老年人的健康及寿命。

【照护措施】

肥胖患者体重减轻5%～10%,就能够明显改善各种心血管病的危险因素及并发症。照护肥胖老年人的两个主要环节是减少能量摄取和增加能量消耗。照护的总体目标是使老年人达到一个健康的体重,具体的照护措施以增进健康、改善功能、提高生活质量为目的。

(一)生活照护

1. 行为照护及医学营养照护　通过宣传教育使老年人认识到肥胖症的危害性,从而配合治疗,这是治疗肥胖的关键点。指导老年人改变不良的饮食及生活习惯,控制总能量的摄入,采用低能量、低脂肪饮食,并自觉长期坚持。摄入的营养中蛋白质、脂肪和糖类的供能比分别占总能量的15%～20%、20%～30%、60%～65%,同时保障摄入适量优质蛋白,适量维生素和微量元素。日常饮食宜清淡,避免油炸食品、方便食品、快餐和零食等,少吃甜食,少吃盐,菜肴烹制尽量使用清蒸或炖煮的方法。适当增加膳食纤维及无能量液体的摄入以满足饱腹感。可饭前先喝一碗汤,既帮助消化液的分泌,又增加饱腹感,减少饮食量。

2. 活动与锻炼　根据年龄和健康状况,确定活动方式和运动量,并督促其长期坚持。散步是最适合老年人的活动,先确定速度和距离,逐步加大活动量。中度以上肥胖的老年人和(或)患有骨关节炎者,可进行以上肢活动为主的有氧活动,也可参加游泳或水中步行的活动,减轻对下肢的负担。肥胖且身体衰弱的老年人,重点是保持肌肉的力量和柔韧性。

(二)医疗照护

肥胖的治疗可使用减重药物,但选择药物治疗必须十分慎重,目前对减重药物治疗的益处和风险的相对关系尚没有最后的定论,故减重药物应在医生指导下服用。目前获准临床应用的只有奥司利他。脂肪吸收阻滞剂奥司利他几乎不被肠道吸收,故无全身不良反应,较适合老年人减肥。

(三)心理照护

鼓励肥胖症老年人从事一些力所能及的劳动,参加社会活动,培养良好积极的心理状态,建立良好的生活方式,从而达到减轻体重、恢复健康、提高生活

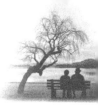

质量的目的。

二、消瘦

衰老给个人生理带来的变化及对个人社会生活、经济状况产生的影响,使老年人容易发生各类营养缺乏病。人体体重下降超过正常标准的 20%,即为消瘦。消瘦使老年人的免疫力低下,并加速衰老进程,其危害性大于肥胖症。

【病因】

(一)生理因素

老年人味觉及嗅觉功能低下,影响食欲;牙齿缺失及咀嚼肌肌力降低导致进食量不足;对食物的消化吸收功能下降,导致食物不能有效地被机体利用,容易引起老年人营养缺乏。

(二)疾病及药物因素

消化性溃疡、消耗性疾病如癌症等会影响患者进食,从而使其体重下降。一些药物会使食欲减退,如排钾类利尿剂、地高辛、秋水仙碱、奎尼丁等;还有一些引起恶心的药物如抗生素、茶碱、阿司匹林等,可致老年人体重下降。

(三)社会心理因素

社会活动减少、老年丧偶、缺乏精神抚慰、生活兴趣减少给老年人带来的寂寞和失落感,可影响食欲。贫困、自理能力减退、营养知识缺乏亦是老年人消瘦重要的影响因素。

【临床表现】

老年人出现体重减轻、疲倦、烦躁、抵抗力降低的症状,严重者可有较明显的营养性水肿。

【照护措施】

照护的总体目标是:使老年患者的食物摄入量增加,体重增加,机体的抵抗力提高;帮助老年人掌握正确的营养知识,并指导其主动寻求专业人员的帮助。

(一)生活照护

营养不良的老年人最好的营养补充方式是通过饮食和口服补充营养制剂,提供含有蛋白质、膳食纤维、维生素和矿物质等的均衡混合营养制剂或自制匀浆膳,以确保能满足老年人的营养摄入量。同时,要考虑老年人的吞咽功能,防止呛咳、误吸。

食物应以天然食物为主,应易于消化吸收,少量多餐。对患有消化系统疾病或重症的老年人可先保持流质或半流质饮食,若无不良反应,逐渐增加进食量,直至恢复普通饮食。进食量明显减少的老年人,可以采用少量多餐(每日 5~6 餐),选用高能量的点心,提供自制匀浆膳或口服营养素全面的补充剂,也可使用常规标准的多种维生素补充剂。

食物必须新鲜、干净,不宜在冰箱内长期存放。改善和提升老年人食欲:可在用餐时蘸醋或酱油,或每餐有一个味重菜;增加羹汤类食物,其能增加与味蕾的接触,有利于提高食欲;菜肴制作时注意搭配,保证食物的色、香、味齐全;经常更换食品类型和烹调方法。

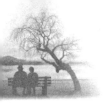

对无力自行采购和烹制食物的老年人提供相应的帮助,如送菜上门或集体用餐等

(二) 医疗照护

1. 管饲饮食　处于吞咽困难、不能经口进食的老年人可以选择管饲饮食补充营养,包括鼻胃管管饲和鼻腔肠管管饲。管饲已被确定是为老年人提供营养的一种安全有效的方法。对预计需要长期管饲(大于 6 个月)者,或患有痴呆或神经障碍等有较大意外脱离或移除管道风险的患者,可以放置胃造口管。应根据不同的情况选择管饲营养制剂(匀浆膳或要素膳)和管饲输注方式。

2. 肠外营养　经静脉输注氨基酸、脂肪乳剂、糖、维生素及矿物质,又称全肠外营养(Total Parenteral Nutrition,TPN)。肠外营养的适应证有以下几种:胃肠功能严重障碍,如有短肠综合征、肠瘘、各种原因的肠梗阻、重症胰腺炎早期、腹腔严重感染等疾病;胃肠功能正常或基本正常但肠内营养输注困难;营养素供给不足进食困难,不愿接受管饲的患者。营养途径选择有经中心静脉肠外营养和经外周静脉肠外营养两种途径。肠外营养的使用需要严密监护,并应尽早过渡到肠内营养。监测的重点在于维持血糖稳定、液体量合适、肾功能评价等。

3. 控制原发病　对因原发病严重所致的营养不良,应积极治疗原发病,以阻断导致消瘦的根本原因。

(三) 心理照护

尽可能地让患者与家人一起用餐或集体进餐。重视患者的心理健康,创造和谐的气氛,有针对性地做好心理疏导。鼓励患者参加有益的社交活动,适当增加体力活动是改善食欲、增加能量摄入、改善患者的营养素摄入和功能状态的一个重要的措施。

第二节　糖尿病的预防与照护

【学习目标】

识记　能正确陈述糖尿病的概念,正确说出糖尿病的病因。

理解　能区分糖尿病的临床表现,阐述糖尿病患者的治疗要点。

运用　能运用本节知识,对糖尿病患者采取适合的照护措施。

【案例导入与思考】

李某,男,66 岁,主诉"口干、多饮、多食、多尿伴消瘦 7 年"就诊。患者自诉 7 年前出现口干、多饮、多食、多尿症状,伴有消瘦,夜尿频多,无排尿困难,无尿路刺激症状,近 2 年体重下降明显,查血糖高(具体不详),诊断为"2 型糖尿病",口服消渴丸、达美康、二甲双胍等药物治疗,平素监测血糖较少,控制情况不详。3 天前在我院测空腹血糖 11.53 mmol/L,门诊以"2 型糖尿病"收入住院。

入院查体:T 37℃,P 81 次/分,R 20 次/分,BP 125/75 mmHg,W 65 kg。神清,精神可,查体合作,对答切题。心、肺、腹未见明显异常。专科检查:蛋白尿(＋＋＋),尿糖(＋＋＋＋),空腹血糖 11.51 mmol/L,餐后 2 小时血糖

13.31 mmol/L,血清总蛋白 54.2 mmol/L,白蛋白 30.3 mmol/L。目前暂给予内科护理常规,完善相关检查;控制饮食,适当运动,胰岛素强化治疗,密切监测血糖变化。

请思考:

1. 对该患者进行饮食照护时应注意哪些问题?

2. 如何对该患者进行预防指导?

糖尿病是由遗传因素和环境因素共同引起的一组以慢性血糖水平增高为主要特征的临床综合征。高血糖是由于胰岛素分泌缺陷和(或)胰岛素作用缺陷而引起。典型临床表现为多食、多饮、多尿、消瘦,糖尿病可引起多种慢性并发症,导致器官功能障碍和衰竭,甚至导致患者残疾或死亡。

糖尿病分为 1 型糖尿病、2 型糖尿病及其他特殊类型糖尿病。老年人中最常见的是 2 型糖尿病,约占 95% 以上。此型主要由于胰岛素抵抗导致胰岛素相对缺乏。患者体内可产生胰岛素,但产生的胰岛素不能有效发挥作用,因而血液内葡萄糖聚集,血糖升高。2 型糖尿病遗传性较强,患者大多偏胖,典型症状较少,有的甚至无症状,大多数患者饮食调整或加用口服降糖药即能控制,中晚期患者亦需要用胰岛素治疗。

【病因】

糖尿病的病因复杂,至今尚未完全阐明。目前公认糖尿病不是唯一病因所致的单一疾病,而是复合病因的综合征,是遗传、自身免疫及环境因素共同参与的结果。

老年群体糖尿病的发生可能和下述因素有关:老年人体力活动减少,代谢减慢,影响组织对糖的利用,所以逐渐肥胖,而肥胖导致胰岛素受体数量下降,因此对胰岛素不敏感,从而使血糖利用率减少,即发生胰岛素抵抗,故产生高血糖;老年人新陈代谢减慢,碳水化合物的代谢也减慢,使糖耐量减退;老年人胰岛 β 细胞分泌减少,同时老年人胰岛 β 细胞分泌物中的胰岛素原比例增多,其活性只有胰岛素的 1/10;老年人拮抗胰岛素的激素分泌增多,而导致高血糖。

【临床表现】

(一) 基本表现

70% 的 2 型糖尿病老年患者中典型症状不明显,仅有头晕、乏力等,甚至毫无表现。这主要是因为老年人肾糖阈升高,多尿不明显;口渴感随年龄增长而受损,多饮也不明显。更多的典型症状可能被其他疾病所遮盖,往往在常规体检或因其他疾病检查时发现有糖尿病,部分老年人可因急性并发症突出而就诊。

(二) 急性并发症表现

如果糖尿病老年患者伴有肾脏功能不全、营养不良、充血性心力衰竭、多重用药等情况时,出现饥饿感、心悸、四肢乏力、出汗、手颤抖等提示可能有糖尿病急症,需要立即到医院就诊。老年人容易发生无知觉低血糖,主要表现为脑功能障碍症状,此种低血糖最为危险。常见症状有头晕、精神不集中、反应迟钝、嗜睡、烦躁、易怒、行为怪异、精神病样发作,重者出现惊厥、昏迷甚至死亡。

常见的急性并发症有糖尿病酮症酸中毒和糖尿病非酮症高渗性昏迷。

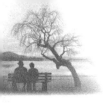

1. 糖尿病酮症酸中毒

糖尿病患者病情加重,血糖较高时会产生大量脂肪分解代谢产物——酮体,当酮体量超过机体代谢能力时,血液中酮体浓度升高并且尿中出现酮体,临床上称为酮症,进一步可发展为代谢性酸中毒。引起糖尿病酮症酸中毒的诱因有:感染,以呼吸道、泌尿道感染最多见;胰岛素治疗中断或剂量不足;饮食不当;创伤;手术;等等。

酮症早期阶段为原来糖尿病症状加重;当酸中毒出现时则表现为食欲减退、恶心、呕吐、极度口渴、尿量显著增多;常伴头痛、嗜睡或烦躁;呼吸深快有烂苹果味。病情进一步发展可出现严重脱水、尿量减少、皮肤黏膜干燥、眼球下陷、脉细速、血压下降、四肢厥冷,最终各种反射迟钝或消失,患者昏迷,甚至死亡。患者血糖多为 16.7～33.3 mmol/L;尿糖强阳性、尿酮体强阳性。

2. 糖尿病非酮症高渗性昏迷

糖尿病非酮症高渗性昏迷简称高渗性昏迷,多见于 2 型糖尿病老年患者,发病前多无糖尿病史或症状轻微。常见诱因有感染、急性胃肠炎、胰腺炎、脑血管意外、严重肾疾病、血液或腹膜透析治疗,以及某些药物的使用,如糖皮质激素、免疫抑制剂、噻嗪类利尿剂等。

高渗性昏迷表现为:起病时先有多尿、多饮,但多食不明显,或反而食欲减退;出现神经、精神症状,表现为嗜睡、幻觉、定向障碍、昏迷,病死率高达 40%。患者尿糖呈强阳性,早期尿量明显增多,晚期尿少甚至尿闭;血糖常高达 33.3 mmol/L,血钠高可在 155 mmol/L,血浆渗透压高可达 330～460 mmol/L。无或轻度酮症,血尿素氮及肌酐升高,白细胞明显升高。

(三)感染性并发症

糖尿病患者常反复发生皮肤疖、痈等化脓性感染,甚至引起败血症或脓血症;足癣、甲癣、体癣等皮肤真菌感染也较常见;女性患者常合并真菌性阴道炎;肺结核发病率高,进展快,易形成空洞;肾盂肾炎和膀胱炎为糖尿病患者泌尿系统最常见的感染,尤其多见于女性,常反复发作,易转为慢性肾盂肾炎。此外,糖尿病患者常伴脂肪肝、肝硬化、胆囊炎、牙周病等疾病。

(四)慢性并发症

1. 大血管病变

大血管病变主要是动脉粥样硬化和继发于高血压的中小动脉硬化,这种病变不具特异性。大血管病变主要侵犯主动脉、冠状动脉、大动脉、肾动脉和肢体动脉等部位,从而引起冠心病、心肌梗死、脑卒中、肾动脉硬化症、肢体动脉硬化等。

2. 微血管病变

(1)糖尿病肾病。糖尿病肾病典型表现为蛋白尿、水肿和高血压,晚期伴氮质血症,最终发生肾衰竭。毛细血管间肾小球硬化症是主要的糖尿病微血管病变之一,常见于糖尿病病史超过 10 年的患者,是 2 型糖尿病患者的主要死亡原因,也是导致老年人严重慢性肾衰竭需要血液透析的最常见病因。

(2)眼底病变。糖尿病病程超过 10 年的,多数患者可出现不同程度的视网

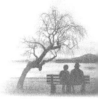

膜病变,是老年人失明的常见原因之一。早期为视网膜小静脉扩张和微血管瘤,随后可出现视网膜出血、水肿、微血管渗出等病变;后期因玻璃体积血和视网膜剥离而失明(图 5-1)。此外,糖尿病还可以引起白内障、青光眼、屈光改变、虹膜睫状体炎等。

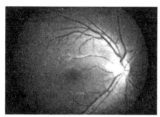
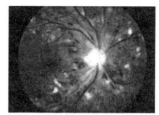

正常眼底　　　　　　糖尿病性眼底出血

图 5-1　糖尿病眼底病变

3. 神经病变

神经病变以多发性周围神经病变最常见,病情进展缓慢,常为对称性,下肢重于上肢。临床上常先出现袜套或手套状的肢端感觉异常,如麻木、针刺、灼热或踏棉花感。继之痛觉过敏,出现下肢或上肢隐痛或烧灼样痛,夜间或寒冷季节加重。后期可有运动神经受累表现,如肌张力减弱、肌力减弱,以至于肌萎缩和瘫痪。检查有腱反射亢进,后期减弱或消失,触觉和温度觉也不同程度降低。

自主神经损害也较常见,且可较早发生。临床表现有瞳孔改变,如:不规则缩小和对光反射消失;泌汗异常,如无汗、少汗或多汗;胃排空延迟、腹泻(饭后或午夜稀水样便)、便秘等胃肠功能失调;还可出现直立性低血压、持续性心动过速、心搏间距延长等心血管自主神经功能失调。此外,还可有残余尿量增加、尿潴留、尿失禁、阳痿等泌尿生殖系统功能异常的表现。

4. 糖尿病足

因末梢神经病变、下肢动脉供血不足、细菌感染等多种因素,引起足感觉异常、溃疡、肢端坏疽等病变,称为糖尿病足。足部溃疡多见,溃疡常较深,无痛,且不易愈合。糖尿病足是截肢主要原因,并且花费巨大。

(五)老年糖尿病特殊表现

老年糖尿病患者典型症状不突出,容易被忽视。一些患者表现为长期感染、伤口不愈合,应用抗菌药疗效不佳;有些老年患者表现为皮肤瘙痒,特别是老年女性外阴瘙痒;大部分老年患者血糖增高波动较大,病情复杂,就诊时多有并发症且和其他疾病并存,临床表现多而复杂;老年糖尿病患者往往合并抑郁症,未经筛查很难明确诊断。

【辅助检查】

(一)血糖测定

(1) 任意时间血糖≥11.1 mmol/L,或空腹血糖(禁食 8～10 小时)≥7.0 mmol/L。经重复一次检查证实无误者,可诊断为糖尿病。

(2) 口服葡萄糖耐量试验(Oral Glucose Tolerance Test, OGTT),将 75 g 无水葡萄糖溶于 250～300 mL 水中,5 分钟内饮完,分别测各时间点血糖。空

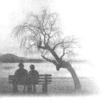

腹血糖≥7.0 mmol/L,2 小时血糖≥11.1 mmol/L,为诊断糖尿病的主要指标之一。

本试验用于空腹血糖高出正常范围,但未达到诊断糖尿病标准者。老年人若出现血糖略高但未达到糖尿病诊断标准的情况称为糖调节受损。糖调节受损是糖尿病前期的状态,可进一步发展为糖尿病,近年来大量的临床研究证实可以通过生活方式的改变及药物来逆转其发展为 2 型糖尿病。

应注意的是 2 型糖尿病起病隐蔽,大多数患者可无明显症状。所以,1 次血糖测定结果并不能明确诊断,需要在另一天重复测定血糖,若 2 次测定结果均达到糖尿病诊断标准,才能确定糖尿病的诊断。

(二)尿糖及酮体测定

尿糖阳性是诊断糖尿病的重要指标,但受肾糖阈的影响,不能准确地反映血糖的变化情况,目前多被血糖检测所取代。尿酮体阳性对新发病者提示为 1 型糖尿病,对 2 型糖尿病或正在治疗中的患者,尿酮体阳性提示疗效不满意或出现重要的并发症。

(三)糖化血红蛋白(HbA1c)测定

HbA1c 在总血红蛋白中所占的比例能反映取血前 8～12 周的平均血糖水平,与血糖值相互补充,作为糖尿病血糖控制的监测指标,正常值<6.5％。

(四)血浆胰岛素和 C 肽测定

血浆胰岛素水平测定对评价胰岛细胞功能有重要意义,正常人空腹基础胰岛素水平为 10～20 mU/L。C 肽能较准确地反映 β 细胞功能,空腹 C 肽水平为 0.3～1.3 nmol/L。

【治疗要点】

(一)治疗原则

目前糖尿病的治疗原则是强调糖尿病应坚持早期、长期、综合治疗及治疗方法个体化。通过控制饮食、运动疗法、降糖药物和胰岛素、健康教育及病情监测等综合治疗,达到控制高血糖、纠正代谢紊乱、延缓并发症发生,提高老年人生活质量的目的。

(二)治疗方法

1. 医学营养治疗

医学营养治疗是糖尿病患者的基础治疗,不论糖尿病类型、病情轻重、有无并发症、是否口服降糖药物或注射胰岛素等,都要长期严格执行,以利于血糖的控制和治疗达标。

饮食疗法主要是指饮食总能量及饮食结构的控制。控制总能量,减少食物中脂肪,尤其是饱和脂肪酸的含量,增加食物中纤维含量,控制食物中糖类、脂肪和蛋白质的比例。肥胖者饮食总能量要少些,消瘦者总能量可适当放宽些。

2. 运动疗法

(1)运动疗法在糖尿病治疗中的作用:增强周围组织对胰岛素的敏感性,改善糖代谢,使血糖下降;加速脂肪分解,减少脂肪堆积;增强心肺功能,促进全身代谢;增强体质和运动能力;使患者精神上有愉悦感、充实感,消除应激,提高精神耐受力;预防或控制并发症的发生、发展。

（2）适应证:运动疗法为大多数糖尿病患者,尤其是血糖在 16.7 mmol/L以下的肥胖者的首选。

（3）禁忌证:1 型糖尿病血糖控制不稳定者,伴肾病、心功能不全、冠心病、脑供血不足、严重眼底病变、严重神经病变等糖尿病慢性并发症者,伴急性代谢紊乱并发症者,伴急性感染者,运动后心律不齐加重或不耐受者,均不适宜运动疗法。

（4）运动方式:步行、慢跑、游泳、骑自行车、跳健身操、打太极拳、打球等有氧运动对糖尿病患者均较适合,其中步行活动较安全,容易坚持,可作为首选方式。此外,患者应结合一定抗阻力量训练。

（5）注意事项:重要的是掌握适应证和制订合理的运动计划,避免发生低血糖为首要原则。运动前,老年患者应做必要的医学检查,应得到专科医师、护士的指导;且运动前需先做准备运动,防止骨骼、肌肉及软组织损伤。运动中观察患者的反应,必要时监测心率、血压、心电图或在医师指导下进行,防止糖尿病各种并发症的发生。

3. 药物治疗

（1）口服降糖药:包括胰岛素促泌剂、双胍类、噻唑烷二酮类和 a-葡萄糖苷酶抑制剂。

① 胰岛素促泌剂:包括磺脲类、格列奈类和二肽基肽酶 4 抑制剂。磺脲类的主要作用机制是刺激胰岛细胞分泌胰岛素,从而降低血糖,不宜同时与其他类型胰岛素促泌剂合用,代表药物有格列吡嗪、格列喹酮、格列苯脲。格列奈类同样刺激胰岛细胞分泌胰岛素,从而降低血糖,是一类快速作用的胰岛素促泌剂,较适用于 2 型糖尿病早期餐后高血糖阶段或以餐后高血糖为主的老年患者,代表药物有瑞格列奈、那格列奈。二肽基肽酶 4 抑制剂是一种新型的降糖药物,具有良好的安全性和耐受性,使用该种药物低血糖风险发生率低且体重无或轻微改变,代表药物有西格列汀、维格列汀、沙格列汀和林格列汀。

② 双胍类:其作用机制为促进肌肉等外周组织摄取葡萄糖,加速无氧糖酵解和抑制葡萄糖异生;代表药物为二甲双胍。

③ 噻唑烷二酮类:被称为胰岛素增敏剂,可明显减轻胰岛素抵抗,刺激外周组织的葡萄糖代谢,降低血糖,适用于肥胖、胰岛素抵抗明显的 2 型糖尿病患者,代表药物为罗格列酮、吡格列酮。

④ a-葡萄糖苷酶抑制剂:主要作用机制是延缓碳水化合物的吸收,降低餐后血糖,为老年人常用的降糖药,代表药物为阿卡波糖。

（2）胰岛素治疗:适用于 1 型糖尿病患者、2 型糖尿病患者且经口服降糖药治疗未获得良好控制者,以及各种急性并发症与应激状态的糖尿病患者,是高血糖重要和有效的治疗手段。胰岛素治疗都应在一般治疗和饮食疗法的基础上进行。开始治疗时一般使用速效胰岛素,从小剂量开始,并应根据患者反应情况作适当调整。2 型糖尿病患者多选用预混胰岛素,早晚餐前皮下注射,根据

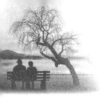

患者血糖测定结果进行调整,直至达到血糖控制满意。老年患者多重用药,应特别注意药物相互作用的不良反应。

【照护措施】

(一) 生活照护

1. 饮食

饮食疗法是糖尿病的基础治疗方法,是控制血糖的重要途径,应贯穿糖尿病患者治疗、照护的全过程。医护人员应对患者及照护者进行正确的饮食指导,帮助患者维持合理体重和营养状态,防止血糖过高,预防或推迟并发症的发生。

饮食疗法的关键是控制饮食的总能量。根据理想体重和体力活动情况,计算每日所需总能量,老年人每日每千克体重理想摄入量约为 126 kJ。糖类的摄入量通常应占总能量的 50%～60%,提倡食用适量杂粮;每日摄取的蛋白质中,动物蛋白应占总量的 1/3,以保证必需氨基酸的供给;脂肪的摄入量应占总能量的 20%～30%。饮食中应增加膳食纤维的含量,膳食纤维可促进肠蠕动,防止便秘,同时可延缓食物的消化吸收,降低餐后血糖高峰,每日饮食中纤维素的含量不宜低于 40 g。应多食绿叶蔬菜、豆类及含糖低的水果等。每日摄入食盐量应限制在 6 g 以下。少食动物内脏、蟹黄、鱼子、虾等含胆固醇高的食物。限制饮酒及进食甜食如各种糖果、甜点、含糖饮料等。忌食油炸、油煎食物。

以上的饮食治疗方案仅是原则估算,在治疗照护过程中应评估患者并作个体化调整。如肥胖患者在适当的治疗措施前提下,减少饮食总能量使其体重下降;又如消瘦的患者,在治疗中体重如有恢复,其饮食方案也应做适当调整,以避免体重继续增加。

糖尿病患者宜少食多餐,一日不少于 3 餐,一日 3 餐的食物分配为 1/5、2/5、2/5 或 1/3、1/3、1/3;进餐时间要有规律;少吃或不吃零食;严格执行,长期坚持。

2. 运动

老年糖尿病患者应进行适度的运动,根据老年患者的身体状况、病情程度及有无并发症等情况制订运动方案,选择适合的运动量和运动方式。

运动从短时间、小运动量开始,循序渐进。通常选择在餐后 1～1.5 小时进行运动,运动时可随身携带糖果,以便运动中低血糖发生时可随时补充糖分。若出现呼吸费力、胸闷、头晕、眼花、出冷汗、面色苍白、胸前有压迫感等现象,应立即停止运动。剧烈运动或不运动对老年糖尿病患者均不利。运动时注意双足的保护,鞋袜宽松柔软、合脚,每次运动前仔细检查双足皮肤有无破损、溃疡,鞋内有无异物。随身携带糖尿病信息卡,便于意外时急救。老年糖尿病患者运动时,最好由照护者监护,以防出现意外。

(二) 医学照护

1. 病情观察

定时监测血糖,糖尿病患者的血糖测定十分重要。要求定期测量早、中、晚三餐前和三餐后 2 小时及睡前的血糖,并正确记录。

2. 口服用药照护

（1）胰岛素促泌剂：应在饭前服用，避免两种胰岛素促泌剂合用。胰岛素促泌剂的主要不良反应是低血糖反应，特别是肝肾功能不全者和老年患者，其他不良反应还有胃肠道反应。

（2）双胍类药（二甲双胍）：双胍类药物宜餐后服用，主要副作用为食欲减退、恶心、呕吐、口干苦、金属味，偶有过敏反应。因双胍类药物促进无氧糖酵解，产生乳酸，原有肝肾功能不全、休克或心力衰竭者可诱发乳酸性酸中毒。

（3）α-葡萄糖苷酶抑制剂（阿卡波糖）：吃第 1 口饭时服用，单独服用不会引起低血糖反应，但与磺脲类药物或胰岛素合用易发生低血糖。

3. 胰岛素注射照护

根据胰岛素作用起始时间、作用高峰和持续时间的不同，可分为短（速）效、中效和长（慢）效。

使用胰岛素时需注意以下几点：

（1）准确执行医嘱，做到制剂种类正确，剂量准确，按时注射。

（2）胰岛素采用皮下注射方法，注射部位以皮肤松弛处为宜，一般在上臂三角肌、臀部、腹壁、大腿等处，患者自己注射以臀部或腹部比较方便。注射部位应经常替换，以免形成局部硬结和皮下脂肪萎缩，影响药物吸收及疗效，原则上2 周内不要在同一点上注射 2 次以上（图 5-2）。

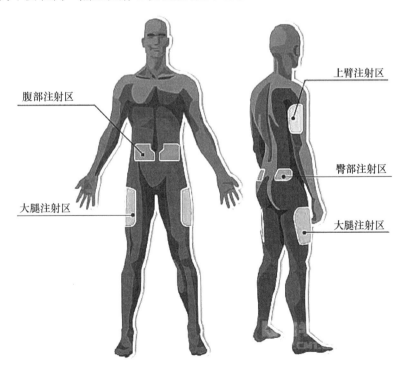

图 5-2　胰岛素注射部位

（3）不同类型的胰岛素注射的时间不同，普通胰岛素在餐前 30 分钟皮下注射，预混胰岛素早、晚餐前 30 分钟皮下注射。胰岛素类似物，应在早餐、晚餐前

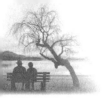

5 分钟皮下注射,若血糖控制不理想可在中餐前 5 分钟少量注射。

（4）胰岛素储存的温度为 2～8℃冷藏,避免剧烈晃动。

（5）胰岛素治疗的不良反应及处理,具体如下:① 低血糖反应。其主要与胰岛素剂量过大有关。若患者出现疲乏、饥饿、出汗、恶心、呕吐、脉速、面色苍白、发抖、嗜睡、烦躁、唇舌麻木、视物模糊或复视等低血糖反应时,及时测血糖,并进食糖类或碳水化合物类食物,有条件时可静脉推注 50% 葡萄糖 20～60 mL。② 胰岛素过敏。其主要表现为注射局部瘙痒、荨麻疹,全身性皮疹少见,严重过敏反应(如血清病、过敏性休克)罕见。对过敏反应者,立即更换胰岛素制剂种类,使用抗组胺药、糖皮质激素等抗过敏治疗,严重者需停止或中断胰岛素治疗。③ 注射部位皮下脂肪萎缩或增生。临床少见,停止该部位注射后可缓慢恢复。故应经常更换注射部位,避免 2 周内在同一部位注射 2 次,可防止注射部位组织萎缩或增生。

4. 并发症的预防与照护

糖尿病患者常见的并发症有糖尿病足,低血糖反应和高血糖反应。

（1）糖尿病足:糖尿病足是一种常见且非常严重的并发症,特别是老年患者,容易发生足部溃疡或坏疽等。因此,应特别注意预防糖尿病足。经常进行足部运动,改善下肢血液循环;做好足部保健,预防因血管或神经障碍引起的小腿、足趾感染;每天温水洗脚、按摩、剪趾甲,注意勿将趾甲剪得过深,不要用锐器抠老茧和鸡眼;穿合脚、舒适的鞋袜。若发现足部疼痛、有感染症状,应及时就医。

（2）低血糖反应:临床表现及处理同前(胰岛素治疗的不良反应及处理)。

预防措施:根据患者情况准确调控胰岛素剂量,嘱患者按时进餐是预防低血糖反应的关键。患者应学会按规定的时间和量进餐,并合理安排每日的运动时间和运动量。

（3）高血糖反应:多饮、多食、多尿、恶心、呕吐、视物模糊或复视、头痛、腹痛、嗜睡、虚弱、皮肤潮红、呼吸深快、脉搏细数、体温升高、丙酮味呼吸、低血压、进行性昏迷。

处理:及时留取血尿标本,若患者处于清醒状态,可以喝不含糖饮料,饮水可降低高渗状态,并及时请示医生给予处理。

预防措施:嘱患者遵医嘱控制血糖,控制饮食,规律用药,预防感染、应激状态等诱发因素。

（三）心理照护

糖尿病是一种慢性病,目前尚无法治愈,随着病情的发展出现多脏器功能受损及各种并发症,给患者及家属带来很大的经济和心理压力。患者由于控制饮食、服药或注射胰岛素,又面临并发症及其防治措施所致副作用等,使他们产生悲观、恐惧等不良心理,易对今后的生活失去信心,还有一些患者因内分泌紊乱易烦躁、情绪激动等。因此,在照护糖尿病老年患者时,要评估患者对疾病的反应及其心理状态;应鼓励患者讲出自己的感受,耐心倾听其提出的问题;及时告知患者及照护者糖尿病的基本知识和预后,使他们了解糖尿病虽不能根治,但可通过饮食控制、终身治疗、规律生活和适当体育锻炼而避免并发症的发生，可以和正常人一样生活和长寿。与患者及照护者共同商讨饮食、运动计划；鼓励亲属和朋友多给予患者关爱和温暖，使其获得情感上的支持；鼓励患者参加各种糖尿病病友团体活动，增加战胜疾病的信心，使患者以良好的心理状态积极配合治疗和照护。

【预防措施】

（一）疾病知识指导

关心和帮助糖尿病患者，给予患者精神支持。使患者了解有关糖尿病发病的高危因素，明确糖尿病对身体的损害，指导患者自主进行饮食疗法和运动疗法。

（二）康复指导

老年人体力活动减少，指导老年患者保持积极、乐观情绪，每日坚持锻炼，如进行散步、慢跑、打拳等运动，以促进葡萄糖的利用，减少胰岛素需要量。

（三）生活指导

老年患者适宜低糖饮食，食物含一定量的粗纤维，控制总能量及脂肪，限制高胆固醇类食物，调整至理想体重，预防糖尿病并发症。但应注意，高龄老人牙齿脱落、食欲下降及消化功能减退，容易引起营养不良，应根据情况合理调配饮食。

（四）用药指导

指导老年患者熟悉常用降糖药物的不良反应，尤其是注射胰岛素的老年患者，熟悉低血糖发作的症状及危害，明确低血糖急救措施，一旦发生不良反应尽快就诊，及时处理。告知患者外出时随身携带识别卡，以便发生紧急情况时，及时处理。

（五）病情观察指导

教会患者监测血糖，要求其经常复查空腹血糖及餐后血糖，每 2～3 个月复查糖化血红蛋白，以了解病情控制情况，及时调整用药剂量。每 1～2 年全面复查，并着重了解血脂水平，心、肾、神经功能和眼底情况，以便尽早发现并发症，及早治疗，防治慢性并发症。

第三节　甲状腺功能亢进的预防与照护

【学习目标】

识记　能正确陈述甲状腺功能亢进的概念、病因。

理解　能区分甲状腺功能亢进与其他相似疾病的临床表现，阐述甲状腺功能亢进患者的治疗要点。

运用　能运用本节知识，对甲状腺功能亢进患者的病情做出正确判断，并采取适合的照护措施。

【案例导入与思考】

刘某，女性，70 岁，平素瘦弱无力，沉默寡言，嗜睡懒动。患者自诉于 2 年

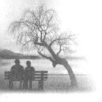

前,经常自觉心慌气短,心前区憋闷、疼痛,血压常在 170/80 mmHg 上下波动,在当地医院诊断为"甲状腺功能亢进,心房颤动",经治疗好转。两天前,患者因劳累后病情突然加重,发热、心悸,并有腹痛、腹泻,心情烦躁,自行服用"丙硫氧嘧啶"等药未见好转到医院就诊,门诊以"甲状腺危象"收入住院。

查体:T39.6℃,118 次/分,R22 次/分,BP185/100 mmHg,W56 kg。患者神志清,神情淡漠,反应迟钝,面色萎黄。浅表淋巴结无肿大,巩膜无黄染,两肺呼吸音清,未闻及干湿啰音,心率 108 次/分,心律不齐,第一心音强弱不等,各瓣膜区未闻及病理性杂音,腹软,无压痛,肝脾肋下未触及,肾区无叩击痛。入院后积极完善各项检查,给予对症治疗。

请思考:

1. 老年甲状腺功能亢进患者有哪些临床表现?

2. 对该患者及家属如何进行预防指导?

甲状腺功能亢进(简称甲亢)是由于多种病因引起的血液中甲状腺激素(甲状腺素和三碘甲状腺原氨酸),水平增高,作用于全身组织所致的一组内分泌疾病。老年人甲亢的患病率与年轻人相似,约为 0.2%～2%。

【病因】

老年人甲亢的主要病因是多发或单一结节的毒性甲状腺肿及自主性高功能甲状腺结节,而非年轻人甲亢所常见的毒性弥漫性甲状腺肿。老年人亦常见的还有碘致甲状腺功能亢进症,其主要由经常使用抗心律失常药物胺碘酮及多食含碘食物导致。

【临床表现】

甲亢的典型表现为高代谢综合征、甲状腺肿及眼征。老年人的甲亢表现隐匿,约 60% 以上的患者表现不典型,也可无症状,在检查中偶然发现。老年患者的甲亢通常表现有:心房颤动、心力衰竭、便秘、厌食、肌肉萎缩和无力,其临床症状如下。

(一)心血管系统症状

老年甲亢患者不像中青年患者有明显的心率增快,而心房颤动、心力衰竭和心绞痛是其最常见的心血管表现,心房颤动、室性期前收缩等心律失常和心力衰竭多见。心血管系统症状有时可成为老年甲亢患者的唯一表现,极易被忽视。常因消瘦误诊的恶性肿瘤,或因心房颤动而误诊为冠心病。

(二)消化系统症状

老年甲亢患者消瘦较明显,甚至呈恶液质。常见食欲差、厌食、恶心呕吐、便秘、腹胀和便秘腹泻交替。

(三)神经系统症状

老年甲亢患者少见有神经系统症状,常表现为表情淡漠、反应迟钝、行动缓慢、抑郁、少语和嗜睡等,即所谓的淡漠型甲亢。

(四)甲状腺肿大

老年人甲状腺多不肿大或轻度肿大,甲状腺肿大的表现以甲状腺结节多见。

(五)甲状腺毒性肌病

甲状腺毒性肌病表现为肌肉软弱无力、震颤、上楼和起立都感困难,部分患者表现为低血钾周期性瘫痪。

(六)眼征

较少老年甲亢患者伴有突眼等眼征,有时眼球下凹、眼神发呆,可伴有眼睑下垂。

(七)甲状腺危象

甲状腺危象多见于重症而未经合理治疗的患者,是甲状腺毒症急性加重的表现,需早期诊断,及时抢救治疗。

(1)诱发因素。最常见的诱因为情绪激动、感染、手术前未充分准备、放射性治疗等。

(2)临床表现。甲状腺危象起病急、发展快,主要表现为甲状腺功能亢进的症状加剧。患者多有高热(可达40℃以上)、焦虑、烦躁不安、大量出汗、心动过速(心率常为140～200次/分钟)、早期血压上升、脉压增高或伴有心律失常,常有腹泻、呕吐,可导致水和电解质紊乱,晚期有黄疸、谵妄、休克甚至昏迷。死亡原因多为高热、心力衰竭、肺水肿、水和电解质严重紊乱。

重症甲亢患者,如因某种应激诱因,出现精神紧张、激动不安、皮肤潮红湿润、多汗、心动过速、体温升高等表现或原来疾病突然加重,即应考虑可能为甲状腺危象发作,须及时处理。

【辅助检查】

(一)甲状腺功能检查

血清促甲状腺激素测定,包括总 T_3(TT_3)、总 T_4(TT_4)、游离 T_3(FT_3)、游离 T_4(FT_4)升高,促甲状腺激素(TSH)降低。T_3型甲亢则是 TT_3 和 FT_3 升高,TSH 降低,此类型甲亢多见于老年甲亢早期或复发期。血清中 TSH 检测是诊断甲亢的最佳单项检验。

(二)自身免疫抗体检测

毒性弥漫性甲状腺肿的特征是促甲状腺激素受体刺激性抗体(TSAb)显著升高,桥本甲状腺炎甲亢患者抗甲状腺球蛋白抗体(antik-TGAB)和甲状腺过氧化物酶抗体(TPO-Ab)两项检测阳性率很高。

(三)同位素扫描

同位素扫描可明确结节性甲状腺肿伴甲亢的结节或腺瘤的功能状态。

(四)超声学检查

超声学检查可了解甲状腺大小、性状及结节的性质。

【治疗要点】

甲亢的常用治疗方法有抗甲状腺药物治疗、放射性 I^{131} 治疗及手术治疗(甲状腺次全切除术)。

(一)抗甲状腺药物治疗

抗甲状腺药物是治疗老年人甲亢的主要方法,其不会引起甲状腺永久性损

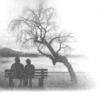

害,但治疗疗程长、复发率高。临床上常用:丙基硫氧嘧啶、甲巯咪唑(他巴唑)、卡比马唑(甲亢平),老年患者使用上述药物需酌减剂量。丙基硫氧嘧啶最常见的副作用是药疹,最严重的副作用是粒细胞缺乏症。

(二)放射性 I^{131} 治疗

放射性 I^{131} 释放出 β 射线,破坏甲状腺组织,减少甲状腺激素分泌,从而达到治疗甲亢的目的,其有效率在 90% 以上,对大多数因毒性弥漫性甲状腺肿、单个自主节结引起的老年甲状腺功能亢进患者,推荐放射性 I^{131} 治疗,在缓解症状的同时,避免手术所致与年龄相关的术后并发症。由放射治疗引起的甲状腺功能减退者用左旋甲状腺素钠终身替代治疗,可明显提高生活质量。

(三)手术治疗

老年患者尤其是合并心脏疾患者,不宜手术治疗,但有结节性甲状腺肿和自主性高功能甲状腺结节者,考虑手术为宜。

【照护措施】

(一)生活照护

1. 环境　老年甲亢患者需要安静舒适的环境,避免嘈杂。甲亢患者怕热、多汗,应安排通风良好的居室,夏天使用空调,保持室温 20℃ 左右。房间色调和谐柔和,避免强光刺激。

2. 休息　甲亢患者基础代谢亢进,活动耐力下降,应评估其活动量和活动、休息方式,与患者共同制订合理的日常活动计划。患者常有乏力、易疲劳等症状,需要充分的休息,适当增加休息时间,维持充足的睡眠,防止病情加重。合理安排工作、学习与生活,避免劳累,活动以不感到疲劳为最佳。重症甲亢及甲亢合并心功能不全、心律失常或严重感染者应严格卧床休息。

3. 饮食　患者机体为高代谢状况,能量消耗增多,需补充高能量、高蛋白、高维生素及矿物质丰富的食物以纠正消耗,满足机体需要。主食应足量,增加奶类、蛋类、瘦肉类等优质蛋白以纠正体内的负氮平衡,多摄取新鲜蔬菜和水果。每天饮水 2000~3000 mL,以补充丢失的水分,但对并发心脏疾病者应避免大量饮水,以防血容量增加诱发水肿和心力衰竭。避免吃含碘丰富的食物,如海带、紫菜等。禁食刺激性食物及饮料,如酒、咖啡、浓茶等,以免引起患者精神兴奋。

4. 夏季防中暑　大量出汗的患者,随时更换浸湿的衣服及床单,保持全身皮肤清洁、干燥。夏季提供合适的降温方式如温水擦身,预防中暑。多饮水,夏季每日 3000~4000 mL,预防脱水。

(二)医学照护

1. 病情观察

(1)一般观察:观察患者的体温、脉搏、血压、呼吸、心率,以及体重变化、出汗状况、大便次数、有无腹泻或脱水症状。

(2)特征观察:甲状腺肿大及基础代谢率情况。

(3)出入量:观察并记录每日饮水量、进食量、尿量及液体出入量平衡情况。

2. 对症照护

引导患者自我心理调整,避免感染、严重精神刺激、创伤等诱发因素。督促患者坚持治疗,不能自行停药。注意观察患者精神状态和手指震颤情况,有无焦虑、烦躁、心悸等甲亢加重表现,若有上述表现及时就诊。若患者原有甲亢症状加重,并出现发热(体温＞39℃)、严重乏力、烦躁、多汗、心悸、心率达 140 次/分以上、食欲减退、恶心、呕吐、腹泻、脱水等应警惕甲状腺危象发生。体温过高者给予冰敷或乙醇擦浴以降低体温;躁动不安者使用床栏保护患者安全;严重呕吐、腹泻、大量出汗者及时补充液体,维持体液量的平衡;昏迷者加强皮肤、口腔照护,定时翻身,防止压力性损伤的发生。

3. 用药照护

指导患者正确用药,不可自行减药或停药,并密切观察药物的不良反应,若出现不良反应,及时处理。抗甲状腺药物治疗的常见不良反应有以下几种:

(1) 粒细胞减少,多发生在用药后 2～3 个月内,若外周血白细胞低于 $1.5×10^9$/L,应考虑停药,并给予促进白细胞增生的药物;若伴发热、咽痛、皮疹等症状也须立即停药。用药期间必须定期复查血象。

(2) 药疹较常见,药疹症状较轻者用抗组胺药控制,不必停药;药疹严重者应立即停药,以免发生剥脱性皮炎。

(3) 若发生中毒性肝炎、肝坏死、精神病、胆汁淤滞综合征、狼疮样综合征、味觉丧失等,应立即停药治疗。

(三) 心理照护

甲亢患者常出现精神紧张,情绪激动,脾气急躁,受到不良刺激后此类不良情绪更为明显,甚至会出现幻觉、躁狂等精神症状。由于情绪不稳定,患者在检查、治疗和照护过程中易出现不配合的行为。加之长期治疗给患者及家庭造成负担,加剧了患者的烦躁情绪。因此,应多关心、理解患者,与患者交流时态度和蔼,耐心细致地解释病情,讲解甲亢疾病的知识。让患者及家属了解患者出现的性格、脾气变化是暂时的,经治疗可以改善。鼓励患者表达内心的感受,积极参加社交活动。指导患者家属照护患者,避免对患者的各种不良刺激,帮助患者营造愉快的生活氛围,使其焦虑情绪得以缓解,保持开朗乐观心态,增强治愈疾病的信心。

【预防措施】

(一) 疾病知识指导

关心甲亢患者,对患者给予精神支持。通过宣传教育使患者了解甲亢的病因、发展及治疗预后,明确其对身体的损害,指导患者配合治疗及照护。

(二) 康复指导

男性、吸烟且甲状腺肿大≥80 g 的患者缓解率较低,指导患者尤其是男性患者戒烟,规律服药,避免其他系统受损尤其是心脏受累等诱发甲状腺危象的因素。嘱患者积极配合医生药物治疗,疗程须 1 年以上,总体预后较好。

(三) 生活指导

甲亢患者应避免精神刺激、过度劳累,保持情绪乐观。患者应戒烟戒酒,少吃含碘丰富的食物,进食富含高能量、高蛋白、高脂肪、高维生素的食物,多补充水分。每天清晨卧床时自测脉搏,定期测量体重,脉搏减慢、体重增加是治疗有效的标志。

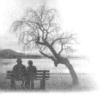

（四）用药指导

指导患者坚持按剂量、按疗程服药，不可随意减量和停药。服用抗甲状腺药物的前 3 个月，每周查血象 1 次，每隔 1～2 个月进行甲状腺功能测定。

（五）病情观察指导

定期复查各项指标，调整用药。加强自我保护，上衣领宜宽松，避免压迫甲状腺，严禁用手挤压甲状腺以免甲状腺激素分泌过多。掌握甲亢常见临床表现，一旦出现高热、恶心、呕吐、不明原因腹泻、突眼加重等，则警惕甲状腺危象，应及时就诊。

第四节　痛风的预防与照护

【学习目标】

识记　能正确陈述痛风的概念和病因。

理解　能区分痛风与其他相似疾病的临床表现，阐述痛风患者的治疗要点。

运用　能运用本节知识，对痛风患者采取适合的照护措施。

【案例导入与思考】

王某，男，68 岁，因"血尿酸升高伴双踝关节疼痛 12 年"入院。患者自述 12 年前无明显诱因出现血尿酸升高，最高 1200 μmol/L，伴双踝关节疼，后逐渐累及双侧第 2 掌指关节、肘关节红肿疼痛，就诊当地医院，查血尿酸 830 μmol/L，诊断为"痛风性关节炎"，给予"英太青、别嘌醇、碳酸氢钠、秋水仙碱"等对症治疗后好转，出院后规律治疗。半年前上述症状再次出现，就诊于当地医院，查血尿酸 1100 μmol/L，给予银杏叶等治疗后未见好转，随来我院就诊，门诊以"痛风"收入住院。

入院查体：T 36.5℃，P 89 次/分，R 20 次/分，BP 147/96 mmHg，W 65 kg。患者自发病以来，精神可，饮食、睡眠可，二便正常，近期体重未见明量增减。自主体位，查体合作，问答切题。心、肺、腹未见明显异常。专科检查：脊柱无畸形，双踝关节压痛，触及痛风石，双手第 2 掌指关节见数个痛风石，局部色红、压痛明显，双肘关节见数个痛风石，压痛明显。实验室检查血尿酸：875 μmol/L。暂给予降血压、降血糖、应用降尿酸药物等对症支持治疗。

请思考：

1. 对该患者进行饮食指导时应注意哪些问题？

2. 如何对该患者进行预防指导？

痛风是机体长期嘌呤代谢障碍导致血尿酸增高引起组织损伤的一组慢性疾病。临床表现为高尿酸血症，特征性反复发作的关节炎，严重时关节活动障碍和畸形，尿酸结石和（或）痛风性肾病。痛风性关节炎受累最多的是足趾和手指关节、尤以第 1 跖趾关节及踇趾关节为多，疾病晚期形成关节腔狭窄、关节强直，患者全身关节疼痛、强直，严重影响自理能力。根据病因，痛风可分为原发

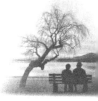

性痛风和继发性痛风两类,其中以原发性痛风占绝大多数。

【病因】

原发性痛风属于遗传性疾病,由先天性嘌呤代谢异常所致,大多数有阳性家族史,属于多基因遗传缺陷,但其确切原因未明。继发性痛风可由肾病、血液病、药物及高嘌呤食物等多种原因引起。

（一）高尿酸血症的形成

痛风呈高尿酸血症的特点。尿酸是嘌呤代谢的终产物,主要由细胞分解代谢的核酸和其他嘌呤类化合物及食物中的嘌呤分解而来。引起高尿酸血症的原因主要为尿酸生成过多或肾对尿酸排泄减少,肾小管尿酸的分泌减少。

（二）痛风的形成

仅有10％～20％的高尿酸血症者发生痛风。当血尿酸浓度过高或在酸性环境下,尿酸可析出结晶,结晶沉积在骨关节、肾脏和皮下组织等位置,从而导致痛风性关节炎、痛风石和痛风性肾病等。痛风性关节炎是由于尿酸盐结晶沉积引起的急性炎症反应;痛风石是长期尿酸盐结晶沉积形成的异物结节;痛风性肾病也是痛风特征性病理变化之一。

【临床表现】

（一）无症状期

患者在无症状期仅有波动性或持续性高尿酸血症,从血尿酸增高至症状出现的时间可达数年,有些甚至可终身不出现症状。但随年龄增长,痛风的患病率会增加,且患病率与高尿酸血症的水平和持续时间有关。

（二）急性关节炎期

患者在急性关节炎期常有以下特点:

（1）多在午夜或清晨突然起病,关节剧痛,呈撕裂样、刀割样或咬噬样,难以忍受;数小时内出现受累关节的红、肿、热、痛和功能障碍。

（2）单侧第1跖趾关节最常见,其余为趾、踝、膝、腕、指、肘关节。

（3）发作常呈自限性,多于数天或2周内自行缓解,受累关节局部出现皮肤脱屑和瘙痒。

（4）可伴高尿酸血症,但部分患者急性发作时血尿酸水平正常。

（5）关节液或皮下痛风石抽吸物中可发现双折光的针形尿酸盐结晶,这也是确诊痛风的依据。

（6）秋水仙碱可以迅速缓解关节症状。

（7）可有发热症状。

（8）常见的发病诱因有受寒、劳累、饮酒、高蛋白质高嘌呤饮食、外伤、手术、感染等。

（三）痛风石及慢性关节炎期

痛风石是痛风的特征性临床表现,典型部位在耳廓,也常见于反复发作的关节周围,以及鹰嘴、跟腱、髌骨滑囊等部位;外观为隆起的大小不一的黄白色赘生物,表面菲薄,破溃后排出白色粉状或糊状物;经久不愈,但较少继发感染。关节内大量沉积的痛风石表现为持续关节肿痛、压痛、畸形、关节功能障碍,造

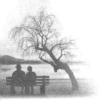

成关节骨质破坏,关节周围组织纤维化,继发退行性病变。

(四)肾脏病变

(1)痛风性肾病:起病隐匿,表现为尿浓缩功能下降,出现夜尿增多。晚期出现肾功能不全及高血压、水肿、贫血等。

(2)尿酸性肾石病:约 10%～25% 的痛风患者的肾会出现尿酸结石。

【辅助检查】

(一)血尿酸测定

男性的血尿酸＞420 $\mu mol/L$,女性的血尿酸＞350 $\mu mol/L$,可确诊为高尿酸血症。未经治疗的痛风患者血尿酸多数会升高,继发性痛风较原发性痛风血尿酸升高更为明显。

(二)滑液检查

痛风性关节炎患者的滑液量增多,滑液外观呈白色而不透亮,黏性低。

(三)组织学检查

对于可疑的痛风石组织做活检,可见尿酸盐结晶。

(四)X 线检查

急性关节炎期可见非特征性表现——软组织肿胀;慢性期或反复发作后可见软骨缘受损,关节面不规则,特征性表现改变为穿凿样、虫蚀样圆形或弧形的骨质透亮缺损。

(五)电子计算机 X 线体层显像(X-CT)与磁共振成像(MRI)检查

X-CT 扫描受累部位可见不均匀的斑点状高密度痛风石影;MRI 图像呈斑点状低信号。

【治疗要点】

(一)一般治疗

改变生活方式和饮食习惯是痛风长期治疗的基础。

(二)高尿酸血症的治疗

(1)排尿酸药:作用机制是抑制近端肾小管对尿酸的重吸收,从而增加尿酸的排泄,降低尿酸水平。常用药物有丙磺舒、苯溴马隆。用药期间多饮水,并服用碳酸氢钠(3～6 g/d)碱化尿液,使尿酸不易在尿中积聚形成结晶。

(2)抑制尿酸生成药物:别嘌呤醇通过抑制黄嘌呤氧化酶,使尿酸的生成减少,该类药物适用于尿酸生成过多或不适合使用排尿酸药物者。

(三)痛风性关节炎急性期的治疗

患者卧床休息,抬高患肢,一般应休息至关节疼痛缓解 72 小时后恢复活动。药物治疗越早,疗效越好。常用药物有以下几种。

(1)秋水仙碱:秋水仙碱是治疗痛风的特效药,一般服药后 6～12 小时症状减轻,24～48 小时 90% 的患者症状缓解。在使用秋水仙碱进行治疗的过程中,应注意白细胞降低及脱发等反应。

(2)非甾体抗炎药:常用药物有吲哚美辛、双氯芬酸、布洛芬等,此类药物效果不如秋水仙碱,但较温和,发作超过 48 小时也可应用,症状消退后减量。

(3)糖皮质激素:不能使用秋水仙碱和非甾体抗炎药时,可考虑使用糖皮

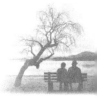

质激素或短程治疗。

(四)痛风发作间歇期和慢性期的治疗

发作间歇期和慢性期的治疗目的是维持血尿酸正常水平,较大的痛风石或经皮溃破者可手术剔除。

(五)其他治疗

其他治疗还包括积极降压、降脂、减轻体重、改善胰岛素抵抗等综合治疗。

【照护措施】

(一)生活照护

1. **休息**　急性期患者应绝对卧床休息,抬高患肢,避免受累关节负重,卧床期间应进行适当的床上活动。疼痛缓解后可恢复活动,避免劳累、寒冷、关节损伤等诱发因素。

2. **活动**　运动可增加能量消耗,减轻和控制体重。应制订科学的运动计划,从小运动量开始,循序渐进,且要持之以恒。运动类型以太极拳、健身操、散步、骑车、游泳等有氧运动为主。肥胖患者必须坚持运动,降低体重,减轻胰岛素抵抗。有研究显示,患者坚持锻炼,经运动干预后,尿酸水平逐渐下降。

3. **饮食**　饮食控制可以限制总能量的摄入,应注意以下几个方面:① 多饮水,保持尿量在 2000 mL/d 以上,以增加尿酸的排泄,避免高尿酸血症。② 多进食新鲜蔬菜和水果,如马铃薯、柑橘、西瓜等碱性食物,提高尿酸盐溶解度,有利于尿酸排泄。③ 严格限制食物中的嘌呤摄入,急性期必须禁忌海鲜、荤汤、动物内脏、啤酒;限制食用肉类、豆类,以及香菇、花生、腰果、瓜子、油菜等。④ 低脂饮食,限制脂肪摄入,少吃富含油脂的食物,适当控制糖类摄入量。⑤ 低盐饮食,每日限制钠盐摄入,少吃过咸食物。

(二)医疗照护

1. **病情观察**　观察患者受累关节的情况,有无红、肿、热、痛和功能障碍;观察患者关节疼痛的性质、程度、加重及缓解的特点等;观察患者有无痛风石;观察患者的体温及血尿酸等检测指标的变化。

2. **对症照护**　手、腕或肘关节受累时,为减轻疼痛,可使用小夹板固定制动,也可在受累关节给予 25% 硫酸镁湿敷,消除关节的肿胀和疼痛。痛风石严重时,可能导致局部皮肤溃疡发生,注意避免发生感染。

3. **疼痛照护**　指导患者掌握缓解疼痛的方法,如分散注意力。避免诱发因素,如过度疲劳、寒冷、潮湿、紧张、饮酒、饱餐等;在急性期禁止对局部进行热疗或冷敷,因冷敷不利于炎症的吸收和消散,热疗可使病变部位充血水肿加剧。

4. **用药照护**　指导患者正确服药,观察药物疗效、及时处理不良反应。

(1)口服秋水仙碱常有胃肠道反应,静脉使用时慎防外渗,以免造成组织坏死。同时,口服秋水仙碱期间嘱咐患者多饮水,口服碳酸氢钠等碱性药。

(2)服用非甾体抗炎药,注意观察有无活动性消化性溃疡或消化道出血发生。

(3)使用别嘌呤醇除有皮疹、发热、胃肠道反应外,还有肝损害、骨髓抑制等,应定期复查肝功能和血象。

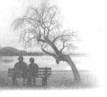

（4）使用糖皮质激素应密切观察疗效,观察有无"反跳"现象,同时口服秋水仙碱可预防"反跳"现象。

（三）心理照护

密切观察患者的情绪变化,因疼痛影响进食和睡眠,疾病反复发作导致关节畸形和肾功能损害,患者易出现情绪低落、忧虑、孤独、焦虑等不良情绪。应积极与患者交流,讲解痛风的有关知识,如食物与疾病的关系等,给予患者精神安慰与鼓励,使其正确对待疾病,积极配合治疗。

【预防措施】

（一）疾病知识指导

向患者及照护者介绍疾病的相关知识,告知患者防治高血压、冠心病、糖尿病和肥胖症等,强调患者应避免受寒、劳累、感染、创伤,严格控制饮食。向患者说明痛风虽是一种终身性疾病,但经过积极有效治疗,仍能正常生活和工作。鼓励患者保持心情舒畅,积极乐观。

（二）康复指导

患者既要适度运动,也要保护关节。例如:运动后疼痛超过 1~2 小时,应暂时停止此项运动;使用大肌群,如能用肩胛部负重者不用手提,能用手臂者不用手指;避免长时间持续进行重体力劳动;经常改变姿势,保持受累关节舒适;出现局部湿热和肿胀,尽可能避免受累关节活动。

（三）生活指导

指导患者严格控制饮食,避免进食高蛋白质和高嘌呤的食物,忌饮酒,每天至少饮水 2000 mL,特别是在服用排尿酸药时多饮水,有助于尿酸排出。生活规律,肥胖者应减轻体重。告知患者饮食以低嘌呤食物为主,如各种谷物、水果、蔬菜、牛奶、鸡蛋等;严格控制嘌呤含量高的食物,如动物内脏、海鲜、啤酒、肉类等,以免诱发痛风发生。

（四）用药指导

指导患者按时服药,定期复查,学会观察药物不良反应,如胃肠道反应、消化性溃疡或消化道出血等。

（五）病情观察指导

教会患者平时检查耳廓及手足关节部位,用手触摸是否出现痛风石。注意观察药物不良反应,出现异常,及时就诊。定时监测尿常规的 pH、血尿酸,按时门诊随访。

第六章

泌尿系统常见疾病的预防与照护

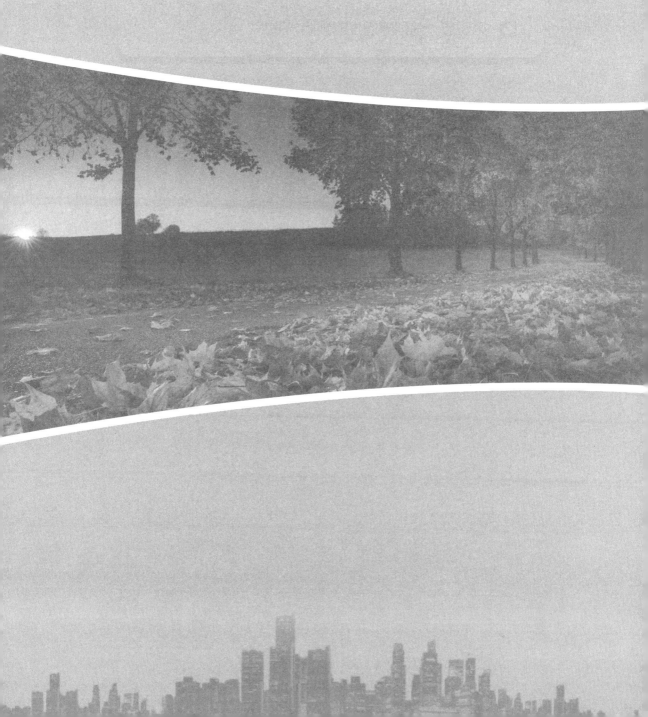

◆ 第一节　泌尿系统疾病患者常见症状体征的照护

◆ 第二节　尿路感染的预防与照护

◆ 第三节　肾病综合征的预防与照护

◆ 第四节　慢性肾衰竭的预防与照护

◆ 第五节　前列腺增生的预防与照护

第一节　泌尿系统疾病患者常见症状体征的照护

【学习目标】

识记　能准确陈述尿路刺激征的概念和病因。

理解　能说出肾源性水肿患者的治疗及照护要点。

运用　能正确判断水肿患者的病情,并根据所学知识采取适合水肿患者的照护措施。

一、肾源性水肿

肾源性水肿是指由肾脏的各种疾病引起的水肿,水肿是肾小球疾病最常见的临床表现,可分为肾炎性水肿和肾病性水肿两类。

【病因】

（一）肾炎性水肿

肾炎性水肿是指肾小球滤过率下降,而肾小管重吸收功能相对正常,造成的球-管失衡及肾小球滤过分数下降,导致机体水钠潴留进而产生的水肿。

（二）肾病性水肿

肾病性水肿主要是指肾病患者长期大量蛋白尿造成机体的血浆蛋白减少,血浆胶体渗透压降低,从而使体液从血管内进入到组织间隙产生的水肿。肾病性水肿可引起继发性有效血容量减少,进而可激活肾素-血管紧张素-醛固酮系统,使抗利尿激素分泌增多,进一步加重水肿。

【临床表现】

（一）肾炎性水肿

肾炎性水肿多从身体疏松部位开始,如颜面部,严重时可波及全身,指压凹陷不明显。由于水钠潴留,血容量扩张,血压常可升高。

（二）肾病性水肿

肾病性水肿一般较严重,多从身体下垂部位开始,如脚踝、胫前,长期卧床的患者水肿容易出现在骶尾部、阴囊;肾病性水肿常为全身性、体位性和凹陷性,可无高血压及循环淤血的表现。

【照护措施】

（一）生活照护

1. 环境

保持房间空气清新,阳光充足,保持床铺平整、干燥,以免损伤患者皮肤,定期对房间进行通风、消毒,减少探视,防止患者感冒。

2. 休息与活动

水肿患者应增加卧床休息的时间,尤其是对于严重水肿的患者。卧床休息可增加肾脏血流量和尿量,缓解机体水钠潴留。对于下肢水肿明显的患者,卧床休息时可适当抬高下肢,以促进静脉回流,减轻水肿程度。患者水肿症状减轻后,可起床活动,但活动量应适当,避免劳累。

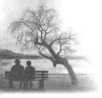

3. 饮食

(1) 钠盐：水肿患者应少盐饮食，限制钠盐的摄入量，以 2～3 g/d 为宜。此外，患者应避免食用腌制、加工等含盐量高的食品。

(2) 液体：对于水肿患者而言，需适当限制液体摄入量，液体摄入量应根据水肿程度及尿量而定。若尿量＞1000 mL/d，一般情况下患者不需要严格限制水摄入量，但不可以过多饮水。若尿量＜500 mL/d 或有严重水肿，患者则需限制水的摄入，应量出为入，即每天液体入量应低于前一天（24 小时内）尿量与不显性失水量（大约 500 mL）之和。液体入量一般包括饮水、输液、饮食、服药等以各种途径进入机体内的水分。

(3) 蛋白质：慢性肾衰竭的患者应根据肾小球滤过率调节蛋白质的摄入量。低蛋白血症型营养不良导致的水肿患者，如果没有氮质潴留的水肿，可给予其 0.8～1.0 g/(kg·d) 的优质蛋白；对于有氮质血症的水肿患者，应进一步限制蛋白质的摄入量，可给予 0.6～0.8 g/(kg·d) 的优质蛋白。优质蛋白是指富含必需氨基酸的动物蛋白质和大豆蛋白质，如牛奶、鸡蛋、鱼肉、豆类等。

(4) 热量：对于肾脏病引起的水肿患者，应给其补充足够的热量，以免引起负氮平衡，患者摄入的热量应不低于 126 kJ/(kg·d)，即 30 kcal/(kg·d)。

(二) 医疗照护

1. 病情观察　监测患者的生命体征，尤其是血压、体温；记录患者 24 小时出入液量，严密监测患者尿量的变化；定期测量患者体重，观察患者水肿情况，观察患者有无胸腔、腹腔和心包积液等；观察患者有无高血压脑病和急性左心衰竭的表现。

2. 对症照护　水肿较为严重的患者着衣应柔软、宽松；长期卧床的患者，应告知其经常变换体位，防止压力性损伤的发生；年老体弱的患者，应协助其翻身或用软垫支撑受压部位；伴有阴囊水肿的患者，应用吊带托起阴囊。水肿患者皮肤组织菲薄，容易发生破损和感染，照护者须协助患者做好全身皮肤的清洁工作，清洁皮肤时动作应轻柔，以避免损伤。在给水肿患者进行肌内注射时，应先将水肿组织推向一侧后进针，拔针后需用无菌干棉球按压穿刺点，以防渗液、感染。

3. 用药照护　患者应遵医嘱使用利尿剂，照护者须密切观察药物的疗效及不良反应。长期使用利尿剂的患者可出现水电解质及酸碱平衡紊乱，如低氯性碱中毒、低钠血症、低钾血症。低氯性碱中毒表现为呼吸浅慢、手足抽搐、肌痉挛、烦躁、谵妄；低钠血症可出现乏力、恶心、肌痛性痉挛、嗜睡和意识淡漠等症状；低钾血症表现为肌无力、腹胀、恶心、呕吐及心律失常。利尿过快可导致患者有效血容量不足，出现直立性眩晕、口干、恶心、心悸等症状。

(三) 心理照护

各种慢性肾脏病所致的水肿患者病程长，迁延难愈，患者容易产生抑郁、悲观情绪，而不良的情绪可能会导致病情加重，因此照护者应告知患者情绪调节的重要性，引导患者正确对待自身疾病，帮助患者纠正异常的心理状态，引导患者保持积极乐观的心态。

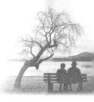

二、尿路刺激征

尿路刺激征是指膀胱颈和膀胱三角区受炎症或机械刺激而引起的尿频、尿急、尿痛,可伴有排尿不尽感及下腹坠痛。

【病因】

(一) 泌尿系统感染

泌尿系统感染是引起尿路刺激征的主要因素,约一半的患者可在尿液培养中发现细菌,该类细菌多为大肠埃希菌、铜绿假单胞菌、粪肠球菌和腐生葡萄球菌。

(二) 肾结核

肾结核患者早期常伴有膀胱结核,因此会出现尿频;晚期可出现膀胱壁纤维化,膀胱容量缩小,尿路刺激征症状会更加明显。

(三) 膀胱肿瘤

膀胱肿瘤及膀胱附近肿瘤压迫也可导致尿路刺激征的出现。

【临床表现】

(一) 尿频

尿频表现为排尿次数增多,但每次尿量少,或是仅有尿意,并没有尿液排出。

(二) 尿急

患者一旦有尿意,便尿急难忍,常见于急性膀胱炎、输尿管下段结石、膀胱癌、尿道炎、前列腺炎、神经源性膀胱等。少数尿急症状与精神因素相关。

(三) 尿痛

排尿时会阴或下腹部疼痛,其性质多为灼痛或刺痛,多见于尿道炎、膀胱结石、膀胱癌晚期、前列腺炎、膀胱结核、膀胱异物等。

【照护措施】

(一) 生活照护

1. 环境　保持病房环境安静、整洁。

2. 休息与活动　在疾病急性发作期,患者应卧床休息,采取屈曲位,尽量不要站立或坐直。在疾病缓解期,患者可适当增加活动量,但不宜进行剧烈活动。

3. 饮食　患者应进食清淡且富有营养的食物,多饮水。

(二) 医疗照护

1. 病情观察

密切观察患者的体温、脉搏、呼吸、血压、尿量、尿液性状等变化,观察患者有无高热持续不退或体温升高、伴腰痛加剧等症状。若出现上述症状,常提示患者发生肾周脓肿、坏死性肾乳头炎等并发症,应及时报告医师协助处理。

2. 对症照护

(1) 增加水分摄入:若无禁忌证,患者应多饮水、勤排尿,大量尿液的排出可以冲洗尿路,减少细菌在尿路的停留。尿路感染者饮水摄入量应>2000 mL/d,尿量不应<1500 mL/d,应保证每2~3小时排尿1次。

(2) 保持皮肤黏膜清洁:患者应注意加强个人卫生,增加清洗会阴的次数,避免肠道细菌侵入尿路,引起感染。

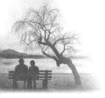

（3）缓解疼痛：照护者可指导患者进行膀胱区按摩或热敷，按摩和热敷可以缓解膀胱局部肌肉痉挛，减轻患者的疼痛。

3. 用药照护

患者应遵医嘱服用抗菌药物，同时密切观察药物的疗效及不良反应。

（三）心理照护

尿路刺激征患者由于尿液排泄功能的突然改变，可出现烦躁、焦虑等情绪。照护者要及时了解患者的心理状态，理解患者的感受，鼓励患者表达内心的情感。照护者可指导患者做一些他们感兴趣的事情，如看电视、聊天、听轻音乐、看文学作品等，以分散患者注意力，减轻其焦虑，增强其战胜疾病的信心。

第二节　尿路感染的预防与照护

【学习目标】

识记　能准确复述尿路感染的概念，说出其病因。

理解　能阐述尿路感染患者的临床表现和治疗要点。

运用　能对尿路感染患者的病情做出正确判断，并根据所学知识对其采取适合的照护措施。

【案例导入与思考】

李某，女性，66 岁，因"右侧腰痛 3 天，发热 2 天"入院。患者于 3 天前劳累后出现左侧腰部隐痛，并伴有尿频、尿急。次日，患者腰痛加重，体温 37.8℃，尿黄，尿液表面有白色絮状物。患者遂于外院就诊，外院给予"消旋山莨菪碱片、硫酸镁、哌替啶（杜冷丁）"等对症治疗后，患者腰腹部疼痛症状缓解，但体温升高至 39℃。今日，患者来我院急诊就诊，血常规示：白细胞 18.96×10^9/L。中性粒细胞 79.11％；尿常规示：隐血 2＋，白细胞 2＋，蛋白 3＋，泌尿系 B 超未见异常。为进一步治疗收入我科。患者入院以来饮食睡眠差，大便正常。

入院查体：T 39.2℃，P 89 次/分，R 22 次/分，BP 118/79 mmHg。神清，精神差，营养中等，痛苦面容，查体合作。右肾区叩击痛（＋）。入院诊断：急性尿路感染。入院后给予患者抗感染、碱化尿液治疗及物理降温。嘱咐患者多饮水、勤排尿。

请思考：

1. 该患者在服用药物时，有哪些照护要点？

2. 该患者自发病以来睡眠差，请分析影响其休息和睡眠的因素，并给予合理的照护措施。

尿路感染是指由于各种病原微生物感染所引起的尿路急、慢性炎症。多见于育龄期女性、老年人、免疫力低下及尿路畸形者。根据感染部位，尿路感染可分为上尿路感染和下尿路感染。

【病因】

（一）致病菌感染

尿路感染的主要原因为细菌感染，以大肠杆菌感染最为多见，约占 70％以

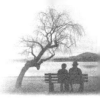

上。主要包括以下几种感染途径。

（1）上行感染。上行感染是尿路感染最主要的途径，是约 95％ 尿路感染的致病菌来源。机体在正常情况下，尿道口周围有少量细菌寄居，不会引起感染，但当尿道黏膜有损伤、机体抵抗力下降或入侵细菌致病能力强时，细菌可侵入尿道，发生逆行感染。

（2）血行感染。血行感染是指致病细菌通过血液循环到达肾脏或尿路的其他部位所引起的尿路感染，金黄色葡萄球菌为此类感染主要致病菌。该类型尿路感染临床上较为少见，多发生于机体免疫功能极差的患者。

（3）邻近组织感染。尿路邻近组织的感染可向周围蔓延，引起尿路感染。

（二）机体防御能力

细菌侵入泌尿系统后是否会引起感染与尿路的防御功能密切相关。尿路的防御机制包括排尿的冲刷作用、尿路黏膜及其所分泌免疫球蛋白 A 和免疫球蛋白 G、尿液中的尿素、尿路高渗透压和酸性环境等。当机体的这些防御机制遭到破坏时，尿路感染的概率就会增大。

（三）易感因素

（1）女性。女性尿道短而直，尿道口离肛门距离较近，因此容易被细菌污染。男女尿路感染发病率的比值约为 1∶8，已婚女性尿路感染发病率显著高于未婚女性。老年女性发病率则更高，60 岁以上老年女性尿路感染发病率可达 10％～12％，70 岁以上则高达 30％ 以上。老年女性尿路感染的主要原因为机体抵抗力下降、尿道短、雌激素水平下降导致尿道局部抵抗力减退。

（2）尿流不畅或尿液反流。由于膀胱癌、前列腺增生、尿路结石等引起的尿流不畅是尿路感染最主要的因素。尿流不畅可导致尿道细菌不能及时地被尿液冲出尿道，从而在局部大量繁殖，引发感染。除此之外，由于尿路梗阻等导致的膀胱输尿管反流可使膀胱内的细菌尿逆行、反流进入肾盂而引起感染。

（3）尿道侵入性器械的使用。尿道侵入性器械的使用也可导致尿路感染，如膀胱镜检查、尿道扩张术、导尿或留置导尿等，这些侵入性操作可能会引起尿道黏膜的损伤，并可将尿道口的细菌带入膀胱或上尿路，从而引起感染。

（4）机体免疫力下降。机体免疫力下降也是尿路感染的易感因素之一，患者患有慢性肾脏疾病、慢性腹泻、糖尿病或长期使用糖皮质激素等可能导致免疫力下降，从而引起尿路感染。

【临床表现】

（一）膀胱炎

膀胱炎的主要临床表现为尿频、尿急、尿痛等膀胱刺激症状，常伴下腹部不适。膀胱炎占尿路感染的 60％，常伴有白细胞尿；30％ 的膀胱炎患者有血尿，偶可见肉眼血尿。

（二）急性肾盂肾炎

急性肾盂肾炎起病多急骤，因炎症程度不同临床表现差异较大。

（1）泌尿系统表现。病情较重者常伴有尿频、尿急、尿痛等膀胱刺激症状，且常伴有肾区不适、腰痛、肋脊角压痛、肾区叩击痛，可有脓尿和血尿。部分患

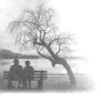

者以全身症状为主,如寒战、高热等,可无明显的膀胱刺激症状。

(2)全身表现。常见的全身表现有寒战、高热,伴有全身酸痛、无力、头痛、食欲减退等症状。病情轻者全身表现较少,甚至缺如。

(3)并发症。急性肾盂肾炎的并发症主要表现为坏死性肾乳头炎和肾周脓肿,临床上较少见,当细菌毒力强、合并尿路梗阻或机体抵抗力下降时可发生。坏死性肾乳头炎主要表现为高热、血尿和剧烈腰痛,坏死组织脱落时可随尿液排出,容易引发肾绞痛;肾周脓肿除主要表现为明显的单侧腰痛,向健侧弯腰时疼痛可加剧。

(三)无症状细菌尿

无症状细菌尿又称隐匿型尿路感染,即患者有细菌尿,但没有尿路感染的症状及体征,多见于孕妇和老年人。无症状细菌尿在 60 岁以上老年人中的发病率约为 10%,如不积极治疗,约 20% 无症状细菌尿患者病情可进一步发展,严重者可发生急性肾盂肾炎。

【辅助检查】

(一)尿细菌学检查

尿细菌学检查中如尿细菌定量培养菌落计数高于 10^5/mL,且能排除假阳性,则为真性菌尿。膀胱穿刺尿定性培养如有细菌生长,也提示真性菌尿。

(二)尿常规

尿液浑浊且有异味,尿中白细胞数量明显增加,若出现白细胞管型,则提示患者可能有肾盂肾炎,尿红细胞数量也可增加,少数患者可伴有肉眼血尿。

(三)影像学检查

对于反复发作或经久不愈的肾盂肾炎患者,可行静脉尿路造影或腹部平片检查,以确定患者是否有尿路结石、尿路梗阻、膀胱输尿管反流、泌尿系统畸形等。尿路感染急性期的患者不宜做静脉尿路造影检查,可行腹部 B 超检查。

【治疗要点】

(一)急性膀胱炎

(1)单剂量疗法。选用甲氧苄啶 0.4 g、磺胺甲恶唑 2.0 g、氧氟沙星 0.4 g、碳酸氢钠 1.0 g,顿服。

(2)短程疗法。可选择磺胺类、头孢菌素类、喹诺酮类、半合成青霉素等抗生素,连用 3 天。短程疗法与单剂量疗法相比,更加有效,可减少疾病复发,增加治愈率。需要注意的是,对于年老、患有糖尿病等机体免疫力低下的患者,应持续抗菌药物治疗 7 天。在停止服用抗菌药物 7 天后,需对患者进行尿细菌培养。若培养结果为阴性,提示膀胱炎已治愈;若培养结果仍为真性菌尿,则应继续治疗 2 周。

(二)急性肾盂肾炎

1. 应用抗菌药

(1)重型肾盂肾炎:有明显全身症状的患者,需进行肌内注射或静脉用药,获得尿细菌培养结果后,应根据药敏试验的结果选用药物,必要时联合用药。需要注意的是,氨基糖苷类抗生素具有较强的肾毒性,应谨慎使用。病情好转后,患者可于退热后继续用药 3 天,再改为口服抗菌药,并持续治疗 2 周。

（2）轻型肾盂肾炎：轻型肾盂肾炎患者可口服抗菌药物连续 2 周,常见的抗菌药为喹诺酮类、半合成青霉素类及头孢菌素类,一般情况下,用药 72 小时后病情可有好转,若未见明显好转,则应根据药物敏感试验的结果更改抗生素。

2. 碱化尿液

口服碳酸氢钠片（1.0 g,3 次/日）,可增强抗菌药物的疗效,减轻尿路刺激征症状。

（三）再发性尿路感染

再发性尿路感染是指尿路感染经治疗病情痊愈后,再次发生真性菌尿。再发性尿路感染可分为复发性尿路感染和重新感染。复发性尿路感染是指原来的致病细菌再次引起尿路感染,通常在停止用药的 6 周以内发生；重新感染是指新致病菌侵入尿路而引起的感染,一般多在停止用药的 6 周后发生。

对于复发性尿路感染的患者,应积极寻找并去除易感因素。同时根据药敏试验选用强效抗生素,在允许的范围内使用最大剂量,连续治疗 6 周后观察病情是否好转。若病情未缓解,可延长疗程或者改为肌内注射或静脉用药。

对于重新感染的患者,提示患者尿路防御功能低下,可采用长程低剂量抑菌疗法,如：每天临睡前排尿后口服小剂量抗生素 1 次,每 7～10 天更换药物,疗程为半年；停药后若再发,则继续此疗法 1～2 年或更长时间。

（四）无症状细菌尿

对于老年患者的无症状细菌尿,一般不予以药物治疗,但是应密切观察患者的病情变化,若患者发生体温升高、尿路刺激征等症状时,应及时进行治疗。

【照护措施】

（一）生活照护

1. 环境　保持病房环境清洁、安静、光线柔和,维持病室合适的温度和湿度,使患者能得到充分休息。

2. 休息与活动　尿路感染患者应增加休息与睡眠,急性发作期第 1 周应卧床休息。慢性肾盂肾炎患者,不宜从事重体力劳动。

3. 饮食　给予患者清淡、营养丰富、易消化、维生素充足的食物,若无禁忌证,患者应注意多饮水,勤排尿。

（二）医疗照护

1. 病情观察

严密监测患者病情,如生命体征、尿液性状、腰痛程度等。若患者高热持续不退,且出现腰痛加剧等症状,提示患者并发肾周脓肿、坏死性肾乳头炎等,应及时通知医生,并配合医生对患者进行治疗。

2. 对症照护

（1）疼痛：肾脏炎症可导致患者肾区疼痛,患者应以卧床休息为主,采取屈曲卧位,尽量避免直立或坐位,以免牵拉肾脏,加重疼痛。

（2）高热：对于高热患者应予化学降温或物理降温。化学降温是指使用退热药,抑制大脑的体温调节中枢,减少机体产热,加速散热。物理降温的主要措

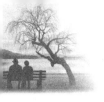

施有冰袋、温水擦浴、冷湿敷、冰帽、冰水灌肠等,应根据患者病情加以选择。采取降温措施 30 分钟后须再次测量患者体温,并将结果记录于体温单。

3. 用药照护

遵医嘱给予患者抗菌药物,并严密观察药物的不良反应。氨基糖苷类抗生素可引起听神经毒性、肾脏毒性,使用该药期间应注意给药剂量,监测血药浓度,经常询问患者是否有耳鸣、眩晕等症状,对患者进行听力监测,同时避免与其他有听神经毒性、肾脏毒性的药物联合使用。喹诺酮类抗生素常见的不良反应有皮肤瘙痒、消化道反应、影响软骨发育等,孕妇及儿童应慎用。

(三)心理照护

理解患者的感受,鼓励其表达内心的情感,帮助患者正确地面对疾病,消除焦虑、恐惧心理,增强患者战胜疾病的信心。

【预防指导】

(一)疾病知识指导

告知患者尿路感染的病因、临床表现,使患者对疾病有正确的认识并积极配合治疗。

(二)生活指导

告知患者饮食应以清淡、营养丰富、易消化为主,避免食用辛辣、刺激性食物,嘱患者多饮水、勤排尿;指导患者适当进行体育锻炼,劳逸结合,避免过度劳累;指导患者养成良好的卫生习惯,女性患者应保持会阴部清洁,每日用清水冲洗会阴部 1~2 次;对于有膀胱输尿管反流的患者,告知其养成"二次排便"的习惯,即在第一次排完尿后数分钟,再次排尿,以便将输尿管和尿道残余的尿液排尽。

(三)用药指导

嘱患者遵医嘱服药,告知患者抗生素应餐后服用,口服复方磺胺甲基异恶唑时,应多饮水。

(四)病情观察指导

告知患者监测病情的方法,若出现尿急、尿频、尿痛、尿中带血、体温升高等临床症状时,应及时前往医院就医。

第三节　肾病综合征的预防与照护

【学习目标】

识记　能准确叙述肾病综合征的概念和特点

理解　能解释肾病综合征的病因及临床表现

运用　能结合肾病综合征患者的病情,对其采取合适的照护措施

【案例导入与思考】

李某,女性,75 岁,15 天前无明显诱因出现全身水肿,伴泡沫尿,同时有腹胀、恶心、胸闷等症状,进食后腹胀加重。患者曾到县中医院就诊,诊断为"肾病综合征",县中医院给予"利尿"处理后症状有所改善。现为进一步治疗来我科就诊。患者入院以来以卧床休息为主,精神差,饮食睡眠欠佳,大便正常。否认

糖尿病、高血压病史。

入院查体：T 36.5℃，P 78次/分，R 18次/分，BP 119/72 mmHg，发育正常，营养中等。患者双下肢中度水肿，腹部膨隆，移动性浊音（＋）。血生化检查结果示：总胆固醇 14.46 mmol/L，血清白蛋白 15.3 g/L，24 小时尿蛋白定量 5.8 g。B超检查结果未见肾脏缩小。入院后行肾活检术，明确病理类型后，制定抗免疫、抗炎症治疗方案。

请思考：

1. 如何对该患者进行皮肤照护？

2. 该患者血清白蛋白低于正常值，可否给予高蛋白饮食以补充尿蛋白的丢失？

肾病综合征指由各种肾脏疾病所致的，以大量蛋白尿（尿蛋白＞3.5 g/d）、低蛋白血症（血清白蛋白＜30 g/L）、水肿、高脂血症为临床表现的一组综合征。

【病因】

肾病综合征可分为原发性肾病综合征和继发性肾病综合征两类。

（一）原发性肾病综合征

原发性肾病综合征是指原发于肾脏本身的肾小球疾病。目前，肾病综合征病因还不明确，主要的发病学说为免疫介导性炎症所致的肾脏损害。导致原发性肾病综合征的肾小球疾病的主要病理类型包括微小病变型肾病、膜增生性肾小球肾炎、膜性肾病、局灶节段性肾小球硬化、系膜毛细血管性肾小球肾炎。

（二）继发性肾病综合征

继发性肾病综合征是指继发于全身其他系统疾病的肾脏损害，常见的疾病有系统性红斑狼疮、过敏性紫癜、糖尿病、多发性骨髓瘤、肾淀粉样变性等。

【临床表现】

（一）大量蛋白尿

典型肾病综合征患者可有大量选择性蛋白尿，一般情况下尿蛋白超过 3.5 g/d。其发生的主要机制为肾小球滤过膜的电荷屏障受损，对血浆蛋白，尤其是白蛋白的通透性增高，导致原尿中蛋白含量增多，超过了肾小管对蛋白质的重吸收能力，从而形成大量蛋白尿。

（二）低蛋白血症

通常情况下，肾病综合征患者血清白蛋白低于 30 g/L。其主要原因为肾小球滤过膜对血清白蛋白的通透性增高，导致大量白蛋白自尿中丢失；同时，胃黏膜水肿致患者食欲降低，蛋白质摄入和吸收减少，肝脏代偿性合成血浆蛋白不足等因素可进一步加重低蛋白血症。

（三）水肿

水肿是肾病综合征患者最突出、最常见的体征，其发生原因为机体低蛋白血症引起的血浆胶体渗透压明显下降。严重水肿的患者可出现腹腔、胸腔和心包积液。

（四）高脂血症

肾病综合征患者常常伴有高脂血症。血液中胆固醇、甘油三酯、低密度脂

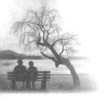

蛋白、极低密度脂蛋白等常可增加,其中以高胆固醇血症最为多见。

（五）并发症

1. 感染　感染是肾病综合征患者最常见的并发症,其发生主要与蛋白质营养不良、长期应用糖皮质激素治疗、免疫功能紊乱等因素有关。最常见的感染部位为泌尿道、呼吸道、皮肤,感染也是导致本病复发和疗效不佳的主要原因。

2. 血栓和栓塞　肾病综合征患者容易发生血管内血栓,形成栓塞,其中以肾静脉血栓最常见。肾病综合征患者有效血容量减少导致血液浓缩,高脂血症可使血液黏稠度增加,强效利尿剂的应用可进一步加重血液的高凝状态,这些因素的共同作用可引起机体凝血、抗凝和纤溶系统失衡,导致血栓和栓塞。血栓形成和栓塞的发生是影响疾病治疗效果和预后的重要因素。

3. 急性肾衰竭　水肿可导致肾病综合征患者有效循环血容量减少,肾血流量下降,诱发肾前性氮质血症,一般情况下,有效循环血容量减少经扩容、利尿治疗后多可恢复,少数肾病综合征患者则会出现急性肾衰竭,表现为无明显诱因的少尿、无尿,且扩容利尿无效,多见于微小病变型肾病。

4. 其他　肾病综合征患者长期大量蛋白尿可导致严重的蛋白质营养不良。长期高脂血症可导致动脉粥样硬化、冠心病等心血管疾病。

【辅助检查】

（一）尿液检查

肾病综合征患者尿蛋白定性实验一般为＋＋＋～＋＋＋＋,24 小时尿蛋白定量实验＞3.5 g。

（二）肾功能检查

肾病综合征患者血肌酐和尿素氮可正常或升高,内生肌酐清除率正常或降低。

（三）血液检查

肾病综合征患者血清白蛋白低于正常值范围,一般＜30 g/L,同时,血中胆固醇、甘油三酯、低密度脂蛋白均可增高。

（四）肾脏 B 超检查

肾病综合征患者双侧肾脏 B 超检查可正常或缩小。

（五）肾活组织病理检查

肾活组织病理检查可明确肾病综合征患者肾小球病变的具体病理类型,病理类型的明确对指导疾病治疗及判断预后具有重要意义。

【治疗要点】

（一）一般治疗

给予患者低脂、高热量、低盐,以及富含可溶性纤维素、高维生素食物,肾功能良好者给予正常量的优质蛋白,肾功能减退者则应给予优质低蛋白食物。水肿严重的肾病综合征患者应卧床休息,至水肿消退,但长期卧床易导致患者形成血栓,故患者应保持适度的床上及床旁活动,症状缓解后,可逐步增加活动量,但不宜过度劳累。

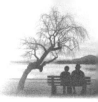

（二）对症治疗

1. 减少尿蛋白　持续大量蛋白尿可致肾病综合征患者肾小球滤过率高,促进肾小球硬化,加重肾脏损伤,因此减少尿蛋白可有效延缓肾功能恶化。血管紧张素转化酶抑制剂和血管紧张素Ⅱ受体阻滞剂,可有效降低肾小球内压,影响肾小球基底膜对大分子的通透性,从而达到减少尿蛋白,有效延缓肾功能恶化。

2. 利尿消肿　限水、限钠后,使用糖皮质激素可达到利尿消肿目的,如经上述治疗,水肿仍然不能消退,可使用利尿剂,常见的利尿剂有氢氯噻嗪、氨苯蝶啶、螺内酯、呋塞米、低分子右旋糖酐等。同时,应注意利尿不能过快过猛,以免引起患者有效血容量不足,诱发血栓和栓塞的形成。

3. 降脂　高脂血症可加速肾病综合征患者肾小球疾病的发展,导致心脑血管疾病的发生率增加,因此应积极治疗肾病综合征患者的高脂血症,在使用降脂药物的同时控制油脂的摄入。

（三）抑制免疫与炎症反应

1. 糖皮质激素　糖皮质激素主要作用为抑制免疫炎症反应。使用原则为起始足量、缓慢减药和长期维持。目前常用的糖皮质激素治疗方法为泼尼松口服,激素可采用全天量顿服,维持用药期间,可 2 天量隔 1 天顿服,以减轻激素的不良反应。

2. 细胞毒药物　对于"激素依赖型"或"激素抵抗型"的肾病综合征患者,可使用细胞毒药物,常与激素联合使用。最常见的细胞毒药物为环磷酰胺。

3. 环孢素　对于激素和细胞毒药物治疗均无效的肾病综合征患者,常采用环孢素治疗,服药期间需严密监测患者的血药浓度,一般服药 2～3 个月后缓慢减量,疗程至少为 1 年。

（四）并发症防治

1. 血栓、栓塞　当肾病综合征患者血液出现高凝状态时应给予抗凝治疗,如肝素、双嘧达莫等;患者一旦发生血栓或栓塞,应及早予以链激酶或尿激酶等溶栓药物溶栓。

2. 感染　肾病综合征患者若发生感染,应选用强效、敏感且没有肾毒性的抗生素进行治疗。

3. 急性肾衰竭　症状严重且达到透析指征的肾病综合征患者,应尽早进行透析治疗。

【照护措施】

（一）生活照护

1. 环境　保持病房环境清洁,定期进行空气消毒,定时开门窗通风,同时保持室内温度和湿度适宜。限制上呼吸道感染者探访患者,以免引起患者感染。

2. 休息与活动　肾病综合征患者应注意卧床休息,避免过度劳累,但同时应适当锻炼,以避免血栓、栓塞、压力性损伤等并发症的发生。

3. 饮食　供给患者足够的热量,一般不少于 126～147 kJ(30～35 kcal)/(kg·d);对于症状较轻的肾病综合征患者,给予 0.8～1.0 g/(kg·d)的正常量

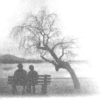

优质蛋白,但当患者发生肾功能不全时,应根据肾小球滤过率减少蛋白质摄入;患者应控制高脂血症,减少动物脂肪的摄入,增加富含可溶性纤维素的食物的摄入(如粗粮、燕麦等);为减轻水肿,患者应低盐饮食,一般应低于 3 g/d。

(二)医疗照护

1. 病情观察　严密监测患者的体温、血压等生命体征,观察有无咳嗽、咳痰、尿路刺激征、皮肤红肿等感染迹象。记录患者进食情况及液体出入量。定期检查患者血红蛋白、血清白蛋白等,评估其营养状态。

2. 对症照护　水肿症状较重的患者应穿柔软、宽松的衣服。另外,照护者应协助患者清洁皮肤,动作应轻柔,避免损伤皮肤。对于长期卧床患者,照护者应协助其经常变换体位,用软垫支撑受压部位,防止压力性损伤的发生。

3. 用药照护　嘱患者按时、按量服药,不得随意减量或停药,避免使用具有肾毒性的药物,注意监测药物的不良反应。使用利尿剂期间应严密监测患者的生命体征,准确记录 24 小时出入量,定期查看电解质及血气分析结果。使用激素及细胞毒药物期间,应注意监测患者的血药浓度,观察有无副作用的出现,如肝肾毒性、高血压、高血钾、骨质疏松、股骨头坏死等。

4. 并发症预防与照护　肾病综合征患者由于长期服用激素,机体抵抗力较弱,容易发生感染,照护者应加强患者皮肤、口腔、会阴等部位的清洁,严格遵守无菌操作的原则,定期做好病室通风及环境消毒,指导患者注意保暖,避免去人群聚集的地方。

(三)心理照护

肾病综合征患者,尤其是肾炎性肾病患者,病程一般较长,可能会出现消极、抑郁、烦躁等情绪,对这种情况,照护者要给患者详细介绍肾病综合征的病程转归特点,使患者及其家属对疾病的病情有正确的认识,树立战胜疾病的信心。

【预防指导】

(一)疾病知识指导

向患者及其家属详细介绍本病的病因、临床表现、治疗要点、常见的并发症及预防措施。

(二)生活指导

告诉患者高热量、优质蛋白、低脂、低盐、高膳食纤维饮食的重要性,指导患者合理安排每天饮食并根据病情选择合适的食物。指导患者注意休息,避免劳累,适当活动,以免发生肢体血栓和栓塞。告知患者避免受凉,注意个人卫生,以预防感染。

(三)用药指导

告诉患者不可擅自减量或停用激素,介绍各类药物的使用方法及可能的不良反应。

(四)病情观察指导

指导患者定期门诊复查,自我监测体温、血压、体重、尿量、尿液性状等,若出现少尿、水肿、体重增加过快、尿液浑浊、体温升高等症状时,应及时就医。

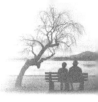

第四节　慢性肾衰竭的预防与照护

【学习目标】

识记　能准确复述慢性肾衰竭的概念。

理解　能解释慢性肾衰竭的病因及临床表现。

运用　能运用所学知识对慢性肾衰竭患者进行合理的照护。

【案例导入与思考】

张某,女性,70岁,因"反复双下肢水肿10余年"入院。该患者于10余年前无明显诱因出现双下肢水肿,以"慢性肾炎"间断治疗,双下肢水肿反复发作。患者于10天前感冒后出现恶心呕吐、纳差,来我院就诊。近1月,患者活动后感气急、胸闷。尿量约800 mL/d,泡沫尿,无肉眼血尿。睡眠不佳,大便正常,体重无明显减轻。患者既往有高血压20年,血压最高达170/100 mmHg,口服硝苯地平片降压。

入院查体：T 36.8℃,P 78次/分,R 18次/分,BP 160/105 mmHg。神清,贫血貌,自主体位。双下肢凹陷性水肿,双肾区无叩痛。血常规检查结果示：白细胞计数 9×10^9/L、红细胞计数 2.55×10^{12}/L、血红蛋白70g/L。双肾B超检查结果显示：双肾缩小。肾功能电解质检查结果显示：血钙1.25 mmol/L、血尿素氮40.47 mmol/L、血肌酐803.20 μmol/L。门诊以慢性肾衰竭收住入院,入院后完善相关检查,予以降压及抗贫血药物,并行肾脏替代治疗。

请思考：

1. 该患者的治疗要点有哪些?

2. 如何指导该患者活动?

3. 如何对该患者进行心理照护?

慢性肾衰竭(简称慢性肾衰)是指各种肾脏病进行性进展引起肾小球滤过率下降和肾功能损害,出现以代谢产物潴留,水电解质和酸碱平衡紊乱为主要表现的临床综合征。

【病因】

慢性肾衰竭常见的病因有肾小球肾炎、糖尿病肾病、高血压肾小动脉硬化、狼疮性肾炎、肾小管间质性疾病、多囊肾等。在西方国家,高血压肾小动脉硬化和糖尿病肾病为慢性肾衰竭的两大主要病因。而在我国,常见的慢性肾衰竭病因为原发性肾小球肾炎、糖尿病肾病、高血压肾小动脉硬化、狼疮性肾炎、多囊肾等。近年来,随着人们生活方式及疾病谱的变化,由糖尿病肾病、高血压肾小动脉硬化引起的慢性肾衰竭发病率亦明显增高。目前,本病的发病机制尚未完全明了。

【临床表现】

在疾病早期,慢性肾衰竭常无明显临床症状,或者临床症状不典型,当疾病进展至晚期时才出现明显的尿毒症症状。有尿毒症症状时,患者可出现多个系统的功能障碍及全身代谢紊乱。

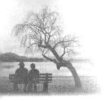

（一）各系统症状体征

（1）消化系统。食欲减退是慢性肾衰竭患者最早期的表现,主要表现为腹胀、腹泻、恶心,呕吐。慢性肾衰竭晚期患者常发生口腔黏膜溃疡、消化道黏膜糜烂,呼出的气体中常带有尿味。

（2）心血管系统。慢性肾衰竭患者常伴有心血管系统疾病,主要表现有高血压、心力衰竭、动脉粥样硬化、心包炎等。

（3）呼吸系统。患者常有气促感,酸中毒的患者可表现为深大呼吸,心功能不全的患者可发生肺水肿,导致呼吸困难。

（4）血液系统。几乎所有慢性肾衰竭的患者均有轻至中度贫血。贫血主要是由肾脏促红细胞生成素生成减少引起,因此也被称为肾性贫血。此外,多数患者可有出血倾向,主要与血小板功能障碍及凝血因子减少等有关,轻者表现为皮肤血斑、鼻出血,女性患者可有月经过多,重者可出现颅内出血、消化道出血。

（5）皮肤。由于毒性产物对皮肤感受器的刺激,慢性肾衰竭患者最常见的症状之一就是皮肤瘙痒,同时伴有皮肤干燥及脱屑。此外,由于色素沉着,患者皮肤常呈黄褐色。

（6）骨骼系统。由于肾脏所产生的活性维生素 D_3 不足、继发性甲状旁腺功能亢进等原因,慢性肾衰竭患者可出现肾性骨营养不良,又称肾性骨病,表现为骨质疏松症、骨硬化症、纤维囊性骨炎、骨软化症,严重者可发生骨痛、行走不便和自发性骨折。

（7）神经、肌肉系统。表现慢性肾衰竭患者常伴有神经、肌肉系统症状,早期主要表现为失眠、疲乏、注意力不集中、性格改变、抑郁、记忆力下降、谵妄、幻觉、昏迷等,晚期患者可出现肢体疼痛、麻木、深反射消失。

（8）内分泌系统。慢性肾衰竭患者可出现多种内分泌功能紊乱,如:雌激素、雄激素水平下降,催乳素、黄体生成素水平升高等。

（二）全身代谢紊乱

慢性肾衰竭患者可出现水电解质和酸碱平衡失调,如高钠血症或低钠血症、高钾血症或低钾血症、高磷血症、低钙血症、水肿或脱水等。除此之外,患者还可出现糖、脂肪、蛋白质代谢障碍,主要表现为高甘油三酯血症、高胆固醇血症、蛋白质能量营养不良等。

【辅助检查】

（一）肾功能检查

慢性肾衰竭患者内生肌酐清除率降低,血肌酐、血尿素氮水平增高。

（二）尿液检查

患者尿沉渣检查中可看到白细胞、红细胞、蜡样管型和颗粒管型。患者常伴有蛋白尿。

（三）血常规检查

患者血红蛋白浓度降低,红细胞计数下降,白细胞计数可升高或降低。

（四）血生化检查

患者血磷增高,血钙降低,血清白蛋白降低,血钾和血钠可增高或降低,血液 pH 降低,常伴有代谢性酸中毒。

(五)影像学检查

影像学检查显示患者双肾缩小。

【治疗要点】

慢性肾衰竭应重点治疗原发病,防治各种危险因素,减少并发症,保护肾功能。并根据疾病分期,采取不同的防治策略。

(一)治疗原发病,纠正加重慢性肾衰竭的因素

治疗原发病、延缓或防止肾功能减退,保护残存肾功能是治疗慢性肾衰竭的关键,如对高血压肾小动脉硬化、糖尿病肾病、狼疮性肾炎等的治疗。纠正患者循环血容量不足、水电解质和酸碱平衡紊乱、尿路梗阻,避免肾毒性药物的使用感染的发生等。

(二)控制高血压和肾小球内高压力

严格、有效地控制高血压,缓解肾小球内高压力是延缓慢性肾衰竭进展的重要措施之一,首选的药物有血管紧张素受体阻滞药、血管紧张素转化酶抑制剂,此类药物可有效减轻蛋白尿、降低肾小球内压。除此之外,钙通道阻滞剂、利尿剂、β受体阻滞剂等也是慢性肾衰竭患者常用的一线降压药物。

(三)营养治疗

1. 饮食治疗　慢性肾衰竭患者应注意饮食治疗,以缓解尿毒症症状,延缓健存肾单位被破坏速度,应根据患者残存肾单位功能、肾小球滤过率,给予其个体化低蛋白饮食,同时,密切监测患者营养指标,避免蛋白质能量营养不良的发生。

2. 必需氨基酸或 α-酮酸　必需氨基酸的应用可补充慢性肾衰竭患者对必需氨基酸的需求,避免负氮平衡的发生。α-酮酸是合成氨基酸的前体,它可以利用机体的尿素,通过转氨基作用转化为身体所需要的氨基酸,因此补充 α-酮酸可以减轻慢性肾衰竭患者尿毒症毒素蓄积,改善其蛋白质营养。

(四)水、电解质和酸碱平衡失调的纠正

1. 高钾血症　尿毒症患者由于尿量的减少,容易发生高钾血症,医护人员应注意监测高钾血症的出现,并及时予以治疗。

2. 水、钠平衡失调　慢性肾衰竭患者常伴有水肿,因此应限制盐、水的摄入。明显水肿者,可使用利尿剂利尿,透析患者应加强超滤,以缓解患者的水肿。对于水钠潴留严重并伴有急性左心衰竭的患者,应尽早开始透析治疗,减轻患者机体的负荷。

3. 钙、磷代谢失调　慢性肾衰竭患者常伴有钙、磷代谢异常,对血磷正常、血钙偏低、继发性甲状旁腺功能亢进症状明显者,可给予骨化三醇口服,以纠正低钙血症、治疗继发性甲状旁腺功能亢进;对血磷偏高、血钙偏低者,则应限制膳食中磷的摄入,同时服用磷结合剂,如在进餐的同时口服碳酸钙片,碳酸钙可结合肠道内的磷,减少肠道对磷的吸收,同时又有利于纠正低钙血症。

4. 代谢性酸中毒　一般情况下,可通过口服碳酸氢钠、采用碳酸氢钠或乳

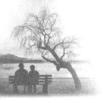

酸钠静脉滴注纠正慢性肾衰竭患者代谢性酸中毒。若通过补碱治疗仍不能纠正的患者,应及时开始透析治疗。

(五) 贫血治疗

对于有肾性贫血的慢性肾衰竭患者,可给予其刺激红细胞生成制剂,如重组人促红细胞生成素。使用重组人促红细胞生成素的同时,应注意给患者静脉补充铁剂,如葡萄糖醛酸铁、蔗糖铁、右旋糖酐铁;同时补充造血原料,如叶酸、维生素族等。对于严重贫血的慢性肾衰竭患者,应及时输血,纠正贫血。

(六) 其他对症治疗

1. 清除尿毒症毒素　对于未接受透析治疗的慢性肾衰竭患者,可通过口服氧化淀粉、大黄制剂、活性炭制剂、甘露醇等促进尿毒症毒素从肠道排出体外,缓解尿毒症症状。对于恶心、呕吐明显的尿毒症患者,可使用氯丙嗪或甲氧氯普胺等止吐药物缓解患者症状。

2. 皮肤瘙痒　慢性肾衰竭患者经常皮肤瘙痒难耐,严重影响其生活质量,可外用乳化油剂或炉甘石洗剂涂抹,严重者可口服抗组胺药。控制膳食中磷的比重及强化透析治疗对部分患者的皮肤瘙痒也有较好的效果。

3. 高脂血症　可使用他汀类或贝特类药物治疗患者的高脂血症。

4. 控制感染　当患者发生感染时,应结合细菌培养、药物敏感试验的结果,使用无肾毒性或毒性较低的抗生素及时进行治疗,并应根据肾小球滤过率调整用药剂量。

(七) 替代治疗

1. 透析疗法　常用的透析疗法包括血液透析和腹膜透析,透析疗法是根据半透膜原理,清除体内代谢产物和多余水分,纠正水电解质平衡紊乱的一种治疗方法。透析疗法可以替代肾脏的排泄功能,将体内多余的水和代谢产物排出体外,但不能替代肾脏的内分泌和代谢功能。对于经药物治疗无效的尿毒症患者,应及早进行透析治疗。血液透析和腹膜透析的治疗效果相近,但各有其优缺点,医务人员应综合考虑患者的情况,选用适合患者的透析模式。

2. 肾移植　目前,肾移植是治疗肾衰竭终末期患者最直接有效的方法。肾移植在成功的情况下,可使患者肾功能恢复正常。但是排异反应可能会导致肾移植的失败,故肾衰竭终末期患者应选择配型合适的供肾者,并在肾移植后长期使用免疫抑制剂抑制排异反应。

【照护措施】

(一) 生活照护

1. 环境　指导慢性肾衰竭患者注意个人卫生,经常开窗通风,保持室内空气清洁。

2. 休息与活动　慢性肾衰竭患者的休息与活动应根据病情决定,患者病情较重者或有心力衰竭者,应绝对卧床休息,避免加重症状;病情较轻者,可进行室内散步等活动,但应避免劳累以及受凉,防止感染,活动时需要有专人陪伴,一旦出现心慌、呼吸困难等不适症状,应暂停活动;慢性肾衰竭伴贫血的患者,动作应缓慢,以免体位变化速度过快造成头晕,出现跌倒等不良事件。慢性肾

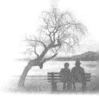

衰竭患者由于尿毒症毒素在体内的累积,食欲通常会降低,照护者应加强患者口腔卫生,提供舒适、干净的进食环境,改善患者食欲。

3. 饮食　饮食治疗对慢性肾衰竭患者至关重要,其原则为:优质低蛋白、充足热量、低盐、低钾、低磷饮食。

(1)蛋白质:慢性肾衰竭患者需要限制蛋白质的摄入量,同时,保证饮食中50%以上的蛋白质为优质蛋白。优质蛋白主要是指动物蛋白,其中的氨基酸多为人体所需要的必需氨基酸,易于被人体吸收,如鸡蛋、牛奶、瘦肉等;而植物蛋白中的氨基酸多为非必需氨基酸,不易被人体吸收,因此应尽量减少摄入。慢性肾衰竭患者蛋白质的具体摄入量应根据患者的肾小球滤过率来调整。对于非糖尿病肾病患者,当肾小球滤过率≥60 mL/min 时,蛋白质摄入量为 0.8 g/(kg·d);当肾小球滤过率<60 mL/min 时,蛋白质摄入量为 0.6 g/(kg·d);当肾小球滤过率<25 mL/min 时,蛋白质摄入量为 0.4 g/(kg·d)。糖尿病肾病患者,从出现蛋白尿开始,就应开始限制蛋白质的摄入量,控制在 0.8 g/(kg·d),在肾小球滤过率下降后,蛋白质摄入量减少至 0.6 g/(kg·d)。透析的患者应改为透析饮食,增加蛋白质的摄入量。

(2)热量:对于慢性肾衰竭患者,应供给其足够的热量,以减少体内蛋白质的消耗,进而减少代谢废物的产生,每天供应的热量一般为 126～147 kJ/kg。患者可选用热量高而蛋白质含量较低的食物,如麦淀粉、薯类、藕粉、粉丝等。

(二)医疗照护

1. 病情观察　照护者应密切监测患者肾功能和营养状况,定期监测患者的体重、血肌酐、血尿素氮、血红蛋白、血清白蛋白水平等。

2. 对症照护　避免患者发生感染,可让患者入住单人间,并定期开窗通风,紫外线消毒。在进行各项治疗及检查的过程中,应严格遵守无菌操作原则,密切观察留置静脉导管、留置尿管等部位是否出现感染。加强慢性肾衰竭患者口腔、会阴等部位皮肤及黏膜的清洁卫生。对于卧床患者,应定期给其翻身拍背,指导其有效咳嗽咳痰,预防坠积性肺炎的发生;恶心、呕吐明显的尿毒症患者,遵医嘱使用止吐药物;对于皮肤瘙痒难耐的患者,教会其外用乳化油剂或炉甘石洗剂,同时教会患者避免食用高磷食物。

3. 用药照护　当慢性肾衰竭患者蛋白质的摄入量低于 0.6 g/(kg·d)时,则应补充必需氨基酸或者 α-酮酸,以保证患者的营养。必需氨基酸有口服制剂和静脉滴剂,尽量以口服为宜,如果选择静脉输入,则应注意输液速度,不宜过快,若患者发生恶心、呕吐,应减慢输液速度,同时给予止吐剂,以缓解患者的症状。α-酮酸的用量为 0.1～0.2 g/(kg·d)口服。在给患者补充氨基酸的同时,应遵医嘱使用促红细胞生成素及造血原料(铁剂、叶酸等),以纠正患者的贫血。对于发生感染的患者,应遵医嘱使用对无肾毒性或肾毒性较低的抗生素,以免进一步加重肾脏的损伤。

(三)心理照护

慢性肾衰竭几乎没有治愈的可能性,加之长期的透析治疗和昂贵的治疗费用,可能使患者出现悲观、绝望、抑郁等心理,照护者可以让患者之间沟通交流,

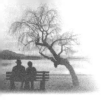

树立战胜疾病的信心。照护者也可以一对一和患者交流，找出患者的具体问题并针对性地给予疏导，打消患者的顾虑。此外，照护者还可以通过在走廊摆放绿植、在治疗室播放患者喜欢的歌曲等改变治疗环境的措施，使患者的心情放松。

【预防指导】

（一）疾病知识指导

照护者应向患者及家属讲解慢性肾衰竭的基本知识，使其理解慢性肾衰竭虽然需要长期治疗，且预后不理想，但是只要坚持并配合医务人员，遵守治疗方案，做好自我管理，避免加重病情的各种因素，可以在很大程度上延缓病情进展，提高生存质量。

（二）生活指导

照护者应告知患者饮食中的注意事项，强调合理饮食对治疗慢性肾衰竭的重要性，指导患者严格遵从慢性肾衰竭的饮食原则，教会患者如何在日常生活中选择适合自己病情的食物。

（三）用药指导

指导患者注意个人卫生，避免各种感染的发生，若发生感染，应在医生的指导下服用药物，不得擅自服用有肾毒性的药物，不得擅自停药。

（四）病情观察指导

指导患者学会自我监测病情，准确监测并记录每天的体重、血压、体温、尿量等变化。若出现发热、水肿、血压明显增高、头痛头晕、气促或呼吸困难、嗜睡或意识障碍时，需及时前往医院就诊。

第五节　前列腺增生的预防与照护

【学习目标】

识记　能准确复述前列腺增生的概念，说出其病因。

理解　能说出前列腺增生患者的临床表现，阐述治疗要点。

运用　能对前列腺增生患者的病情做出正确判断，并根据所学知识采取适合的照护措施。

【案例导入与思考】

张某，男性，76岁，因"进行性排尿困难5年"入院。患者于5年前无明显诱因出现尿频、尿急，白天大约7次，夜间3次，尿液射程近，尿线较细、无力。患者于4月前出现尿频明显加重，自行口服药物（非那雄胺）未见缓解，门诊以"前列腺增生""慢性尿潴留"收入住院。

入院查体：T 36.8℃，P 68次/分，R 18次/分，BP 178/90 mmHg。入院后，积极完善各项检查，行硬膜外麻醉下经尿道前列腺电切＋耻骨上经膀胱造瘘术，术中情况良好，出血约80 mL。术后，遵医嘱给予患者Ⅰ级护理、持续心电监测、禁食、留置导尿、膀胱持续冲洗、补液、抗感染治疗。

请思考：

1. 在日常生活中,对该患者应注意哪些照护要点?

2. 在膀胱冲洗过程中,对该患者需要注意哪些照护要点?

前列腺增生是指发生在前列腺的良性组织增生,是中老年男性最常见的疾病之一,随全球人口老龄化,前列腺增生的发病率呈现上升趋势。

【病因】

目前,虽然有较多研究者开展了前列腺增生的发病机制研究,但其病因仍不明确。有功能的睾丸和高龄是目前公认的前列腺增生发病的两个主要因素,二者缺一不可。一般情况下,男性在 45 岁以后,前列腺即可伴有不同程度的增生,50 岁以后则可出现不同程度的临床表现。

【临床表现】

(一)排尿无力、尿线变细、尿滴沥

前列腺增生后,其体积变大,可压迫尿道,从而导致尿线变细。在排尿时,患者需要使用比正常情况下更大的力气克服阻力,才能将尿液顺利排出。随着病情的进一步发展,患者还有可能出现排尿中断,排尿后滴沥等临床表现。此外,患者还可能会伴有尿频、尿急等症状。

(二)尿潴留、尿失禁

当疾病进展到晚期,前列腺增生更为严重,梗阻症状也可加重,患者可因饮酒、受凉、感染、憋尿时间过长等原因导致尿液无法从膀胱排出,从而发生急性尿潴留。此时,患者膀胱过度充盈、胀满,常需到医院急诊导尿。当膀胱过度充盈时,可有少量尿液从尿道口自然溢出,临床上称为充溢性尿失禁。

(三)急性尿路感染

若患者长期膀胱颈部梗阻,得不到缓解,则容易造成急性尿路感染。

(四)并发症

(1)尿路刺激征。前列腺增生合并结石、感染时,可同时伴有尿频、尿急、尿痛等尿路刺激征症状。

(2)血尿。当前列腺腺体表面的黏膜血管破裂时,患者可发生无痛性肉眼血尿。

(3)肾功能损害。前列腺增生患者若病情得不到缓解,梗阻症状进一步加重,可出现肾积水,严重者可发生肾功能损害。

【辅助检查】

(一)直肠指检

直肠指检是诊断前列腺增生的重要措施之一,应在排空膀胱后进行。指检时可触到增大的前列腺,一般表面光滑、有弹性、边缘清楚,中间沟可变浅或消失。

(二)超声检查

可经直肠或腹壁行前列腺超声检查,经直肠超声检查的结果更准确。超声检查可测量前列腺体积,前列腺是否突入膀胱,膀胱内残余尿量等。

(三)尿动力学检查

尿动力学检查包括尿流率、尿道压及膀胱压的测定,此方法可判断膀胱逼

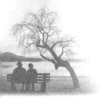

尿肌的损害程度及功能,有助于治疗方案的选择。

【治疗要点】

一般情况下,若症状较轻微,不影响患者正常的生活和睡眠,则无需治疗,若患者出现明显症状,则采取药物治疗或手术治疗。

(一)药物治疗

药物治疗适用于梗阻症状轻,残余尿量<50 mL 的患者。常用药物包括以下两类:

(1)α_1 受体阻滞剂。此类药物主要的药理作用是降低前列腺平滑肌及膀胱颈的张力,减少尿道的阻力,改善尿频、尿急、尿不尽等症状。常用药有阿夫唑嗪、特拉唑嗪等。

(2)5α-还原酶抑制剂。5α-还原酶可促进睾酮向双氢睾酮转变,双氢睾酮是前列腺增生的重要影响因素。因此,采用 5α-还原酶抑制剂可以在一定程度上抑制前列腺增生,非那雄胺和度他雄胺是此类药物的代表。

(二)手术治疗

目前最常用的手术方式是经尿道前列腺切除术,当患者有以下症状,可考虑手术治疗:① 下尿路梗阻症状明显,残余尿量在 60 mL 以上,已引起肾功能损害;② 并发膀胱结石;③ 多次发作尿路感染、急性尿潴留、肉眼血尿。

【照护措施】

(一)生活照护

1. 环境　保持病房环境清洁、宽敞、安静、舒适,定期开窗通风、紫外线消毒。

2. 休息与活动　患者应坚持体育锻炼,不宜久坐,不宜长时间骑自行车,以免引起前列腺部位血流不畅。不要憋尿,养成一有尿意就立即排出的习惯,保持大便通畅,降低腹内压。

3. 饮食　患者应多吃蔬菜、粗粮及大豆制品,少食酸、甜、辛辣食品。

(二)医疗照护

1. 非手术期照护

(1)病情观察。监测患者尿潴留、尿失禁、尿路感染的症状,若患者出现急性尿潴留或尿路感染,应及时就医。

(2)对症照护。指导患者避免尿潴留的诱发因素,如受凉、饮酒、便秘、久坐、进食辛辣刺激食物等。指导患者适当限制饮水、勤排尿、不憋尿,可缓解尿频、尿急的症状。

(3)用药照护。5α-还原酶抑制剂的主要副作用为性欲低下、勃起功能障碍、男性乳房女性化等,停药后易复发,照护者应告知患者坚持长期服药。α_1 受体阻滞剂的主要副作用为直立性低血压、头晕,照护者应告知患者睡前服用,用药后卧床休息,缓慢改变体位,预防跌倒发生。同时,α_1 受体阻滞剂应与其他降压药分开服用,以免降压过快。

2. 术前准备

术前,照护者应协助患者做好重要器官功能的检查,评估患者对手术的耐受力。尿路感染患者,应先使用抗生素,控制炎症;尿潴留患者,应先留置尿管,引流尿液。此外,术前应指导患者有效咳嗽、咳痰的方法,嘱咐患者禁食,协助患者清洁会阴部皮肤,术前1晚灌肠。

3. 术后照护

(1)病情观察。严密监测患者生命体征、尿量、尿液颜色及性状。

(2)膀胱冲洗的照护。为防止血凝块形成致尿管堵塞,术后应使用生理盐水持续冲洗膀胱3～5日,冲洗液温度以25～30℃为宜,以预防膀胱痉挛的发生。根据尿色调整冲洗速度,色深则快,色浅则慢。若管道被血凝块堵塞,引流不畅,可通过加快冲洗速度、挤压尿管、调整导管位置等方法解决。此外,照护者要准确记录冲洗量和排出量;同时,严密观察冲洗液的颜色,警惕活动性出血的发生,若发现冲洗液颜色变成鲜红色,应及时通知医生处理。

(3)导尿管的照护。保持通畅,防止导尿管扭曲、折叠、堵塞,妥善固定。每日棉球消毒尿道外口2次,保持会阴部清洁。

(三)心理照护

尿潴留、排尿困难可给患者带来极大的身心痛苦,同时,尿频尤其是夜尿,严重影响前列腺增生患者的休息与睡眠。照护者应理解患者,解释前列腺增生的主要治疗方法,鼓励患者树立战胜疾病的信心。

【预防指导】

(一)疾病知识指导

照护者应向患者解释前列腺增生的主要治疗方法,并解释术后可能出现的不适症状及应对方法等。

(二)生活指导

照护者应指导患者做好保暖措施,避免着凉感冒,戒烟戒酒,忌食辛辣食物,多吃富含粗纤维素的食物,多喝水,保持大便通畅。患者应注意个人卫生,保持会阴部清洁。嘱手术患者3个月内避免增加腹内压的因素,如咳嗽、久坐、便秘等。

(三)用药指导

嘱患者在医生的指导下服用药物,学会监测药物的不良反应,不得擅自停药。

(四)病情观察指导

告知患者定期门诊随访,做尿流动力学检查、前列腺超声检查,出现尿线变细、排尿困难时及时就诊。

第七章

神经系统常见疾病的预防与照护

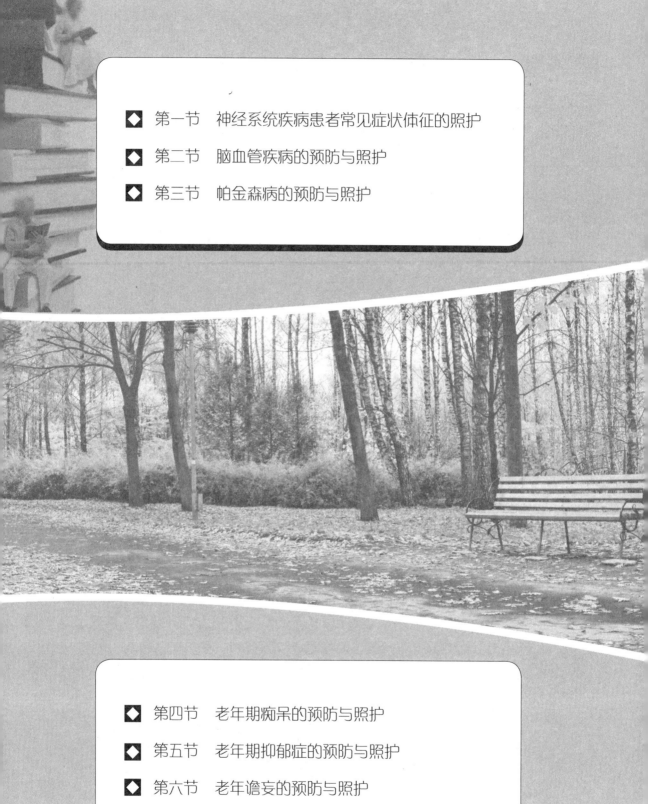

◆ 第一节 神经系统疾病患者常见症状体征的照护

◆ 第二节 脑血管疾病的预防与照护

◆ 第三节 帕金森病的预防与照护

◆ 第四节 老年期痴呆的预防与照护

◆ 第五节 老年期抑郁症的预防与照护

◆ 第六节 老年谵妄的预防与照护

第一节 神经系统疾病患者常见症状体征的照护

【学习目标】

识记 能准确复述神经系统常见症状的概念及主要临床表现。

理解 能阐述老年神经系统疾病症状的常见病因。

运用 能对有老年神经系统常见症状的患者采取相应的照护措施。

一、头痛

头痛是指局限于头颅上半部,包括眉弓、耳轮上缘和枕外隆凸连线以上部位的疼痛。

【病因】

颅内外敏感结构(如血管、神经、脑膜头皮、骨膜、颈肌、韧带血管等)受到牵拉、挤压或炎症刺激后,发生移位、血管扩张或痉挛、肌肉紧张性收缩等,即可引起头痛。

头痛的常见病因有:① 颅脑病变:如脑出血、脑水肿、脑肿瘤、脑膜炎等。② 颅外病变:如颅骨骨折、颈椎病、神经痛等。③ 全身病变:如心血管疾病、急性感染及中毒等。④ 神经症:如神经衰弱及癔症性头痛等。

【临床表现】

(一)偏头痛

偏头痛常由颅内外血管收缩及舒张功能障碍导致,主要表现为反复发作的中到重度头痛,呈搏动性痛或跳痛,一般持续 4~72 小时,多为一侧,也可为双侧,伴恶心、呕吐。典型偏头痛发作前可伴有先兆症状如眼前闪光、视物模糊、偏身麻木等。

(二)颅内高压性头痛

颅内占位性病变,如肿瘤、血肿、脓肿、囊肿等,导致颅内压力增高,敏感结构受到刺激、挤压而引起头痛。表现为持续性头部胀痛,阵发性加剧,可伴视力障碍和喷射性呕吐。

(三)颅外局部因素所致头痛

颅外局部因素所致头痛可为急性发作,也可为慢性持续性头痛。

(1)眼源性头痛。眼源性头痛由眼部疾患如青光眼、视神经炎、眶内肿瘤、屈光不正、虹膜炎等引起,常位于前额与眼眶周围。

(2)耳源性头痛。耳源性头痛由耳疾病如急性中耳炎、乳突炎、外耳道疖肿等引起。常为单侧颞部持续性或搏动性头痛,伴有乳突部位压痛。

(3)鼻源性头痛。鼻源性头痛由鼻部疾病如鼻窦炎等引起,表现为前额头痛,常伴有脓性鼻腔分泌物及发热等。

(四)紧张性头痛

紧张性头痛也称精神性头痛,表现为持续性闷痛或胀痛,可伴有失眠、多梦、心悸、紧张等症状。

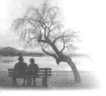

【照护措施】

（一）生活照护

1. 环境　保持环境安静、舒适、光线柔和，利于患者休息。

2. 休息　嘱患者充分休息，取舒适的体位；调整情绪，转移注意力，以减轻疼痛。

3. 避免诱发因素　告知患者可能诱发或加重头痛的原因，如焦虑紧张、进食冰冷食物、饮酒、频繁使用止痛药物等。

（二）医疗照护

1. 病情观察　评估头痛的部位、程度、性质、频率、持续时间、缓解方式，其他伴随症状或体征。密切观察血压变化及有无喷射性呕吐、神志改变、肢体瘫痪等，若出现相关症状，及时联系医生，给予治疗。

2. 对症照护　指导患者听轻音乐、缓慢深呼吸、练习气功，也可采用指压止痛法、按摩、理疗、冷热敷或生物反馈治疗等缓解疼痛。

3. 用药照护　指导患者遵医嘱正确服药。告知止痛药物的用药方法、作用、不良反应及药物依赖性或成瘾性的特点。例如，大量长期使用麦角胺咖啡因可致药物依赖。

（三）心理照护

由于长期反复头痛，患者可伴有焦虑、紧张情绪，应给予耐心解释、引导，解除其思想顾虑，教会患者保持身心放松的方法，鼓励患者积极配合治疗，树立战胜疾病的信心。

二、意识障碍

意识障碍是指个体识别和察觉周围环境及自身状态的能力发生障碍的一种精神状态。各类可引起高级神经中枢功能损害的病因，均可导致意识障碍，表现为兴奋不安、思维混乱、反应迟钝、嗜睡、昏迷、情感活动异常、无意识动作增加等。

【病因】

正常的大脑皮质及脑干网状结构不断地将各种内外感觉冲动经丘脑广泛投射到大脑皮质，维持个体的意识清醒状态。任何病因引起大脑皮质、皮质下或脑干网状上行激活系统等部位的损害或功能抑制，均可导致意识障碍。

常见疾病：① 颅内病变，如脑出血、脑梗死、脑肿瘤、脑炎、脑膜炎等。② 心血管疾病，如肺性脑病、高血压脑病等。③ 全身感染性疾病，如败血症。④ 代谢性疾病，如糖尿病酮症酸中毒、尿毒症等。⑤ 中毒性疾病，如安眠药、一氧化碳等中毒。

【临床表现】

（一）以觉醒度改变为主的意识障碍

1. 嗜睡　嗜睡为意识障碍的早期表现，患者处于持续睡眠状态，能被唤醒，醒后可勉强配合检查及回答简单问题，但停止刺激后患者又会再次入睡。

2. 昏睡 昏睡是较嗜睡重的意识障碍,患者处于熟睡状态,一般的外界刺激不能唤醒,需压迫眶上神经、大声呼唤或摇动身体等较强烈的刺激才能被唤醒,醒后答话含糊不清或答非所问,但停止刺激后很快又再次入睡。

3. 昏迷 昏迷是严重的意识障碍,按严重程度分为浅昏迷、中昏迷和深昏迷。

(1)浅昏迷:意识完全丧失,无自主运动。对声、光刺激无反应,对疼痛刺激有回避动作或痛苦表情等防御反应,但不能唤醒。存在角膜反射、瞳孔对光反射、眼球运动、吞咽反射等,生命体征基本正常。

(2)中昏迷:对周围事物及各种刺激均无反应。对强烈刺激可有防御反射,角膜反射和瞳孔对光反射迟钝,眼球无转动,大小便失禁或潴留,可有生命体征的变化。

(3)深昏迷:对任何刺激均无反应,全身肌肉松弛,瞳孔散大,深、浅反射均消失,大小便失禁,生命体征明显变化。

(二)以意识内容改变为主的意识障碍

1. 意识模糊 意识模糊表现为活动减少,情感淡漠,语言缺乏连贯性,定向力障碍,对外界刺激可有反应,但低于正常水平。

2. 谵妄 谵妄是一种急性高级神经中枢功能失调状态。患者表现为意识模糊,认知与记忆功能受损,定向力障碍,注意涣散、思维迟钝、语言增多,睡眠紊乱等,常伴有错觉和幻觉,进而出现紧张、恐惧和兴奋不安,甚至有冲动和攻击行为。病情夜间加重,白日减轻。

(三)特殊类型的意识障碍

1. 去皮质综合征 去皮质综合征也称为去皮层僵直,由于双侧大脑皮质广泛损害致皮质功能减退或丧失。患者无自发性言语及有目的的动作,对外界刺激无反应,可无意识地睁眼、闭眼、咀嚼及吞咽,眼球能活动,存在瞳孔对光反射、角膜反射,有睡眠和觉醒周期。

2. 无动性缄默症 无动性缄默症又称睁眼昏迷,由于脑干上部和丘脑的网状激活系统损害所致,大脑半球及传导通路无病变。患者貌似觉醒,可注视周围环境和人物,但不能活动、缄默不语。患者肌肉松弛,腱反射消失,大小便失禁,无病理征。对任何刺激无意识反应,但睡眠觉醒周期存在。

3. 植物状态 植物状态是指大脑半球严重受损而脑干功能相对保留的一种状态。患者呼之不应,对自身及外界认知功能完全丧失,大小便失禁,可有自发性或反射性睁眼、吮吸、咀嚼、吞咽等原始反射及觉醒睡眠周期。持续植物状态是指颅脑外伤后植物状态12个月以上,其他原因持续3个月以上。

临床常用格拉斯哥昏迷量表(Glasgow Coma Scale,GCS)对患者的意识障碍程度进行观察判断(表7-1)。GCS分值范围为3～15分,15分表示意识清醒,低于8分者为昏迷,分数越低病情越重。

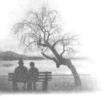

表 7-1　格拉斯哥昏迷量表

评分项目		评分
睁眼反应	自发性睁眼	4
	语言呼唤时睁眼	3
	疼痛刺激时睁眼	2
	任何刺激无睁眼反应	1
言语反应	能准确回答时间、地点、人物等定向问题	5
	能说话,但不能准确回答时间、地点、人物等定向问题	4
	对答不切题	3
	言语模糊不清,字意难辨	2
	对任何刺激无言语反应	1
运动反应	按指令动作	6
	对疼痛刺激能定位	5
	对疼痛刺激有肢体退缩反应	4
	疼痛刺激时肢体过屈	3
	疼痛刺激时肢体过伸	2
	对疼痛刺激无反应	1
GCS 分值范围为 3～15 分,最高得分 15 分,最低得分 3 分,分值越低病情越重。		

【照护措施】

(一) 生活照护

1. 环境　保持病室安静、整洁、通风,减少各种刺激。

2. 休息　嘱患者卧床休息,取舒适的体位;注意预防压力性损伤,保持床单位整洁、干燥,定时给予翻身、拍背、按摩骨突处,可使用气垫床或按摩床。

3. 饮食　补充水分,给予高维生素、高热量饮食,鼻饲流质者定时喂食,供给足够的营养,避免营养失调及水电解质平衡紊乱。防止食物反流,进食时及进食后 30 分钟抬高床头。

(二) 医疗照护

1. 病情观察　严密监测并记录生命体征、昏迷程度、瞳孔变化等;密切观察有无恶心、呕吐、抽搐等症状,以及有无消化道出血和脑疝的早期表现。

2. 对症照护　保持呼吸道通畅,侧卧位或头偏向一侧,取下义齿,及时清除口鼻分泌物,必要时吸痰,注意观察有无舌根后坠、窒息、误吸、肺部感染。防止口腔感染,不能经口进食者应给予口腔护理,2～3 次/日。谵妄躁动者加床栏,给予适当约束,防止坠床、自伤和伤人。体温不升或肢端发凉者可用热水袋保暖,注意防止烫伤。长期卧床者注意被动活动和抬高肢体,预防下肢深静脉血栓形成。

三、言语障碍

言语障碍包括失语症和构音障碍。失语症是由于脑损害导致的语言表达或理解能力受损或丧失。构音障碍则是由于和发音相关的神经或肌肉病变导

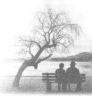

致的言语形成障碍。

【病因】

言语障碍常见于大脑语言功能区病变,上、下运动神经元病变,肌营养不良综合征,重症肌无力锥体外系统疾病和小脑病变等。

【临床表现】

(一)失语症

失语症是指在意识清楚,发音和构音没有障碍的情况下,大脑皮质与语言功能有关的区域受损导致的语言交流能力障碍。由于病因及病变部位不同,所出现的失语症类型表现也不同(见表7-2)。

表7-2　常见失语症的临床特点、伴随症状及病变部位

类型	临床特点	伴随症状	病变部位
布罗卡失语	典型非流利型口语、言语缺乏、语法缺失、电报样言语	轻偏瘫	布罗卡区损害(颞下回后部)
韦尼克失语	流利型口语,口语理解严重障碍,语法完好;有新语、错语和词语堆砌	视野缺损	韦尼克区病变(颞上回后部)
传导性失语	复述不能、理解和表达完好	书写障碍	缘上回皮质或深部白质内的弓状纤维束
命名性失语	命名不能		颞中回后部
完全性失语	所有语言功能明显障碍	偏瘫、偏身感觉障碍	大脑半球大范围病变
失写	能抄写,不能自发书写或写出的句子有遗漏错误	运动或感觉性失语	优势半球额中回后补
失读	不认识文字、词句、图画	不能书写,也不能抄写	优势半球顶叶角回

(二)构音障碍

构音障碍为患者听觉理解正常,用词正确但发音含糊不清,表现为发音困难,发音不准,吐词不清,音调、语速、节律等异常,严重者完全不能讲话或丧失发声能力。

【照护措施】

(一)生活照护

1. 环境　避免噪声,保持病室安静,空气流通,光线明亮,温度适宜。

2. 沟通指导　多与患者交流,及时给予表扬,鼓励亲友多与患者交谈,营造和谐轻松的语言交流环境。可借助符号、图片、表情、手势、交流板、交流手册或PACE技术[①]等进行简单而有效的双向沟通。

(二)医疗照护

语言康复训练可促进言语障碍者交流能力的获得,而训练效果很大程度上

---

①　训练中利用接近实用交流环境的对话结构,信息在语言治疗师与患者之间交互传递,使患者尽量调动自己的残存能力,以获得实用化的交流技巧。

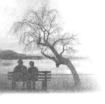

取决于患者的积极配合和参与,及时评估患者病情及心理变化,在专业语言治疗师的指导下,依据由少到多、先易后难、由简单到复杂的原则开展语言训练。常用方法有:

(1)肌群运动训练:肌群运动训练包括缩唇、吹气、叩齿、咬唇、鼓腮、伸舌、卷舌、咳嗽等活动。

(2)发音训练:患者能发出声音后,先训练其发唇齿音(b、p、m)、舌前音(d、t、n),然后是单音节音(pa、ma、ka),由慢到快,反复训练。

(3)复述训练:注意发音器官的位置、口型,指导患者模仿正确口型在镜前做自我训练,反复复述单词和词汇,轮回训练,巩固效果。

(4)命名训练:展示常用生活物品或卡片、家人照片,让患者说出名称、姓名。

(5)刺激反应训练:根据患者残存的语言-言语功能,采用患者所熟悉的、常用的、感兴趣的内容,通过一定强度的听力刺激,诱发其发音并逐渐增加难度。

(三)心理照护

言语障碍患者因无法表达自己的需要和感情而表现为抑郁或躁狂易怒,照护者应关心、理解、尊重患者,避免挫伤其自尊心的言行。言语康复训练中应鼓励其克服羞怯心理,及时给予肯定和表扬。

四、感觉障碍

感觉障碍是指机体对痛、触、压、拉、温度、位置、振动等不同形式刺激的无感知、感知减退或异常的一组综合征。

【病因】

感觉障碍常见于脑血管病、脑外伤、脑炎、脑肿瘤、多发性周围神经病、脊髓空洞症、脊髓肿瘤、脊髓炎、椎间盘突出症、癫痫等。

【临床表现】

感觉障碍可分为抑制性症状和刺激性症状两大类。

(一)抑制性症状

抑制性症状是指感觉传导通路受到破坏或功能受到抑制时,出现感觉缺失或感觉减退。抑制性症状包括完全性感觉缺失和分离性感觉障碍。完全性感觉缺失是指同一部位各种感觉均缺失;分离性感觉障碍是指同一部位仅有某种感觉障碍,而其他感觉存在。

(二)刺激性症状

刺激性症状在感觉传导通路受刺激或兴奋性增高时出现。常表现为感觉过敏、感觉过度、感觉异常、感觉倒错和疼痛。

1. 感觉过敏　感觉过敏是指轻微刺激即可引起强烈的感觉,如轻刺皮肤引起强烈的痛感。

2. 感觉过度　感觉过度是指在感觉障碍的基础上,刺激阈增高,当刺激达到阈值时,经一潜伏期后患者才感受到强烈的、定位不明确的不适感,持续一段时间后消失。患者不能正确指出刺激的部位、性质、强度,刺激点可向四周扩散。

3. 感觉异常　感觉异常是指无外界任何刺激而出现的异常自发感觉,如出现酸、麻、胀、痒、针刺、蚁行、电击、紧束、烧灼等异样感觉。

4. 感觉倒错　感觉倒错是指对外界刺激产生与正常人不同性质或相反性质的异常感觉,如热觉刺激引起冷觉感。

5. 疼痛　疼痛为临床上最常见的症状,包括以下 5 种情况。

(1)局部疼痛:病变部位的局限性疼痛。

(2)放射性疼痛:神经根、干受刺激后,疼痛放射至远离刺激部位的该神经支配区,如腰椎间盘突出症引起的一侧下肢坐骨神经区域放射痛。

(3)扩散性疼痛:神经干的一个神经分支受刺激时,引起的疼痛扩散到另一个神经分支而产生的疼痛。例如,三叉神经的上颌神经受刺激时,疼痛扩散至眼神经支配区域。

(4)灼性神经痛:一种烧灼样剧烈疼痛,发作时迫使患者用冷水浸湿患肢。常见坐骨神经、正中神经受损后。

(5)牵涉性疼痛:当某些内脏器官发生病变时,痛觉冲动扩散到相应脊髓段所支配的体表区域。例如,肝胆病变时引起的右肩痛,心绞痛时引起的左胸及左上肢内侧疼痛等。

【照护措施】

(一)生活照护

保持患者床褥、衣服整洁、舒适、干燥,避免感觉障碍的部位受压或机械性刺激。冷热疗、沐浴、擦浴时,注意调节温度,防止烫伤、冻伤。注意肢体保暖,热水袋内水温不宜超过 50℃,每 30 分钟查看并更换部位,热水袋不可直接接触皮肤。深感觉障碍患者注意活动过程中防止跌倒及外伤。

(二)医疗照护

1. 病情观察　注意观察患者意识、精神、生命体征的变化,观察并准确记录感觉障碍的部位、性质、程度、范围及对称性。

2. 感觉训练　根据感觉障碍的类型及程度选择恰当的训练方法和用具,应与运动训练相结合,建立感觉-运动训练一体化的概念。可进行理疗、按摩、针灸、被动运动,如温水擦洗、挤压关节、牵拉肌肉及韧带、负重训练等。

(三)心理照护

感觉障碍的患者常伴有烦躁、紧张、焦虑等心理,应多与患者沟通,注意倾听患者诉求,取得患者信任,鼓励其积极配合治疗和训练。

五、运动障碍

运动障碍是指运动系统的任何部位受损所导致的骨骼肌活动异常,可分为瘫痪、不随意运动及共济失调。

【病因】

神经运动系统任何部位的病变都可引起运动障碍。常见疾病如脊髓炎、帕

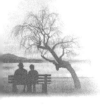

金森病、多发性硬化、脑血管病变等。

【临床表现】

(一) 瘫痪

瘫痪是指由运动神经元损害所引起的肌力下降或丧失。按性质分为上运动神经元性瘫痪和下运动神经元性瘫痪;按程度分为完全性瘫痪和不完全性瘫痪;按分布分为截瘫、偏瘫、交叉性瘫、四肢瘫、单瘫等。

(二) 不随意运动

不随意运动是指患者虽意识清晰但随意肌不受主观控制,产生无目的异常动作,常为锥体外系损害表现。常见有震颤、手足徐动症、扭转痉挛、舞蹈样动作、偏身投掷等。

(三) 共济失调

1. 小脑性共济失调　小脑性共济失调由小脑病变引起,多伴有眼球震颤、肌张力低下、言语不清等症状,但闭目或黑暗环境不加重共济失调的症状。

2. 大脑性共济失调　大脑额、颞、枕叶通过额桥束、颞枕桥束与小脑半球形成联系,其发生病变时可导致大脑性共济失调。由于大脑皮质和小脑之间的纤维交叉,一侧大脑皮质的病变引起对侧肢体共济失调,大脑性共济失调症状较轻,较少伴有眼球震颤。

3. 感觉性共济失调　由于脊髓后根、脊髓后索、丘脑至大脑皮质顶叶部位的病变,使患者不能正确辨别肢体位置及运动方向,从而引起感觉性共济失调。主要表现为站立不稳、踩棉花感、落脚不知深浅、无法控制迈步远近,闭目或在黑暗中难以行走。

4. 前庭性共济失调　前庭性共济失调是指因前庭病变导致的空间定向功能障碍,表现为站立不稳,行走时向患侧倾倒,改变头位可使症状加重,常伴有严重眩晕、呕吐和眼震等症状。

【照护措施】

(一) 生活照护

1. 环境与安全　保持环境宽敞、明亮,去除门槛、障碍物。走廊、厕所安装扶手,方便患者起坐、扶行。保持地面平整干燥,患者穿防滑软底鞋,穿棉质衣服,衣着宽松舒适,床铺高度适中,放置床栏,防止坠床和跌倒,呼叫器及常用物品置于患者方便取用处。

2. 营养与排泄　根据患者病情确定饮食种类,协助摄取充足水分和均衡饮食。保持口腔清洁卫生,必要时给予口腔护理2～3次/日,以促进食欲。养成定时排便习惯,提供方便、隐蔽的环境及充足的时间,满足其排泄的需求。

(二) 医疗照护

1. 对症照护　采用巴塞尔指数评定量表(表7-3),确定患者自理能力并给予协助。卧床及瘫痪患者,保持衣服及床单位的整洁、舒适,可使用气垫床或按摩床,必要时在骨隆突部位(骶尾部、足跟部、肩胛部等)贴减压贴,协助患者取舒适卧位,定时翻身、叩背,抬高患肢并协助肢体被动运动,以预防压力性损伤和下肢深静脉血栓形成。全身温水擦拭,促进血液循环,有助于睡眠。

表 7-3　巴塞尔指数评定量表

项目	自理	稍依赖	较大依赖	完全依赖
进食	10	5	0	0
洗澡	5	0	0	0
修饰	5	0	0	0
穿衣	10	5	0	0
控制大便	10	5	0	0
控制小便	10	5	0	0
如厕	10	5	0	0
床椅转移	15	10	5	0
行走（平地，45m）	15	10	5	0
上下楼梯	10	5	0	0
巴塞尔指数总分 100 分，61~99 分者有轻度功能障碍，生活基本自理或少部分依赖他人照护；41~60 分者有中度功能障碍，生活需要很大帮助；40 分及以下者有重度功能障碍，日常生活完全需要他人照护。				

2. 康复照护　早期康复可有效抑制和减轻肢体痉挛姿势的发生发展，减轻致残程度，提高患者生活质量。加强患侧刺激以对抗其感觉丧失，如使用患侧洗漱、进食、测血压等，房间布置尽可能使患侧在白天接受更多刺激。维持良好肢体位置，减轻患肢痉挛、水肿，正确进行床上运动训练以减轻肢体痉挛和改善已形成的异常运动模式。根据患者的病情、年龄、体能等身体状况，循序渐进地进行坐位、站立、步行、平衡等运动训练。

（三）心理照护

为患者提供疾病、治疗及预后的相关信息，聆听患者倾诉，关心、理解、尊重患者，帮助其克服焦虑、畏难、悲观情绪，避免各种伤害患者自尊的言行，营造和谐、轻松的休养环境。

第二节　脑血管疾病的预防与照护

一、脑梗死

【学习目标】

识记　能正确说出脑梗死的概念及病因。

理解　能描述脑梗死的临床表现及治疗要点。

运用　能对脑梗死患者的病情做出正确判断，并根据所学知识采取恰当的照护措施。

【案例导入与思考】

马某，男，68 岁，于入院前 3 天无明显诱因，自感全身潮热，并逐渐出现视物模糊，步态不稳。入院前 2 天患者于坐位时突发意识不清，伴肢体抽搐、口吐白

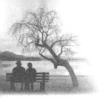

沫、口角歪斜及眼睑上翻、吐词不清,间断抽搐,最高体温 38℃,无恶心、呕吐,无二便失禁,以"大面积脑梗死"收住入院。既往史:患者于入院前 1 月携妻子前往拉萨,期间间断出现头痛、呼吸困难和嗜睡症状。否认糖尿病及高血压等慢性病史。

入院查体:T 36.5℃,P 122 次/分,R 31 次/分,BP 116/72 mmHg,W 71 kg;听诊双肺散在湿啰音。神经系统查体:记忆力减退,嗜睡,感觉性失语,瞳孔等大等圆,光反应灵敏,右眼失明,角膜反射存在,面部针刺觉对称存在,咀嚼肌对称有力,额纹对称,口角轻度左偏,左侧软腭抬举无力,咽反射弱,耸肩转颈有力,左侧肢体肌力正常,右下肢肌力 3 级,右上肢肌力 4 级,肌张力正常,腱反射存在,右侧巴宾斯基征阳性,左侧可疑,颈抵抗。头颅磁共振成像示:左侧顶、枕、颞叶及左侧丘脑新发大面积脑梗死;脑萎缩;颅内磁共振血管成像未见异常。给予降颅压、抗感染、抗病毒、抑酸保肝等治疗。

请思考:

1. 患者良肢位的摆放方法有哪些?

2. 如何对患者进行疾病的预防指导?

脑梗死即缺血性脑卒中,是指由于各种原因引起脑部血液循环障碍,导致相应部位脑组织缺血、缺氧性坏死或软化。脑梗死占全部脑卒中的 60%～80%,临床上以脑血栓形成和脑栓塞最为常见。

【病因】

(一)脑血栓形成

1. 脑动脉粥样硬化　脑动脉粥样硬化是脑血栓形成最常见病因,常伴有高血压。糖尿病及高脂血症可加速脑动脉硬化的进展。

2. 脑动脉炎　细菌、病毒、钩端螺旋体感染及结缔组织病等所致的脑动脉炎,亦可引起动脉管腔狭窄或闭塞。

(二)脑栓塞

1. 心源性脑栓塞　心源性脑栓塞为脑栓塞最常见的病因,约 75% 的心源性栓子栓塞于脑部。常见心脏疾病为心房颤动、心脏瓣膜病、感染性心内膜炎、二尖瓣脱垂等,栓子随血液流入脑部引起栓塞。

2. 非心源性脑栓塞　非心源性脑栓塞指心脏以外的栓子随血液流入颅内而引起的栓塞。常见有动脉粥样硬化斑块脱落栓塞、败血症、肺癌感染等引起的感染性脓栓、长骨骨折的脂肪栓塞、寄生虫卵栓塞、空气栓塞及异物栓塞等。

【临床表现】

(一)脑血栓形成

脑血栓形成常见于 50 岁以上患有动脉粥样硬化、高血压、高血脂、糖尿病、冠心病者。常于安静时或睡眠中发病,部分患者有短暂性脑缺血发作或肢体麻木等前驱症状。发病时一般患者神志清楚,以偏瘫、失语、感觉障碍等局灶症状为主,部分患者可伴有呕吐、头痛、意识障碍等症状。病情常在 1～2 天达到高峰。阻塞不同动脉时临床表现不同,大脑中动脉阻塞时可表现为典型的"三偏"

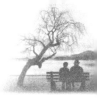

症状,即对侧偏瘫、偏身感觉障碍、同侧偏盲。

(二)脑栓塞

当各类栓子随血液进入脑动脉系统可导致血管腔急性闭塞。脑栓塞在任何年龄均可发病,青壮年以风湿性心脏病所致多见,中老年常以冠心病及大动脉粥样硬化所致多见。发病时常无明显诱因及前驱症状,往往在活动时突然发病,也可在安静时发病。起病急骤,数秒或数分钟内即可出现明显症状,主要为局灶定位症状,如偏瘫、偏盲、抽搐、失语、意识障碍和癫痫等。部分患者并发有导致栓塞的原发病和同时并发脑外栓塞的表现,如心房颤动、心脏杂音、胸痛、咯血、腰痛、血尿等。

【辅助检查】

(一)影像学检查

头颅 CT 检查最常用,可显示梗死部位和范围,有助于早期脑梗死和脑出血的鉴别,发病 24 小时后梗死区呈低密度影像;MRI 检查较 CT 更易发现脑干、小脑梗死及小灶梗死;数字减影血管成像(DSA)和磁共振血管成像(MRA)可显示血栓形成的部位、程度及侧支循环的情况。

(二)血液检查

血液检查包括血常规、血糖、血脂、血生化、凝血功能等。

(三)脑脊液检查

脑脊液检查可鉴别病因,镜检见红细胞提示出血性脑梗死,见脂肪球提示脂肪栓塞。当脑梗死面积较大时,脑脊液压力增高,应避免此项检查。

【治疗要点】

(一)早期溶栓

溶栓治疗是目前最重要的治疗措施,通常在发病后 3~4 小时内溶栓可使血管再通,尽快恢复血流及改善脑组织代谢。常用药物有重组组织型纤溶酶原激活剂(rt-PA)、尿激酶(UK)。

(二)调整血压

急性期患者的血压应维持在较高的水平,以保证脑部灌注,防止梗死面积扩大。当患者血压过高,如收缩压>220 mmHg 或舒张压>120 mmHg 及平均动脉压>130 mmHg 时,可给予降压治疗。当患者持续性低血压时,可补充血容量,增加心排血量,必要时可用多巴胺等升压药物。

(三)防治脑水肿

防治脑水肿常见于大面积梗死患者,是急性重症脑梗死的常见并发症和主要死亡原因,脑水肿常在发病后 3~5 日达到高峰。出现高颅压表现(剧烈头痛、喷射性呕吐、意识障碍)时,给予 20% 甘露醇快速静滴,防止脑疝发生。

(四)脑保护治疗

可使用药物(胞磷胆碱、自由基清除剂依达拉奉、钙通道阻滞剂尼莫地平、脑活素等)及头部或全身亚低温治疗等方式治疗,也通过降低脑代谢、干预缺血引发的细胞毒性机制以减轻缺血性脑损伤。

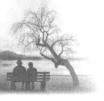

（五）抗凝治疗

抗凝治疗的常用药物有肝素、低分子肝素钙及华法林等。用药期间应严密监测凝血功能。

（六）抗血小板聚集治疗

未进行溶栓治疗患者在发病后 48 小时内可给予阿司匹林 100～325 mg/d，以免增加出血的危险。

（七）康复治疗

早期进行高压氧舱治疗和针灸、按摩、功能训练等康复治疗，可有效预防偏瘫、失语、吞咽困难等不同程度神经功能障碍。同时要积极防治坠积性肺炎、泌尿系感染及压力性损伤等各种并发症，在急性期待患者生命体征平稳后尽早进行被动运动，早期患者尽量下床活动，维持日常生活活动能力，做好个人清洁卫生。

【照护措施】

（一）生活照护

1. 环境　为患者提供安静、安全、舒适的休息环境。保持床单位整洁、干燥，避免感觉障碍的部位受压或机械刺激。慎用热水袋或冰袋，以防烫伤或冻伤。远离锐器，防止外伤。对感觉过敏的患者，应尽量避免刺激。

2. 休息与活动　急性期患者应卧床休息，以头抬高 15°～30° 为宜，避免影响头部血液供应，抬头或头部转动时，动作应缓慢、轻柔，转动幅度不宜太大。恢复期患者应合理休息和娱乐，适当运动，如慢跑、散步等，根据自身身体情况运动 30 min/d，应避免重体力劳动。

3. 饮食　忌饮酒、吸烟，忌油腻、辛辣饮食，饮食宜清淡，可多食蔬菜、水果，适量食用蛋类及瘦肉等蛋白质含量较高的食物。避免因疲劳增加误吸的风险，进食前注意休息；进食时避免讲话，抬高床头，患者头稍前倾，每次少量进食，充分咀嚼；进食后保持半坐卧位 30～60 分钟，防止食物反流。吞咽困难者应半流质饮食，速度宜慢；意识模糊或昏迷的患者，应遵医嘱通过静脉或鼻胃管供给营养。

（二）医疗照护

1. 病情观察　监测生命体征变化，大面积梗死患者常因脑水肿致颅内压增高，出现脉搏、呼吸变慢，血压、体温增高；观察意识状态、瞳孔大小和对光反射、视野、眼球运动等是否正常；观察肢体有无活动障碍和感觉缺失，观察步态、肌肉、关节、皮肤等有无异常；观察患者有无抽搐、头痛、呕吐的发作，并进行记录。

2. 对症照护　加强生活照护，保持患者清洁卫生，防止压力性损伤发生。高热患者给予物理降温和氧气吸入，以减轻脑缺氧，增加血氧含量。保持患者口腔卫生，进餐前后漱口，清醒者早晚各刷牙 1 次，鼻饲患者生理盐水清洁口腔 1～2 次。保持呼吸道通畅，定时翻身扣背，鼓励咳嗽、咳痰，及时清除口腔及咽内异物。

3. 用药照护　严格遵照医嘱控制药物剂量、给药速度和给药途径，指导患者正确用药，不可随意增减或停止用药，用药过程中要注意有无过敏、发热、胸闷、呼吸困难、寒战等情况。使用溶栓或抗凝药物时，要密切观察有无皮疹、皮下出血、牙龈出血、黑便等出血现象；使用利尿剂时要观察患者尿量及性状，若有异常，及时报告医生。

4. 并发症的预防及照护　长期卧床的老年人，由于呼吸功能减弱，咳嗽无力，易并发肺部感染，因此应及时观察患者咳嗽、咳痰情况，查看痰液的量、颜色、性质；加强体温监测，做好拍背、雾化吸入，排痰、吸痰等工作。卧床患者易发生便秘，应增加水和膳食纤维的摄入，若无禁忌证，饮水量维持在 2000～3000 mL/d，进食新鲜蔬菜、水果等高纤维素食物。对便秘患者可小剂量应用番泻叶泡水饮或开塞露简易通便。对尿潴留或尿失禁的患者应注意保护会阴部位皮肤，及时更换尿垫，每日用温水清洗会阴，保持会阴清洁干燥，必要时进行留置导尿，若出现尿液混浊或絮状物时遵医嘱进行膀胱冲洗，每日应更换引流袋并进行会阴照护，以防泌尿系感染。

5. 良肢位的摆放　良肢位又称抗痉挛体位，是为了保持肢体的良好功能，防止和对抗痉挛的出现，保护肩关节及早期诱发分离运动而从治疗与照护角度出发设计的一种临时性体位。早期良肢位的摆放，可减轻或预防常见并发症如肩关节半脱位、足下垂步态、肩-手综合征等。良肢位摆放方法如下：健侧卧位时，患侧在上，身前垫软枕，患侧肩关节屈曲，上肢自然伸展，手心向下；患侧下肢髋、膝关节屈曲，置于枕上；健侧下肢自然伸髋屈膝（图7-1）。患侧卧位时，患侧在下，患侧肩和肩胛带向前伸，肩关节屈曲，肘关节伸展，腕关节背伸，手掌向上，手指伸展；患侧下肢伸展，膝关节轻度屈曲；健侧下肢髋、膝关节屈曲，在其下方垫一个枕头；背部挤放一个枕头，躯干可依靠其上，取放松体位（图7-2）。仰卧位时，头固定于枕头上，避免过伸、过屈和侧屈，头稍转向患侧；患侧肩关节下方垫一个小枕头，上肢肩关节伸展，置于枕头上，腕关节背伸，手指伸展；臀部、大腿下方放置一软枕，使骨盆向前，防止髋关节外展、外旋，下肢中立位，膝关节轻度屈曲，足尖向上（图7-3）。

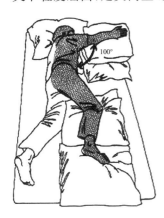 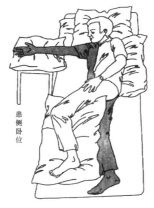 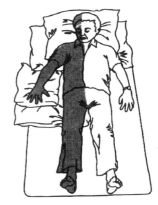

图 7-1　健侧卧位　　　图 7-2　患侧卧位　　　图 7-3　仰卧位

（三）心理照护

脑梗死后患者因突然发生运动和言语功能障碍，易引起情绪激动、烦躁、猜疑、抑郁、自卑，以自我为中心。要理解患者的心理感受，鼓励患者表达内心的

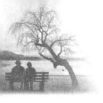

情感,认真分析患者的心理状态,解答患者及家属提出的相关问题,解除其心理上的顾虑。应鼓励和帮助患者发挥自身潜力,正确地面对所患疾病,消除焦虑、紧张心理及悲观情绪,树立战胜疾病的信心。

【预防指导】

(一)疾病知识指导

讲解脑梗死的基本病因、主要危险因素和危害,识别疾病早期症状以便及时就诊,介绍相关康复治疗知识及日常照护方法。

(二)康复指导

定期联系康复治疗师,及时调整康复训练计划。偏瘫康复和语言康复都需要长期训练,应循序渐进,坚持锻炼,树立康复的信心,避免急于求成心理。照护者应给予患者精神支持和生活照顾,又要避免其养成依赖心理,应培养患者自我照顾的能力。语言训练应在专业语言治疗师的指导下,从肌群运动、发音训练开始,逐渐完成字、词、句、段的训练。瘫痪肢体应早期即进行关节被动运动,由大关节到小关节,幅度由小到大,尽早下床活动,由站立、转身、平衡训练,逐渐过渡到借助拐杖或助行器进行行走训练,训练过程中应注意肢体协调性训练,避免跌倒,保证安全。

(三)生活指导

改变不良的生活方式,合理饮食,适当限制糖、脂肪、盐的摄入,每餐七八分饱,保证各种营养素的均衡摄入。吞咽障碍者选择糊状或胶冻状食物,以易于形成食团便于吞咽。指导鼻饲患者家属正确鼻饲的方法及观察要点。选择棉质衣服,宽松、柔软为宜。协助指导患者穿衣时先患侧再健侧,脱衣时先健侧再患侧。养成良好排便习惯,防止便秘发生。鼓励患者做一些力所能及的家务劳动。

(四)用药指导

告知患者坚持规律服药,提高其服药依从性,注意观察有无用药后的不良反应及副作用。

(五)病情观察指导

告知患者定期门诊复查,动态监测血压、血脂、血糖和心功能。一旦发现口角歪斜、肢体麻木无力、吐词不清、进食呛咳,伴有头晕、头痛、发热等不适症状时,应及时就诊。

二、脑出血

【学习目标】

识记　能准确复述脑出血的概念,说出脑出血的病因。

理解　能描述脑出血患者的临床表现及治疗要点。

运用　能识别脑出血患者的病情变化,并采取适合的照护措施。

【案例导入与思考】

石某,女,66岁。入院前6小时,无明显诱因,突发头晕不适,家人送就近医院行头颅CT,诊断"左侧基底节区脑出血破入脑室",期间无意识丧失、恶心呕吐、大小便失禁、视物模糊及抽搐,休息后症状未明显缓解,为进一步诊治,遂来我院就诊,我科以"急性脑血管病"收住。既往史:患者有高血压史数年,无外科手术史、传染病史、家族遗传、药物及食物过敏史。

入院查体:T 36.2℃,P 84 次/分,R 25 次/分,BP 166/92 mmHg,W 60 kg,神清,GCS 评分 15 分,查体欠合作,自动体位,言语清晰,记忆力、理解力、定向力检查未见异常。自诉嗅觉无异常。视力、视野初测未见异常。双眼裂等大,无眼睑下垂,双侧瞳孔等大等圆,直径约 2.4 mm,对光反射存在。四肢肌张力正常,颈软,双侧克氏征、布鲁津斯基征均为阴性。完善血常规、血生化、凝血酶系列、心电图、胸部 CT、头部 CT 检查。头颅 CT 结果:左侧基底节区脑出血破入脑室。给予止血、脱水、营养脑神经、预防癫痫及应激性溃疡等治疗,严密监测电解质、血常规等化验指标。

请思考:

1. 如何识别脑出血?
2. 如何对患者进行生活护理?

脑出血是指原发于脑实质内的非外伤性血管破裂出血,占全部脑卒中的 20%～30%,是严重影响老年人健康的疾病。老年人脑出血的发病率为每年 60～80 例/10 万人口,急性期病死率约为 30%～40%,是急性脑血管病中病死率最高的疾病。

【病因】

脑出血最常见的病因是高血压合并脑部的细小动脉硬化。由于动脉管壁发生玻璃样变或纤维素性坏死,弹性下降、脆性增高及微动脉瘤形成,当血压骤升,引起小动脉或动脉瘤的破裂出血。其次动静脉畸形、血液病(再生障碍性贫血、白血病、血友病)、动脉炎、脑淀粉样血管病,抗凝及溶栓治疗也可导致脑出血的发生。

【临床表现】

(一)运动和语言障碍

运动障碍以偏瘫为多见,壳核出血常表现为三偏综合征(对侧偏瘫、偏身感觉障碍、同向性偏盲),脑桥出血可表现为交叉性瘫痪、四肢瘫,小脑出血可表现为共济失调、站立和步态不稳。言语障碍以失语和口齿不清多见。

(二)意识障碍

意识障碍的程度与出血部位、出血量和出血速度有关,可表现为嗜睡、昏睡或昏迷。

(三)其他症状

脑出血患者常有严重且突然发作的头痛。脑干、小脑、脑室出血患者常有呕吐;脑干、小脑出血患者双侧瞳孔呈针尖样,伴有头晕,且小脑出血患者还可出现眼球震颤;脑疝患者常表现为瞳孔不等大;丘脑出血患者可出现眼球运动障碍,眼球不能向上凝视或凝视鼻尖,眼球会聚障碍。

【辅助检查】

(一)影像学检查

头颅 CT 为脑出血的首选检查方法,可清晰并准确显示血肿大小、形态、部

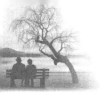

位周围组织情况,发病后即可出现边界清晰的高密度影像。MRI 对检出脑干、小脑的出血灶和监测脑出血的演变过程优于 CT,更易发现脑血管畸形、肿瘤及血管瘤等病变。

(二)脑脊液检查

脑脊液压力增高,血液破入脑室者脑脊液呈血性。

(三)血液检查

外周血白细胞、血糖、血尿素氮可短暂性升高。

【治疗要点】

(一)一般治疗

在脑出血急性期,患者应绝对卧床,避免搬动,密切监测生命体征,保持呼吸道通畅,吸氧,积极防治感染,维持水电解质平衡。

(二)控制脑水肿

脑出血后 48 小时脑水肿达到高峰,维持 3～5 天后逐渐降低,可维持 2～3 周或更长。脑水肿可致颅内压增高,严重时导致脑疝形成,是导致患者死亡的直接原因。应积极控制脑水肿,降低颅内压。首选 20% 甘露醇 125～250 mL 快速静脉滴注,15～30 分钟内滴完,每 6～8 小时 1 次,疗程 7～10 天。此外,也可静脉注射呋塞米或静脉滴注甘油果糖。

(三)控制高血压

在脑出血急性期,患者收缩压在 180～200 mmHg 或舒张压在 100～110 mmHg,暂不予应用降压药物,以脱水降颅压为主。当血压≥200/110 mmHg 时,可增加再出血的风险,应采取降压治疗。

(四)止血和凝血治疗

止血和凝血治疗仅用于并发消化道出血或有凝血障碍时,常用对羧基苄胺、6-氨基己酸、氨甲环酸等。

(五)亚低温疗法

亚低温疗法是在应用肌松剂和控制呼吸的基础上,采用降温毯、降温仪、降温头盔等进行全身和头部局部降温,将温度控制在 32～35℃。亚低温疗法可减轻脑水肿,减少自由基生成,促进神经功能缺损恢复,改善患者预后。

(六)手术治疗

壳核出血量＞30 mL,小脑或丘脑出血量＞10 mL,或颅内压明显增高内科治疗无效者,在发病后 6～24 小时内采取颅内血肿清除术、脑室穿刺引流术、头皮血肿抽吸术等手术治疗。

(七)康复治疗

当患者生命体征平稳、病情有效控制后,应尽早进行康复治疗,恢复神经功能,提高生存质量。

【照护措施】

(一)生活照护

1. 休息与安全　脑出血患者绝对卧床休息,床头抬高 15°～30°。保持床单位及皮肤清洁、干燥,防止压力性损伤发生。烦躁、谵妄者加床栏,必要时适当约束。保持环境安静,限制探视,避免刺激。嘱患者避免用力咳嗽,以免加重出血。

2. 饮食　消化道出血者应禁食,出血停止后给予高蛋白、高维生素,清淡、易消化的温凉流质食物,少量多餐。意识障碍者遵医嘱鼻饲喂食,以满足每日营养需求,进食时和进食后 30 分钟内抬高床头以防食物反流。

3. 排便照护　保持大便通畅,以免用力屏气排便致颅内压增高,便秘患者可行腹部按摩或遵医嘱给予缓泻剂。清洁外阴,防止尿路感染。

(二)医疗照护

1. 病情观察　密切观察患者生命体征、意识、瞳孔等变化,记录出入量,观察有无呕吐及呕吐物的量、性状,严密监测有无消化道出血和脑疝的发生。

2. 对症照护　让患者保持呼吸道通畅,平卧头偏向一侧或侧卧位,避免呕吐物反流引起误吸。及时翻身、拍背、雾化、吸痰,必要时行气管插管或气管切开术。高热时给予物理降温。

3. 用药照护　甘露醇药液渗于皮下组织可引起的剧痛、水肿或坏死,药液外渗时局部行硫酸镁热敷,必要时使用普鲁卡因局部封闭注射。注意严密观察尿量和电解质的变化,准确记录 24 小时出入量。密切观察有无脱水速度过快引起的低颅压综合征(头痛、呕吐、意识障碍等),注意对其与高颅压的表现进行鉴别。使用降压药物者应监测血压变化,观察降压速度和幅度。

4. 并发症预防与照护　脑疝是脑出血患者最常见的死亡原因,应密切观察患者有无喷射样呕吐、剧烈头痛、烦躁不安、双侧瞳孔不等大、意识障碍进行性加重、呼吸不规则等先兆表现,若有异常及时联系医生,尽快建立静脉通道,备好抢救物品。上消化道出血是脑出血的常见并发症,应密切观察患者有无恶心、上腹部疼痛、呕血、黑便等症状,鼻饲者注意观察胃液颜色,如呈咖啡色或血性,应及时汇报医生。另外,需预防肺部感染,做好呼吸道管理;定期更换体位,保持皮肤及床单位清洁,预防压力性损伤发生。

(三)心理照护

脑出血起病较急,患者缺乏心理准备,且常遗留躯体功能和语言功能障碍,患者易产生焦虑、恐惧、抑郁等不良情绪,照护者应细心观察其情绪改变,及时给予安慰鼓励和心理疏导,增强其生活信心,减轻其应激反应。

【预防指导】

(一)疾病知识指导

告知患者及照护者在生活中避免加重病情和引起复发的诱因,及时预治高血压、高脂血症、糖尿病等易引起脑出血的疾病;避免情绪激动和不良刺激;养成良好排便的习惯,防止便秘,勿用力排便;适当运动,避免过度劳累和突然用力;戒烟酒。

(二)康复指导

脑出血患者常伴有言语障碍和运动障碍,应告知康复治疗的相关知识和康复训练技巧,定期与康复治疗师联系,根据情况及时调整康复训练计划,训练过程中保证患者安全。

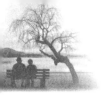
(三)生活指导

避免引起血压骤然上升的因素,保持情绪稳定,避免悲伤、愤怒、焦虑、惊喜等情绪;避免过度劳累,保证充足睡眠;合理饮食,保持大便通畅;戒烟酒。

(四)用药指导

指导患者正确服用降压药物,提高其服药依从性,保持血压稳定,观察药物的不良反应。

(五)病情观察指导

告知患者定期复查,指导其正确测量血压,发现血压异常波动或出现头晕、头痛、肢体麻木无力、语言交流困难等症状,应尽快就诊。

第三节　帕金森病的预防与照护

【学习目标】

识记　能复述帕金森病的概念。

理解　能说出帕金森病的临床表现及治疗要点。

运用　能识别帕金森病患者的病情变化,并采取恰当的照护措施。

【案例导入与思考】

马某,男,68岁。9年前,无明显诱因出现行走困难,步伐变小变慢,转身及翻身困难,左手静止性震颤,穿衣、夹菜动作迟缓,呈进行性加重,伴有头昏、卧床坐立或站立后头昏明显,无视物旋转、恶心呕吐等,服用多巴丝肼片后,行动迟缓及肢体不自主抖动好转,但头昏无明显好转,平素精神一般,有焦虑情绪,夜间睡眠可,大、小便无明显异常,体重无明显改变。既往史:高血压病史10余年,平素服用硝苯地平缓释片,控制良好,有前列腺切除手术史,否认传染病史和家族性、遗传性疾病史,无药物、食物过敏史。

入院查体:T 36.6℃,P 66,R 19次/分,BP 162/104 mmHg,W 75 kg,患者由卧位转为立位时感到头昏,记忆力、计算能力下降,双侧瞳孔等大等圆,光反应灵敏,眼球运动正常,口角无歪斜,四肢肌力5级。实验室检查无异常,磁共振检查提示多发性腔梗。给予低盐低脂、清淡易消化饮食,给予多巴丝肼,必要时加多巴胺受体激动剂普拉克索治疗。

请思考:

1. 帕金森病病情观察要点是什么?

2. 如何对患者进行生活照护?

帕金森病(Parkinson Disease,PD)又称震颤麻痹,是中老年常见的神经系统性疾病,以运动迟缓、静止性震颤、肌强直和姿势平衡障碍为临床特征,主要病理改变是黑质致密部多巴胺能神经元变性和路易体形成。

【病因】

(一)生理性老化

神经系统老化,黑质细胞减少,纹状体多巴胺递质水平下降,是帕金森病的

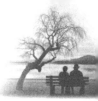

促发因素。

（二）环境因素

长期接触杀虫剂、除草剂或某些工业化学品等可能是帕金森病的病因之一。

（三）遗传因素

绝大多数患者为散发性，约 10％的帕金森病患者有家族史，包括常染色体显性遗传或常染色体隐性遗传。

【临床表现】

（一）发病情况

帕金森病常在 60 岁以后发病，男性多见，起病隐匿，进行性发展。首发症状多为震颤，其次为步行障碍、肌强直、运动迟缓。

（二）症状体征

1. 静止性震颤　多从一侧上肢开始，呈现有规律的拇指对掌和手指屈曲的不自主震颤，类似"搓丸"样动作。静止时明显，随意运动时减轻，入睡后消失，故称为"静止性震颤"。随病程进展，震颤可逐步涉及下颌、唇、面及四肢。

2. 肌强直　多从一侧的上肢或下肢近端开始，逐渐蔓延至远端、对侧和全身的肌肉。被动运动关节时可表现为"铅管样强直""齿轮样强直"。

3. 运动迟缓　随意动作减少，动作笨拙。面肌强直可造成"面具脸"。手指精细动作如解纽扣、系裤带、鞋带等很难完成。口、咽、腭肌运动障碍，表现为语音低调、语速缓慢。有书写时字越写越小的倾向，称为"写字过小征"。

4. 姿势步态异常　由于平衡功能减退及姿势反射消失，患者出现姿势步态不稳。早期，上肢摆臂幅度减小或消失，下肢走路时拖步；随病情进展，步伐变小变慢，启动、转弯或跨越障碍时尤为明显；晚期，坐位、卧位起立困难，有时行走时全身僵住，不能动弹，称为"冻结"现象；有时起步困难，步幅小但越走越快，难以止步，称为"慌张步态"。

5. 其他　还有便秘、出汗异常、流涎等自主神经功能障碍的表现。约半数患者伴有抑郁和（或）睡眠障碍，少数患者晚期出现智能障碍。

【辅助检查】

目前尚无实验室检查可用于帕金森病的诊断。血、唾液、脑脊液常规检查均无异常。用 F-6-氟左旋多巴做正电子发射计算机断层扫描，可发现纹状体内多巴胺合成和储蓄能力有损伤。测量显示，纹状体对左旋多巴的摄取每年降约 5％。

【治疗要点】

（一）药物治疗

1. 复方左旋多巴　复方左旋多巴是治疗帕金森病最基本、最有效的药物。对肌强直、震颤、动作迟缓均有良好疗效。常用药物为多巴丝肼。

2. 金刚烷胺　金刚烷胺促进神经末梢释放多巴胺，并阻止其再吸收，对少动、肌强直、震颤均有改善作用。

3. 抗胆碱能药物　抗胆碱能药物协助维持纹状体的递质平衡，适应于震颤明显的年轻患者。常用药物有苯海索（安坦）、东莨菪碱等。

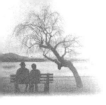

4. 多巴胺受体激动剂　多巴胺受体激动剂可直接激动纹状体,产生和多巴胺相同的作用,从而减少和推迟运动并发症的发生。常用药物有普拉克索和吡贝地尔。

5. 儿茶酚-氧位-甲基转移酶抑制剂　可抑制左旋多巴在外周的代谢,使血浆左旋多巴浓度保持稳定,并增加其入脑量。常用药物有恩他卡朋。

6. B型单胺氧化酶抑制剂　B型单胺氧化酶抑制剂可抑制多巴胺分解代谢,增加脑内多巴胺含量。常用药物有司来吉兰。

(二) 手术治疗

长期药物治疗疗效明显减退,同时出现异动症的患者可考虑手术治疗,但手术仅能改善症状,不能根治此病,术后仍需药物治疗。手术方式有立体定向神经核团毁损术和脑深部电刺激术。

【照护措施】

(一) 生活照护

1. 环境　居住环境清洁安静,空气清新。保持地面干燥,减少活动区域内障碍物。对于下肢行动不便、起坐困难者,应做好安全防护,配高位坐厕、高脚椅、手杖、床栏,卫生间和走道设置扶手等辅助设施。床的适宜高度为坐位脚能着地,以防患者发生跌倒等意外事件。

2. 饮食　给予高热量、高维生素、高纤维素、低盐、低脂、适量优质蛋白的饮食,戒烟酒。高蛋白饮食会降低左旋多巴类药物疗效,因此应控制蛋白质的摄入量。进食或饮水时应取坐位或半坐卧位,提供安静的进食环境及充足的进食时间。咀嚼或吞咽功能障碍者应给予小块或黏稠不宜反流的食物,指导患者少量分次吞咽,每口食物为同一质感,避免混杂,必要时给予鼻饲,防止经口进食引起的误吸、吸入性肺炎或窒息。

3. 个人卫生　患者因自主神经功能障碍,常伴有多汗、流涎、皮脂腺分泌亢进,嘱患者穿棉质、宽松衣服,勤洗澡,勤更换衣服、被褥,卧床患者行床上擦浴。维护口腔清洁,随身携带纸巾擦净口角分泌物,保持个人卫生。

(二) 医疗照护

1. 病情观察　观察患者的生命体征、意识、认知能力、自理能力、营养状况、体重及心理状态。评估患者的皮肤、尿量及实验室指标变化情况。注意患者震颤、肌强直、步行障碍和运动迟缓程度的改变。

2. 对症照护　有便秘者,可按摩腹部,促进肠蠕动,适量服用蜂蜜、麻油等帮助通便,必要时遵医嘱口服石蜡油、果导片、番泻叶等缓泻剂,或给予开塞露、灌肠、人工排便等。有无尿潴留和尿路感染者,可进行腹部按摩、热敷以刺激排尿,必要时给予导尿或留置尿管。卧床者,保持床单位清洁干燥,保护骨隆突处,预防压力性损伤发生。进食困难者,可通过鼻饲或静脉给予足够的营养物质。

3. 用药照护　告知患者本病需长期或终身服药治疗,讲解药物的种类、名称、用法、剂量、疗效、不良反应,以及服药的注意事项,避免突然停药。合理调整用药剂量,从小剂量开始,逐步缓慢加量至有效维持剂量,注意观察有无副作用;维生素 B_6、利血平、奋乃静等药物可降低其他药物疗效或导致直立性低血压,应避免使用。注意观察药物疗效,有无震颤、肌强直、其他运动功能及语言功能的改善。

(三)心理照护

帕金森病患者常由于言语不清、震颤、动作迟缓、面部表情呆板、流涎、多汗而产生忧郁、焦虑、自卑心理,照护者应注意观察患者的心理变化,共同讨论身体状况改变所造成的不利影响,倾听其心理感受,及时给予正确引导,使其能够接受和适应自己目前的状态并能设法改善。尊重、鼓励患者积极配合治疗,参加社会活动,维持过去的兴趣爱好,保持良好心态,减轻心理压力。

【预防指导】

(一)疾病知识指导

目前尚无根治帕金森病的方法,需要长期或终身服药以改善症状。为患者讲解疾病的临床表现及病程进展,帮助其适应身体改变,掌握自我照护知识,积极去除环境中的危险因素。

(二)康复指导

加强患者日常生活能力训练,如进食、洗漱、穿衣等,提高自理能力;鼓励患者做力所能及的家务劳动,以延缓身体功能障碍的发生和发展;督促患者坚持适当运动,如散步、下棋、打太极拳等,保持各关节活动的最大范围;协助卧床患者取舒适卧位、被动活动关节、按摩肢体,预防关节僵硬和肢体挛缩。

(三)生活指导

衣服、被褥勤洗勤换,保持清洁,避免皮肤破损和继发感染。中晚期患者出现显著运动障碍,应勤翻身、勤擦洗,改善血液循环,防止局部皮肤受压,预防压力性损伤发生。避免进食带骨、刺的食物和使用易碎餐具。做好活动与休息指导,鼓励患者适当参加体育锻炼,完成力所能及的家务劳动,培养兴趣爱好,以延缓身体功能障碍的发生和发展,提高生活质量。

(四)用药指导

坚持长期药物治疗,避免随意增减药量及错服、漏服,注意观察药物的不良反应。

(五)病情观察指导

观察患者病情变化,随着病情发展,其运动功能障碍逐渐加重,应加强安全照护,避免患者单独使用天然气、电暖器,以及刀、剪等锐器。患者外出时需有人陪伴,防止意外事故,并让其随身携带联系卡片,以防走失。直立性低血压者睡眠时应抬高床头,避免快速坐起或下床活动,防止跌倒。晚期患者自理能力逐渐丧失,易发生压力性损伤、营养不良、感染等并发症,应注意观察并及时处理。

(六)照顾者指导

帕金森病为慢性进展性疾病,病程长,家属容易产生疲惫、厌倦、无助感。应给予家属充分理解,尽力帮助其解决困难,提供疾病照护的相关指导,如:日常生活照护的措施,正确服药的方法及不良反应的观察,病情变化的识别及各类并发症的预防及照护。

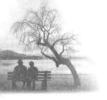

第四节　老年期痴呆的预防与照护

【学习目标】

识记　能复述老年期痴呆的概念及病因。

理解　能描述老年期痴呆的临床表现。

运用　能及时识别老年期痴呆患者的病情变化,并采取适宜的照护措施。

【案例导入与思考】

靳某,女,66 岁,于入院前 4 年余因亲属相继去世及生活琐事,出现情绪低落,自觉做事粗心,常做错事,自责、后悔,认为对不起家人,自觉没有能力做事,脾气暴躁,入睡困难,未予治疗。此后逐渐出现记忆力减退,丢三落四,不记得早餐食物,先收住入院治疗,诊断为"老年期痴呆"。既往史:平素健康状况良好,无药物过敏史及传染病接触史,无外伤史及外科手术史,无精神病史,既往高血压病史 6 年,规律服用波利维、阿司匹林肠溶片、倍他乐克,血压控制尚可。

入院查体:T 36.6℃,P 79 次/分,R 23 次/分,BP 151/92 mmHg,W 60 kg,患者神清,精神可,应答切题,查体合作,记忆力明显减退,计算能力下降,情绪不稳定,易激惹,饮食、睡眠可,二便正常。给予曲舍林、多奈哌齐等药物治疗。

请思考:

1. 老年期痴呆患者有哪些主要临床表现?

2. 如何对老年期痴呆患者进行生活照护?

老年期痴呆发生在老年期,由大脑退行性病变、脑血管性病变、感染、外伤、肿瘤、营养代谢障碍等多种原因引起,是以认知功能缺损为主要临床表现的一组综合征。老年期痴呆主要包括阿尔茨海默病(Alzheimer's Disease, AD)(简称老年性痴呆)、血管性痴呆(Vascular Dementia, VD)、混合性痴呆和其他类型痴呆,如帕金森病、酒精依赖、外伤等引起的痴呆。其中以阿尔茨海默病和血管性痴呆更为常见,阿尔茨海默病和血管性痴呆患者约占全部痴呆患者的 70%～80%。

一、阿尔茨海默病

阿尔茨海默病是老年人最常见的神经变性疾病,1907 年由德国精神科医生及神经病理学家阿洛伊斯·阿尔茨海默(Alois Alzheimer,1864—1915)描述并以其名字命名。阿尔茨海默病是一组病因未明的原发性大脑退行性病变疾病,多见于老年期,65 岁以上人群患病率约为 5%,85 岁以上人群患病率则为 20%,女性患病率是男性的 3 倍。本病起病隐匿,病情缓慢而不可逆,以痴呆为主要表现。阿尔茨海默病是老年期痴呆中最常见的类型,占 60% 左右。

【病因】

目前本病病因与发病机制尚不明确,研究认为与遗传、慢性病毒感染、高龄、神经递质乙酰胆碱减少、免疫系统功能障碍等因素有关。另外,各种社会心理因素如经济窘迫、独居、丧偶、低教育水平等也可成为诱发因素。本病最显著

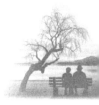

的组织病理学特征为老年斑和神经元纤维缠结。病理检查可见大脑皮质发生广泛的弥漫性萎缩,脑回变平,脑沟增宽、脑室扩大、重量减轻。

【临床表现】

阿尔茨海默病根据病情演变,一般分为以下三期。

（1）轻度,遗忘期。首发症状为近期记忆减退,如常遗忘物品、丢三落四;言语障碍,表现为言语空洞、用词困难,之后出现重复语言、模仿语言、刻板语言,甚至失语;视空间障碍,外出易迷路和走失;抽象思维和判断能力受损,日常生活能力降低,计算困难,逻辑推理能力受损,不能完成以前熟悉的工作;情绪不稳定,情感较幼稚,易激惹;人格改变,缺乏主动性,暴躁、易怒、孤僻、自私,不修边幅。

（2）中度,混乱期。症状有学习新知识能力减弱,原已掌握的知识技能出现衰退;记忆障碍持续加重,远事记忆力受损,注意力不集中;视空间障碍进一步加重,甚至找不到自己的房间;出现失语、失用、失认、失写;日常生活如洗漱、梳头、进食、穿衣及大小便等不能独立完成;人格明显改变,兴趣狭窄,对家人漠不关心,丧失羞耻感和伦理观,本能活动亢进;精神行为紊乱,出现幻觉、妄想、抑郁、焦虑等症状,无目的性乱走或翻箱倒柜,收集废物,出现攻击行为等,也可表现为动作减少、反应迟钝等。

（3）重度,晚期。症状进一步加重,生活完全不能自理,终日卧床,大小便失禁;智能逐渐丧失;无自主运动,可出现震颤、肌强直、偏瘫、缄默不语,严重时呈植物人状态。

阿尔茨海默病病程进行性发展,平均 5～10 年,最后发展至严重痴呆,常因并发肺炎、压力性损伤、骨折、感染等继发性躯体疾病或衰竭而死亡。

【辅助检查】

（一）影像学检查

CT 或 MRI 可见侧脑室扩大和脑沟增宽;MRI 可见海马萎缩。

（二）脑电图

早期仅有波幅下降和 α 波节律减慢,随病情发展为弥漫性慢波。

（三）心理学检查

心理学检查诊断有无痴呆及痴呆严重程度,目前常用筛查工具有:简易精神状态检查量表（Mini-Mental State Examination，MMSE）、长谷川痴呆量表（Hasegawa Dementia Scale，HDS）、韦克斯勒成人智力量表（Wechsler Adult Intelligence Scale，WAIS）。

【治疗要点】

目前,阿尔茨海默病缺乏特殊的病因治疗,治疗方法主要包括药物治疗和心理治疗。药物治疗如多奈哌齐、美金刚、甲氯芬酯等,可改善认知功能和促进脑部代谢;抗抑郁药如氟西汀、舍曲林等,适用于有淡漠、抑郁、易激惹的患者;抗精神病药物如奥氮平、利培酮等,可控制行为和精神症状如幻觉、妄想、攻击性、行为紊乱等。同时进行心理支持和行为指导,鼓励轻症患者适当参加运动,保持规律生活方式,进行日常生活能力训练,减缓其功能衰退;加强重症患者生

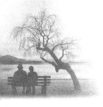

活照护及病情观察,防治并发症;密切观察患者情绪变化,去除危险因素,确保患者安全。

二、血管性痴呆

血管性痴呆是指因脑血管病变引起的以痴呆为主要临床表现的综合征,是一种慢性进行性疾病。血管性痴呆已成为老年期痴呆的第二大病因,血管性痴呆患者占痴呆患者的 20%,60 岁以上老年人多见,男性患者多于女性。

【病因】

血管性痴呆是由于各种脑血管疾病如脑梗死、脑出血等,引起脑血流量降低,脑组织缺血缺氧,导致脑功能逐渐衰退。发病的危险因素有高血压、糖尿病、高脂血症、心肌梗死、心房颤动,以及肥胖、吸烟等。

【临床表现】

多数血管性痴呆患者伴有高血压、糖尿病、高脂血症,常因脑卒中发作突然起病,病程呈波动性、阶梯式发展,有局灶性神经系统症状和体征,如偏瘫、失语、失用、失认、感觉障碍、眩晕、共济失调及锥体束征阳性。早期多无明显表现,可有头痛、头晕、失眠、嗜睡、肢体麻木、耳鸣、精力不集中、易激动、过度敏感的表现。随病情发展逐渐出现记忆障碍,可伴情绪不稳、一过性轻瘫、食欲或视力障碍等。晚期,随着病情波动,痴呆症状也呈阶梯式加重,记忆力、计算力、理解力、生活自理能力逐渐丧失,出现感知觉障碍、思维障碍及人格明显改变。

血管性痴呆以跳跃性加剧和不完全缓解相交替的阶梯进程为特点,病程长达数年。死因以肺部感染、心力衰竭、肾功能衰竭多见。

【辅助检查】

脑电图常明显异常;脑脊液检查蛋白质轻度增高;脑血流图检查血管弹性下降,阻力增大,血流量减少;脑 CT 检查可见多处低密度区,多发性梗死灶及局限性脑室扩大。

【治疗要点】

积极治疗原发病,符合外科手术指征的及时手术治疗,尽早进行康复训练。对症处理,改善认知功能、促进脑细胞代谢、增加脑血流量的药物有双氢麦角碱片;改善脑循环、扩张脑血管、促进神经递质功能的药物有吡拉西坦、丹参、尼莫地平、脑活素等;精神症状明显时,可少量应用抗精神病的药物。

【照护措施】

(一)生活照护

1. 环境与安全 减少生活环境的变动;减少单独外出,外出时佩戴联系卡片;室内物品摆放合理,保持地面干燥,穿防滑鞋防止摔伤;避免单独承担家务,防止烧伤、烫伤、火灾等意外事件的发生;药物加锁保管,避免误服;加强锐器、利器的管理,避免发生自伤及伤人行为。

2. 休息与活动 保持病室安静,床铺整洁,晚餐不宜过饱,睡前控制饮水并协助患者上洗手间,避免影响夜间睡眠。白天安排各种工娱活动,避免睡眠时间过长,保证夜间睡眠。组织患者参加集体活动,结交朋友,激发生活兴趣。

3. 饮食 生活能自理的患者,可给予普食,注意观察患者进食速度、进食量等。特殊患者,饮食定量、定时,营养均衡,保持平时的饮食习惯。吞咽困难者应协助缓慢进食,以防噎食及呛咳;进食障碍者可使用特别设计的餐具,减低使用难度,必要时可喂食;缺乏食欲或拒食者,选择营养丰富、易于消化、清淡可口的食物,以软食或半流质食物为宜,必要时鼻饲或静脉营养;食欲亢进、暴饮暴食者,可单独进餐,适当限制食量,进食时应有人照看,谨防意外。

(二)医疗照护

1. 病情观察

密切观察患者病情进展,监测生命体征、行为能力、不良情绪的变化。密切观察患者有无孤僻、冷漠、睡眠障碍、烦躁不安、行为异常等早期精神异常表现,及时联系医生,注意加强巡视,谨防意外事件发生。观察患者有无意识障碍及严重程度,保持呼吸道通畅,预防并发症发生。观察患者有无兴奋、躁动不安等表现,注意减少环境中的不良刺激,防止激惹患者,必要时给予约束。遵医嘱用药,观察药物不良反应,确保患者安全。

2. 对症照护

老年期痴呆患者多伴有躯体运动功能障碍,表现为四肢强直、平衡丧失、站立及行走困难,应注意环境安全,上、下楼梯及外出时应有人陪伴,避免跌倒摔伤。有自伤、伤人行为者,应注意观察其行为和心理变化,及时发现可疑表现,及早采取有效措施,确保患者及自身安全。有定向力障碍的中、重度痴呆患者,应避免其单独外出,衣兜内放置联系卡片或佩戴智能手环,避免患者迷路、走失。生活不能自理、卧床不起、大小便失禁、无自主运动者,应加强生活护理,保持床单位清洁干燥,避免吸入性肺炎、泌尿系感染、压力性损伤等并发症的发生。

3. 用药照护

遵医嘱协助患者服药。因幻觉、妄想而拒绝服药者,应耐心解释并监督服药,防止其将药物隐藏或丢弃;吞咽困难者,可将药物研碎后协助服用或由鼻饲管注入;伴有抑郁、自杀倾向者,应做好药品检查核对,防止意外发生。老年患者常因肝肾功能衰退,药物在体内代谢受限,易发生药物不良反应,应及时联系医生调整用药方案,观察并记录患者用药后的反应。

4. 康复训练

(1)记忆和思维训练:早期有近事遗忘的患者,可记录备忘录,也可利用录音、录像配合训练,帮助其记忆近期活动、居住环境、周围人物及重要事件。训练应从简单到复杂,或将整个练习分为若干小步骤,分步训练,以帮助患者提升自信,改善思维,增强记忆。

(2)自理能力训练:维持日常生活习惯,训练患者日常生活能力,如梳妆、洗漱、穿衣、进食、行走、如厕等,保持生活独立性,提高生活质量。

(3)语言训练:配合专业语言治疗师,协助患者进行表达能力训练。训练时应遵循由少到多、由易到难、由简单到复杂的原则。通过语言训练改善其交流能力,增加人际交往,增强自信。

(4)运动训练:通过站立、行走、打太极拳、做体操、跳舞、下象棋、做手工等

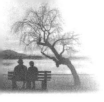

运动功能的训练,预防和治疗肌肉萎缩、关节僵直,提高身体的灵活性和平衡能力,改善心肺功能。训练时应根据患者的年龄、体力、耐力及有无高血压、心脏病、糖尿病等情况量力而行,循序渐进,以不引起疲劳为原则,注意保护患者,避免意外发生。

(三)心理照护

注意观察患者言行及情绪变化,尊重、理解患者,取得患者信任,讲解治疗及用药的相关知识,缓解其焦虑、紧张、悲伤情绪;鼓励患者多参加社会活动,发挥特长,维护自尊,建立良好生活方式,减轻其焦虑、恐惧等负面情绪。

【预防指导】

(一)疾病知识指导

普及老年期痴呆的预防知识,提高公众对痴呆早期症状的识别能力,以便尽早诊断和干预。

(二)康复指导

对于轻、中度痴呆患者,增强自我照顾能力,如鼓励患者自行洗漱、穿衣、进餐、洗澡、如厕等,以提高老人的自尊。加强日常交流,提高患者的理解和表达能力。积极配合康复治疗师完成各项功能训练,防止各类并发症及废用综合征的发生,提高生活质量。

(三)生活指导

创造良好休养环境,保证患者夜间睡眠,指导其养成良好的饮食习惯,督促其戒烟限酒,维持正常排泄功能。鼓励家人陪伴患者,回忆讲述过去的生活经历。引导患者多参加社交活动,提高记忆力,促进社会功能恢复。鼓励患者承担力所能及的家务劳动,体现自身价值,增强自尊。注意观察患者情绪变化,去除危险因素,保证患者安全。

(四)用药指导

患者常因记忆、智力障碍及精神症状,出现错服、漏服及过量服用药物,因此服药时须有人协助,遵医嘱正确用药,并注意及时观察患者服药后的不良反应,保证用药安全。

(五)病情观察指导

积极防治慢性病,如高血压、糖尿病、脑血管疾病等。明确老年期痴呆的早期症状,注意观察有无日常生活能力及认知功能下降,有无神经精神症状和行为改变,及早对症治疗。积极配合康复训练,控制病情发展,改善和提高患者的生活质量。

第五节　老年期抑郁症的预防与照护

【学习目标】

识记　能复述老年期抑郁症的概念。

理解　能阐述老年期抑郁症的临床表现及治疗要点。

运用　能识别老年期抑郁症患者的病情变化,并采取适宜的照护措施。

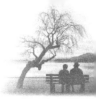

【案例导入与思考】

党某,男,65 岁,近半年无明显诱因出现心情差,感到压抑、悲观、绝望,担心自己患有重病,坐立不安,自觉头晕、胸闷、多汗,做事缺乏兴趣,不愿见人,不愿与人交流沟通,不愿外出。近 3 个月以来症状加重,就医后病情无明显好转。遂来我科就诊,门诊以"抑郁症"收住院。患者自起病以来无晕厥、抽搐、无兴奋、话多。饮食欠佳,食欲差,消化不良,入睡困难,易惊醒,小便频繁,长期便秘,体重减轻。既往史:平素健康,无过敏史、无外伤及手术史,无精神病史。

入院查体:T 36.4℃,P 84 次/分,R 16 次/分,BP 124/84 mmHg,W 75 kg,患者神清,时间、地点、人物定向准确,自行步入病房,查体合作,问答切题,自知力存在。否认幻觉、妄想等精神病性症状,无明显思维形式障碍。给予抑郁症患者常规治疗。

请思考:

1. 老年期抑郁症患者有哪些临床表现?

2. 对于老年期抑郁症患者应采取哪些照护措施?

老年期抑郁症是指在 60 岁以后首发,以持久的抑郁心境为主要临床表现的一种精神障碍。老年期抑郁症属精神疾病,易反复发作,使老年人丧失劳动能力和日常生活能力,可导致精神残疾,甚至自杀。

【病因】

老年期抑郁症发病机制复杂,与遗传、神经生化、神经内分泌改变,促炎性细胞因子等多种因素的综合作用有关。发病的诱发因素与应激事件(如离退休、与子女分离、衰老、丧偶等)有关。

【临床表现】

抑郁症状主要表现为:情绪低落、思维迟缓、行为活动减少。

(1)以焦虑-抑郁混合状态为主,可出现易激惹或激越症状,坐卧不安、紧张、焦虑。较少患者表现为情感淡漠、郁郁寡欢。

(2)以躯体不适感和自主神经系统症状多见,如疲乏无力、睡眠障碍、疼痛、腹胀腹痛、恶心、腹泻或便秘、体重下降、胸闷心悸、潮热出汗等。此类症状易误诊为躯体疾病,因此又称作隐匿性抑郁。

(3)常伴精神病性症状,如幻觉、妄想。妄想内容主要为被害、疑病、贫穷等;幻觉多为幻听,以指责和猥亵言语为主。

(4)可有轻度认知功能障碍,主要表现为注意力不集中,记忆力、计算力、理解和判断能力下降。

【辅助检查】

检查内容包括躯体检查,神经系统检查,必要的心、肝、肾检查,以及精神状况检查。常用的抑郁自评量表有贝克抑郁问卷、抑郁自评量表(Selfrating Depression Scale,SDS),他们用于抑郁症状的筛查和流行病学调查,也可用于疗效评估。

【治疗要点】

(一)药物治疗

老年期抑郁症药物治疗首选 5-羟色胺再摄取抑制剂,如氟西汀、帕罗西汀、

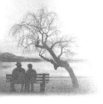

左洛复等,不良反应较轻,常见不良反应有失眠、头痛、厌食、恶心、乏力、易激动等,多发生在服药初期。其次为三环类和四环类抗抑郁药,如氯丙嗪、多塞平、阿米替林等,常见不良反应作用为口干、视物不清、直立性低血压、嗜睡、心悸、乏力、眩晕、心脏传导阻滞、肥胖、便秘、皮疹、偶见癫痫发作等,不作首选药物。其他治疗药物有吗氯贝胺、万拉法新和米氮平等。

(二)心理治疗

老年期抑郁症的诱发因素多为社会心理因素,因此应注重老年抑郁症患者的心理治疗,争取家庭成员及朋友的支持和密切配合,营造良好的生活氛围,鼓励患者生活自理,参加社会活动,以消除或缓解其心理问题,改善预后,预防复发。

(三)电抽搐治疗

电抽搐治疗(Electroconvulsive Therapy,ECT)主要适用于严重抑郁,药物及心理治疗无效,无心脑血管和骨骼系统疾病,且年龄在 75 岁以下的老年患者。改良电休克治疗(Modified Electro-Convulsive Therapy,MECT)对急性老年期抑郁症患者更安全、有效。

【照护措施】

(一)生活照护

1. 环境与休息　房间光线柔和、整洁、安静、舒适,确保充足睡眠、生活规律,白天适当参加体育锻炼,睡前热水泡脚、喝牛奶,促进睡眠。

2. 饮食　观察患者食物及水分的摄取情况,合理安排饮食,给予高蛋白质、高维生素食物,如鸡蛋、瘦肉、水果、蔬菜等,保证水及营养物质摄入均衡。戒烟戒酒,避免辛辣刺激的食物。

3. 安全　采取有效措施严防患者自伤、自杀行为。建立良好的治疗性人际关系,早期识别自杀倾向,专人守护,避免意外发生。妥善保管能造成患者自伤的药品及危险物品,以免造成意外伤害。对于有强烈自杀企图的患者应 24 小时专人照护,尤其是夜间、凌晨、午间、交接班、节假日等,要加强防范,必要时经解释后予以约束,以防意外。

(二)医疗照护

1. 病情观察　老年期抑郁症发作的临床症状常不太典型,应密切观察其情感、思维、意志活动的变化,有无情绪波动及自杀观念和行为;关注患者的躯体症状,如疼痛、腹胀、腹泻或便秘、胸闷、心悸、面红、潮热出汗、睡眠障碍、体重明显变化等,避免漏诊、误诊。

2. 对症照护　老年期抑郁症患者由于活动能力下降,受自责自罪、消极悲观情绪影响,会有生活不能自理、食欲减退、拒食、睡眠障碍等问题,应做好清洁卫生护理,鼓励患者养成良好卫生习惯,合理安排患者饮食,做好睡前准备,改善睡眠状态。

3. 用药照护　由于抑郁症的复发率较高及治疗用药时间长,患者常因药物的不良反应而拒药、藏药,要耐心说服患者严格遵医嘱服药,不可擅自停药或减量,并定期复查。注意观察患者是否有高血压、冠心病、糖尿病等并发症表现,

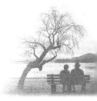

注意药物间的配伍禁忌。

（三）心理照护

1．阻断负向思考　抑郁症患者常会对自己或事情保持负向的看法，照护者可协助患者回顾其成就、优点、长处，修正不切实际的目标，鼓励患者完成建设性工作和参加社交活动，减少负向评价，引导积极行为，增强患者自尊。

2．建立有效沟通　与患者建立良好治疗性人际关系，主动与患者交谈。应耐心倾听，细致解答，理解同情患者的感受，表达对患者的关心和支持，鼓励患者表述其看法，引导患者关注外界活动，减轻其心理压力。

3．怀旧治疗　通过布置怀旧场景，引导患者回顾以往的生活，帮助其找回被遗忘的过去，重新体验过去的生活，分享过去的愉快经历，并给予新的诠释，以此帮助患者找回快乐、重建自信、减轻失落感、增加自尊，从而改善抑郁情绪。

4．学习新的应对技巧　为患者创造人际沟通的机会，协助患者改善处理问题，指导患者人际互动的方式，提高其社交能力。

【预防指导】

（一）疾病知识指导

向患者及家属讲解疾病知识和预防复发的常识，提高他们对老年期抑郁症的识别与防治水平。

（二）康复指导

强调家庭对于患者治疗及康复的意义，引导家属了解患者的心理状况，增进彼此感情，提高治疗效果。

（三）生活指导

保持心情舒畅、充足的睡眠，避免过度劳累，注意劳逸结合。多吃清淡、易消化、营养丰富的食物，注意膳食平衡，保持大便通畅，避免便秘。

（四）用药指导

老年人的代谢功能减弱，使药物的毒副作用相对增加，应严格遵医嘱服用药物，从小剂量开始，逐渐增加至治疗量，注意观察药物疗效及不良反应。

（五）病情观察指导

定期门诊随访，照护者应注意观察患者有无情绪、性格及行为变化，及时评估其有无自杀倾向，如有焦虑不安、独自哭泣、沉默少语、食欲减退、回避接触，以及给亲友赠送纪念品等表现时，应加强监护，严格做好危险品的保管，避免意外。

（六）社会支持

加强社会支持，减轻或解除患者的心理压力，帮助患者解决生活和工作中的实际困难，提高患者应对能力，并积极为其创造良好的环境，以防复发。

第六节　老年谵妄的预防与照护

【学习目标】

识记　能准确复述老年谵妄的概念及病因。

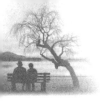

理解　能描述老年谵妄的临床表现。

运用　能对老年谵妄患者做出正确的评估,并根据所学知识采取适合的照护措施。

【案例导入与思考】

李某,男,68 岁,因"发热、胸闷、咳嗽 2 天"入院。现病史:2 天前,患者无明显诱因出现发热,体温 39.4℃,伴咳胸闷、纳差、少量黄痰,自服阿莫西林效果不佳。门诊以"肺炎"收住院。住院第 1 天夜间患者突然出现脾气暴躁,撕扯衣物,伴有被害妄想和幻觉,不允许旁人靠近,拒绝治疗护理,辱骂家人及医务人员。强行给予地西泮肌内注射后症状无明显改善,第 2 日晨家属给患者服用奥氮平口崩片 2.5 mg 后,其情绪逐渐稳定,入睡。醒后患者对前晚事件不能清晰回忆。既往史:高血压病史 20 年,服用氨氯地平。近 3 个月来,患者夜间睡眠质量差,白天嗜睡,间断服用镇静剂。

入院查体:T 38.0℃,P 86 次/分,R 20 次/分,BP 136/64 mmHg,W 78 kg。患者问答切题,定向力、计算力下降。颈软,双下肺可闻及少量湿啰音,其余未见异常。血常规:白细胞 $8.86×10^9$/L,中性粒细胞 80.2%,血红蛋白 90 g/L;电解质,钾 3.2 mmol/L,钠 128 mmol/L。胸片示双下肺斑片影。给予纠正电解质紊乱、控制感染等治疗。

请思考:

1. 该患者出现谵妄的原因?

2. 对谵妄患者应采取哪些照护措施?

谵妄是老年人常见的认知障碍,是一种急性脑功能下降,表现为急性、一过性、广泛性的认知功能改变,尤以意识障碍(意识清晰度的下降)为主要特征的器质性精神障碍症候群。谵妄因急性起病、病程短暂、病情发展迅速,故又称为急性脑病综合征(Acute Brain Syndrome)。谵妄的症状复杂多变,波动性较大,持续时间的长短与原发疾病密切相关,常见于躯体疾病、严重传染病、中毒性疾病、脑器质性病变、手术时或手术后。

随着年龄的增长大脑储备功能下降,老年人群中谵妄的发生率也随之升高,65 岁以上的老年人群,年龄每增加 1 岁,谵妄发生风险增加 2%。老年住院患者中谵妄的发生率为 25%～56%,重症监护室(ICU)中的患者可高达 80%。因此,照护者应及早识别和诊断谵妄并给予良好的照护。

【病因】

老年谵妄的常见病因有躯体疾病、脑器质性疾病、精神创伤及药物的中毒和不良反应。其发病机制通常认为是由多系统共同作用所致,有关发病机制的主要假说有中枢神经递质改变、机体代谢障碍、电解质紊乱、炎症因子、脑缺氧、脑能量供给不足、应激反应、毒素作用等。

【临床表现】

(一)意识障碍

意识障碍是谵妄的基本特征之一。可表现为情感淡漠、嗜睡、浅昏迷,亦可表现为警醒、烦躁、易激惹、冲动行为等。

(二) 知觉障碍

谵妄患者常见有错觉、幻觉、定向障碍等。以错视、幻视多见,内容逼真并带有恐怖色彩,常引起患者惊慌恐惧、躁动不安并做出防卫或逃避反应,出现伤人或自伤的行为。定向障碍最先出现时间定向障碍,继而出现地点定向障碍,最后出现人物定向障碍。

(三) 思维障碍

患者表现为思维混乱、言语含糊、词不达意、突然转移话题。注意力不集中是谵妄的核心症状,且存在记忆障碍,意识恢复后,多数患者不能回忆出现的症状。

(四) 精神运动障碍

患者常有不协调性的器质性兴奋,动作和行为增多,目的性不明确,由于妄想及感知障碍的影响,患者行为常带有冲动性、攻击性。表现为烦躁不安、大喊、拒食、拒绝治疗、撕扯衣物,也可表现为刻板或重复动作。极少数患者可转变为神经运动抑制,出现行为动作及言语活动的减少,如呆坐、静卧、木僵、缄默等,可发展为昏迷甚至死亡。

(五) 自主神经功能障碍

皮肤潮红或苍白,瞳孔扩大或缩小、血压升高或降低、心跳加快或缓慢、体温升高或降低,可伴有恶心、呕吐或腹泻。

(六) 睡眠觉醒节律紊乱

睡眠觉醒节律紊乱表现为白天嗜睡,夜晚失眠、躁动不安。

【辅助检查】

(一) 谵妄量表

谵妄量表(Confusion Assessment Method,CAM)是谵妄最有效的筛查工具。ICU 意识模糊评估法(Confusion Assessment Method for the ICU,CAM-ICU)是诊断 ICU 谵妄的金标准,有较好的敏感性和特异性,适合医务工作者在床边使用。

(二) 实验室检查及其他辅助检查

实验室检查及其他辅助检查主要包括血液检查、肝肾功能检查、心电图、CT 等。患者脑电图检查可见弥漫性慢波。

【治疗要点】

(一) 病因治疗

纠正病因,如治疗炎症、疼痛、睡眠障碍等,以及停止使用可致谵妄的药物。病因未明者可给予葡萄糖和维生素 B_1。

(二) 支持治疗

稳定生命体征,纠正水电解质和酸碱平衡紊乱,适当补充营养。

(三) 药物治疗

针对精神症状可给予小剂量、短期药物治疗。首选苯二氮䓬类,如阿普唑仑,有效控制患者的兴奋躁动。

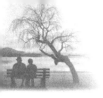

【照护措施】

（一）生活照护

1. 环境与休息　为患者提供合适的治疗环境,防止跌倒的发生;保持室内合适的温度和灯光,减少室内噪声,使患者感觉安全,舒适;合理安排活动,养成良好睡眠习惯,减少白天卧床睡眠时间。

2. 饮食　观察患者进食情况,提供高热量、高蛋白质、高维生素、清淡、易消化的食物。对拒食、吞咽困难或意识障碍者,可给予喂食、鼻饲或静脉营养,注意防止吸入性肺炎或窒息。

3. 安全　由于意识障碍及幻觉或错觉的影响,患者不能正确识别判断周围环境,可能发生自伤,伤人及毁物等意外,应保证其在照护者或医护人员的视线范围内,注意安全防护,关好门窗,避免意外发生。

（二）医疗照护

1. 病情观察

动态评估引起谵妄的常见原因,及时应用谵妄量表(CAM)或 ICU 意识模糊评估法(CAM-ICU)进行评定,发现异常情况,及早通知医生积极处理。手术前后加强评估和防范,高风险老年患者及时会诊,提高医护人员的防范意识。及时评估患者自我照顾能力,制订确实可行的护理计划。密切观察患者生命体征及意识状况,夜间尤其应注意。若发现患者意识障碍程度加深,应及早报告医生配合采用各种医疗措施,加强护理。尽可能避免使用约束带,以免患者出现易激惹。

2. 对症照护

(1) 增强定向能力:在病房白板标识当天日期、护士姓名及检查和治疗内容;佩戴合适的眼镜及助听器;鼓励亲友探视,但避免人员过多或时间过长,以免使患者疲劳。

(2) 增强认知功能:降低焦虑不安的情绪,要耐心、温和的与老年患者进行沟通,如进行时事讨论、阅读报纸杂志、文字游戏等。操作前解释目的、方法,取得其理解和配合。老年患者听力下降,在为其提供各项照护服务时,应让老人看到照护者,以免惊吓到老人,引起老人恐慌、焦虑等。患者出现激动不安时,应尽快找出原因并及时处理,鼓励家人多陪伴患者。

3. 用药照护

遵医嘱用药,停止一切非必需药物治疗。对于躁动不安者,可谨慎小剂量、短期使用镇静剂治疗。应避免使用可加重意识障碍的巴比妥类药物、易引起血压下降的抗精神病药如氯丙嗪、易引起急性锥体外系反应的氟哌啶醇等。

（三）心理照护

稳定患者情绪,尊重患者人格,加强交流沟通,提高其心理应激耐受力。允许家属陪伴,减轻患者紧张不安、烦躁、恐惧的心理。

【预防指导】

（一）疾病知识指导

讲解谵妄的相关知识及诱发因素,提高患者家属对老年谵妄的识别与防治水平。指导患者定期体检以便早期发现并治疗可诱发谵妄的各种躯体疾病,如高血压、肺炎、泌尿系统感染等。

(二)生活指导

避免一切易激惹因素,注意劳逸结合,避免过度劳累。向患者及家属介绍老年人睡眠的相关知识,讲授诱导睡眠的技巧等。指导患者做好口腔清洁卫生,促进饮食,保证营养均衡。注意安全防护,避免意外发生。

(三)用药指导

老年人用药易出现不良作用,应充分掌握患者用药情况,观察患者用药后的反应和生命体征的变化。

(四)病情观察指导

评估有无感染、手术、创伤、电解质紊乱、营养不良等引起老年谵妄的重要诱发因素,及时识别谵妄的发生,观察有无意识障碍、皮肤异样感、行为动作反常、思维混乱、烦躁不安等异常表现,以便及时就诊。

第八章

运动系统常见疾病的预防与照护

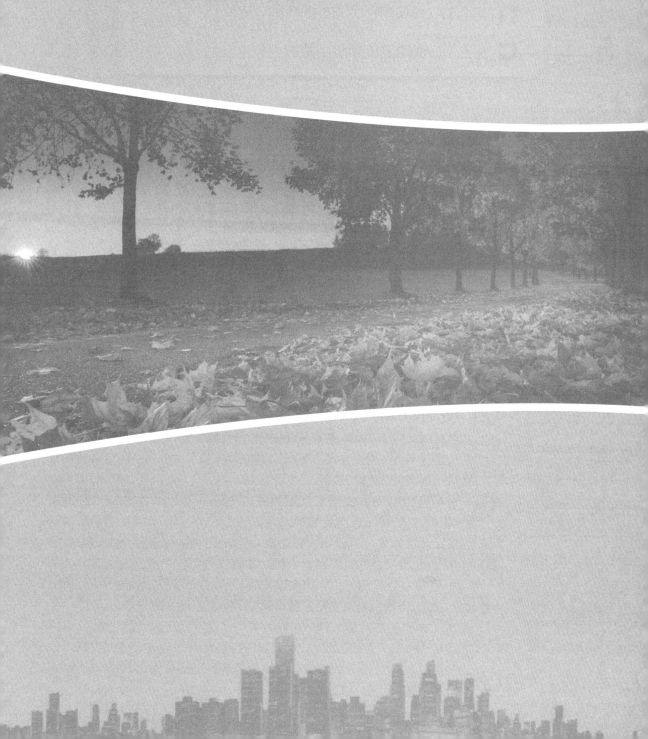

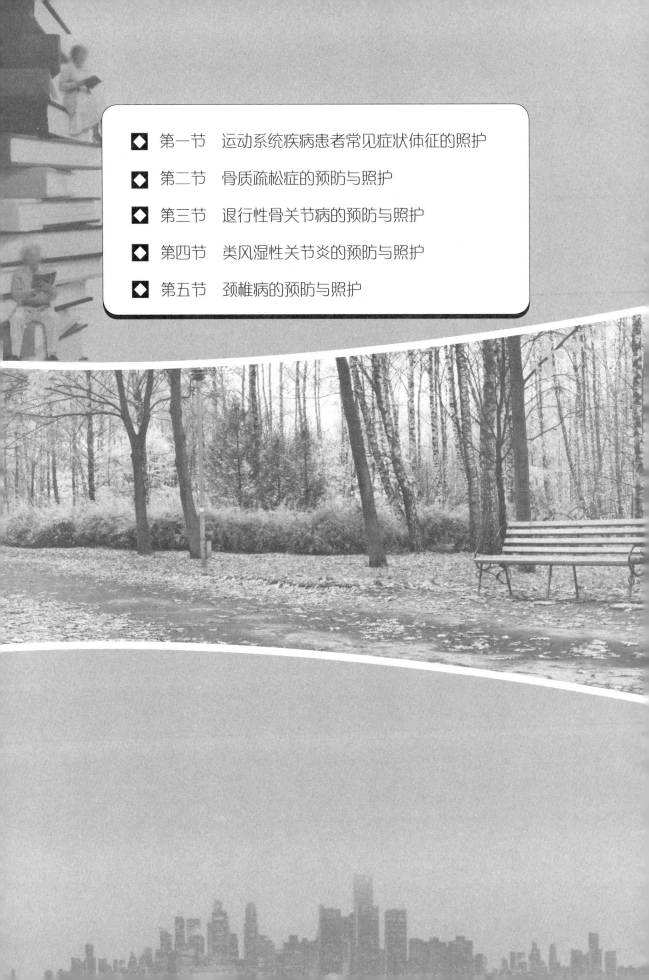

◆ 第一节　运动系统疾病患者常见症状体征的照护

◆ 第二节　骨质疏松症的预防与照护

◆ 第三节　退行性骨关节病的预防与照护

◆ 第四节　类风湿性关节炎的预防与照护

◆ 第五节　颈椎病的预防与照护

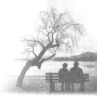

第一节　运动系统疾病患者常见症状体征的照护

【学习目标】

识记　能准确复述运动系统疾病常见症状体征的病因。

理解　能准确描述运动系统疾病常见症状体征的典型临床表现。

运用　能对有运动系统疾病常见症状的患者采取合理照护措施。

一、疼痛

疼痛是一种复杂的生理、心理活动,是与组织损伤有关的、带有主观性的不愉快的感觉和情感性体验,被称为第五大生命体征,也是机体的一种重要自我保护机制。运动系统疾病常伴随不同程度和不同性质的疼痛,疼痛也是临床常见症状之一。

【病因】

各种伤害性刺激均可引起疼痛,使运动系统伤害性感受器阈值降低,从而导致疼痛过敏、主观不适。这些伤害性刺激的常见来源有外伤、感染、慢性劳损及退变、代谢性因素等。

【临床表现】

运动系统疼痛可出现于任何受累部位,依据病程长短可表现为急性疼痛和慢性疼痛。急性疼痛常与外伤有关,也可由慢性疾病急性发作引起,性质常为锐痛,程度多为中重度,持续时间较短,通常不超过 3 个月,可导致躯体运动功能严重受限。慢性疼痛病程常超过 3 个月,疼痛持续时间可能超过急性损伤或疾病的正常痊愈时间,甚至可能一直存在或间隔几个月、几年就复发;早期多表现为活动后出现疼痛或疼痛加重,休息后常可缓解;随病程进展疼痛程度加重并影响活动,休息后不能完全缓解,最终出现静息痛,即不活动也会疼痛。

【照护措施】

(一)生活照护

1. 环境　保持室内环境安静、整洁,经常通风,减少陪员。

2. 休息　有运动系统疼痛的患者应减少活动甚至卧床休息。发生急性疼痛时,充分的休息有利于减轻或缓解疼痛。发生慢性疼痛,适当的休息可延缓运动系统磨损或退变,也可减轻疼痛,降低跌倒等事件发生的风险。外伤及劳损导致的疼痛,需卧床休息,休息时可将患处抬高,利于静脉回流,促进舒适。

3. 活动　运动系统的主要功能就是活动,虽然运动系统病变时常伴有疼痛,但适当的运动对于后期康复具有重要的作用。同时,血栓栓塞是运动系统疾病常见的并发症,预防血栓栓塞的重要措施之一就是活动。因此,有运动系统疾病的患者在充分休息且保证安全的前提下,需进行适量活动。为避免或减轻由活动引起的疼痛,运动前需充分评估患者的疼痛程度及活动耐受情况,并据此制订合理运动方案,如:床上进行肌力及关节的训练,下床活动时酌情使用辅助工具等。活动过程中需观察患者反应,因老年人常合并不同程度的心肺功

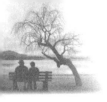

能不全,活动时若出现头晕、呼吸困难、心前区不适等症状,应立即停止活动并就地休息。若休息后病情仍未缓解,立即通知医生处理。

4. 饮食　患者饮食无特殊禁忌,但应尽量保持营养均衡、清淡的饮食;避免辛辣刺激食物,以免引起情绪改变而加重疼痛。

5. 避免或减少诱发疼痛的因素　运动系统疼痛常有明确的诱因,治疗过程中应避免或减少诱发疼痛的因素,如过度运动、活动不当、情绪激动、不良生活习惯、寒冷刺激等。

(二)医疗照护

1. 病情观察　评估患者疼痛的原因、部位、性质、程度、持续时间,缓解方式,严密观察体温、血压、脉搏及有无其他并发症。

2. 对症照护　疼痛发作时,根据病情给予患者间断或持续吸氧,局部按摩或冰敷,或遵医嘱给予镇痛药物。此外,运动系统疾病患者常行动不便,着装应宽松、柔软;注意保持床单位整洁;定时协助患者更换体位,膝部、踝部、足跟等骨隆突出部位垫软枕以减轻局部受压;使用便盆时动作轻稳,禁忌强行推、拉,避免擦伤皮肤;保持会阴和肛门清洁、干燥。

3. 用药照护　根据疼痛程度给予适当的镇痛药物,常用口服药有非甾体抗炎药,如塞来昔布、依托考昔等,阿片类,如曲马多等;常用肌注药,如地佐辛、帕瑞昔布等;常用静脉滴注药物,如氟比洛芬酯等,还可应用微量泵持续静脉泵入给药,如布托啡诺等。镇痛药多会引起消化道不适,因此用药过程中需严密观察患者有无恶心、呕吐等消化道反应。患者常因疼痛导致焦虑、烦躁等心理问题,必要时可遵医嘱给予镇静药。

4. 并发症预防与照护　长期卧床患者易发生静脉血栓形成,同时由于活动减少导致消化道功能降低、肌肉萎缩、压力性损伤等并发症。因此,患者卧床期间需进行主动或被动的床上活动,锻炼肌力,预防静脉血栓及压力性损伤的形成。此外,疼痛患者活动时常不敢发力或肢体不平衡,易跌倒,并引起骨折等并发症,因此患者活动时需予以搀扶或使用辅助器具。

(三)心理照护

疼痛通常会使患者活动能力不同程度下降,严重时甚至导致生活不能自理,患者易存在焦虑、烦躁、恐惧、睡眠障碍等精神心理问题。因此,应给予患者充分的心理支持,帮助其树立战胜疾病的信心,引导其保持情绪稳定,使其积极配合治疗。患者精神上的放松也很重要,可以通过聊天、看报、听音乐等方式转移患者的注意力,调节情绪,避免不良刺激与诱因。

二、肿胀

肿胀是指在各种因素刺激下血管通透性增加和(或)血液回流受阻或具有分泌功能的组织分泌增强,从而导致体液在组织间隙或体腔内积聚,进而引起周围组织张力增高的过程和状态。

【病因】

引起运动系统肿胀的常见原因主要有创伤、感染、夹板固定、牵引、功能锻

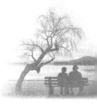

炼、炎症、血栓栓塞、血液循环障碍及活动受限等。

【临床表现】

运动系统肿胀多见于肢体,可分为轻度肿胀、中度肿胀和重度肿胀。轻度肿胀:皮纹存在,局部疼痛不明显,压痛不明显,不影响肢体活动;中度肿胀:皮纹消失,皮肤发亮,肿胀程度增高,影响肢体活动功能;重度肿胀:局部压痛明显,可形成水泡,受累的肢体变硬且缺乏弹性,严重影响肢体的活动。

【照护措施】

(一)生活照护

1. 环境 控制陪员数量,避免病室嘈杂,保持室内温湿度适宜和床单位整洁、舒适。

2. 休息 运动系统肿胀的患者应减少活动甚至常卧床休息。尤其在急性期,充分的休息有利于减少组织液渗出,从而减轻或缓解肿胀。肿胀严重时需绝对卧床休息,并可将患肢抬高以利消肿;创伤 48 小时后可适当热敷,并在患者骨隆突出部位垫软枕,以免受压;必要时使用床栏以防止坠床,加强夜间巡视。

3. 活动 创伤早期或炎症急性发作期,患者应尽量减少负重活动以减轻肿胀程度。进入慢性期或恢复期后可根据病情进行床上活动,或使用辅助工具等酌情进行地下活动,活动后如有肿胀加重等不适,需适当减少活动量或更改活动方式。

4. 饮食 肢体肿胀的患者应限制钠盐的摄入,如减少咸菜、腊肉等含钠盐较高的食物,并逐渐增加富含蛋白质的食物的摄入,避免刺激性的食物。

5. 避免或减少诱发肿胀的因素 创伤早期或炎症急性发作期,患者应卧床休息或减少活动并避免热敷,功能锻炼过程中避免再次损伤患肢,积极治疗原发病,如血栓栓塞、静脉曲张等。

(二)医疗照护

1. 病情观察

判断肿胀的原因、部位、程度,观察皮肤有无破损、肢体远端血液循环有无障碍,如肤色、皮温、动脉搏动、自主感觉及运动等。

2. 对症照护

(1)创伤 48 小时内局部可给予冷敷,此时冷敷可降低毛细血管通透性,减少渗出,起到止血、减轻肿胀的作用;后期可给予热敷,此时热敷也可促进吸收,减轻肿胀。

(2)患肢制动,抬高患肢,高于心脏高度的 20°～30°。肿胀早期患者可进行肌肉的等长收缩锻炼,促进患肢局部的血液循环,以利于静脉和淋巴液回流。

(3)在恢复期,可指导或协助患者由远心端开始向心性按摩,促进肿胀消退。

(4)肢体出现血液循环障碍时,患肢不宜抬高,若位置过高,会加重缺血,严禁热敷、按摩、理疗等措施。

(5)使用生物电治疗仪等辅助治疗,以促进血液循环和静脉回流,从而减轻肿胀。

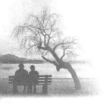

(6)创伤后期,要积极预防患肢水肿的发生。患肢已经适应了石膏或支具等外固定,一旦解除,毛细血管内充血,压力增高,血管内压力高于组织压,易出现肢体肿胀。所以,在石膏或支具拆除后,应使用弹力绷带包扎,待肢体逐渐适应下床活动后,再解除绷带。

3. 用药照护

患肢肿胀严重时,可适当给予利尿剂脱水治疗,以达到消肿的目的。利尿剂脱水治疗的常用药物有甘露醇、七叶皂苷钠等。甘露醇用药期间需严密监测电解质变化情况。七叶皂苷钠具有消炎、抗渗出、增加静脉张力及改善血液循环的作用,静脉滴注也可起到消肿作用。此外,七叶皂苷凝胶局部涂抹亦可有效消除肿胀。

4. 并发症预防及照护

肿胀会引起肢体远端血液循环障碍,严重时甚至会发生组织坏死。因此,肢体发生肿胀后需严密观察并积极处理,动态评估肢体远端血运状况。

(三)心理照护

尊重患者,给予其理解和同情,耐心听取患者的倾诉,增加患者的安全感和信任感。认同患者的心理应对方式,尽量满足患者合理的身心需求,帮助患者主动适应新环境。对患者进行疾病相关知识的健康教育,增加患者对疾病的了解和认识,缓解焦虑与抑郁,改善消极态度。同时做好家属的思想工作,争取其积极配合。

三、畸形

畸形是指器官或组织的形态、大小、部位、结构存在异常或缺陷,从而影响功能的一种病理状态,可发生于任何系统。运动系统是全身各系统发生畸形概率较高的系统之一。

【病因】

引起运动系统畸形的病因有先天性畸形和后天性畸形两类。先天性畸形因遗传缺陷(染色体畸变或基因突变)或环境因素(病毒感染或药物)引起,后天性畸形主要因创伤或慢性损伤及退变引起。

【临床表现】

运动系统畸形可累及运动系统任何部位,表现不一。常见的先天性畸形疾病有先天性肌性斜颈、先天性并指或多指畸形、发育性髋关节脱位、先天性马蹄内翻足、脊柱侧弯、踇外翻、平足症、X 形腿、O 形腿等。常见的后天性畸形疾病,骨折后还会出现成角、短缩等畸形;神经损伤后可出现特有畸形,如桡神经损伤后出现垂腕,尺神经损伤后出现爪形手,正中神经损伤后出现猿掌,腓总神经损伤后出现足下垂等。

【照护措施】

(一)生活照护

1. **环境** 保持病室的温湿度适宜,环境安静、整洁、舒适。

2. **休息** 运动系统畸形的患者多需行手术矫形治疗,术前及术后应充分休息,尤其是术后更应卧床休息以利创面愈合,可将手术部位抬高至略高于心脏水平。

3. 活动　急性创伤所致畸形的患者术前应减少活动甚至制动,以减轻疼痛、肿胀;先天性畸形或慢性损伤所致畸形的患者,术前可适当活动。术后可根据病情及患者耐受程度制定合理运动方案,但活动后若患者出现疼痛、肿胀加重,需减少活动量。

4. 饮食　运动系统畸形的患者对饮食无特殊要求,但有创伤或手术治疗的患者应给予高蛋白、高热量、高维生素饮食。

5. 避免或减少诱发畸形的因素　避免或纠正不良生活习惯,如不良坐姿等。合理运动,增强体质并控制体重,减少负重劳动。女性进入绝经期后,合理补钙对于减少长期慢性损伤所致的畸形具有一定作用。

(二)医疗照护

1. 病情观察　评估畸形的诱因、部位、程度,创伤,术后患者还需严密观察生命体征、受累部位、远端血运状况及神经功能,并做好疼痛及血栓监测。

2. 对症照护　协助并教会患者正确佩戴矫形支具。创伤所致畸形的患者需对患部酌情予以制动。对伴发疼痛及肿胀等症状的患者予以冰敷处理。矫形手术后的患者可能会出现发热、疼痛等症状,给予相应的护理措施,并指导患者进行功能锻炼。

3. 用药照护　运动系统畸形本身无需特殊药物治疗,用药目的在于缓解伴随症状及预防并发症的发生。例如,可用镇痛药缓解疼痛,用脱水药缓解水肿,用神经营养剂营养神经,用营养骨质药促进骨折愈合,用抗生素预防感染,用活血及抗凝药预防血栓栓塞等。用药过程中要严格遵医嘱并监测肝肾功能,老年患者还需严格控制液体入量及输注速度。

4. 并发症预防及照护　创伤及手术治疗的患者需预防感染、脂肪栓塞及血栓栓塞等并发症的发生。此外,关节畸形患者还需积极进行康复治疗,以防止关节僵硬、挛缩。

(三)心理照护

运动系统畸形的患者除病痛本身外,常出现自卑、抑郁等心理问题,护理过程中应耐心倾听患者倾诉,理解和同情患者,并尽可能满足患者的合理需求。为患者讲解疾病相关知识,使患者充分认识疾病,消除患者不良情绪,积极配合治疗。

四、功能障碍

功能是指组织、器官、肢体等的特征性活动,如:手的功能是使用工具劳动,下肢的功能是支撑身体和走路,脊柱的功能是承重。各种功能均有自己的特征,当本应具有的功能不能正常发挥时,即称为功能障碍。

【病因】

运动系统功能的正常发挥需要多系统间相互协调和配合,因此,运动系统本身及其协调系统的病变或功能紊乱均可导致运动系统功能障碍。运动系统

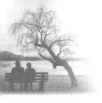

功能障碍常见的病因有：创伤、感染、肢体畸形、关节粘连、神经系统病变、精神心理障碍等。

【临床表现】

运动系统主要功能为支撑和运动，因此，其功能障碍主要表现在受累部位支撑能力下降和运动功能受损。例如：骨折后肢体形态异常而承重能力下降甚至丧失，关节粘连导致屈伸活动受限，肌肉萎缩、肌力下降导致外观异常、活动无力及步态异常，神经系统病变及躯体畸形导致动作不协调，等等。

【照护措施】

（一）生活照护

1. 环境　控制陪员数量，保持病室温湿度适宜。

2. 休息　存在运动系统功能障碍的患者应在保持必要的功能锻炼的前提下充分休息，创伤及其他需手术治疗的患者术前、术后均应注意休息，尤其是术后更应卧床休息，安置舒适体位，避免局部组织受压。

3. 活动　康复运动对于存在运动系统功能障碍的患者尤其重要，即使某些疾病早期需要制动，也应进行受累部位邻近关节的活动。根据病情及患者耐受程度制订个性化锻炼方案。例如，早期进行床上肌力训练，后期随康复进程逐渐过渡至关节活动训练及步态训练，以促进运动功能恢复并预防血栓栓塞等并发症的发生。活动后若疼痛、肿胀加重，需酌情减少活动量或更改活动方式。

4. 饮食　术后患者应加强营养，给予高蛋白、高热量、高维生素饮食。

5. 避免或减少诱发功能障碍的因素　关节粘连、僵直是运动系统损伤后最常见的功能障碍形式，与治疗不及时或缺乏康复锻炼密切相关。因此，治疗过程中需高度重视康复治疗，在保证患者安全的前提下尽早开始功能锻炼。

（二）医疗照护

1. 病情观察　评估功能障碍的诱因、部位、种类及程度，创伤及术后患者还需严密观察生命体征，患侧的血液循环、感觉及运动状况，并做好疼痛及血栓观察。

2. 对症照护　指导患者合理使用康复等辅助器具，增强肌力、平衡感及协调性，加强关节活动度训练，逐步恢复运动系统支撑及活动能力。同时，功能锻炼过程中需严格注意患者安全，循序渐进，对于可能出现的发热、疼痛、肿胀等问题积极予以相应处理。

3. 用药照护　运动系统功能障碍主要给予镇痛、活血、消肿及营养神经药物，用药期间观察患者的不良反应。

4. 并发症预防及照护　功能锻炼是预防关节粘连、僵直的最有效办法，因此治疗过程中需高度重视康复锻炼。创伤及手术治疗的患者还需预防感染、脂肪栓塞及血栓栓塞等并发症的发生。

（三）心理照护

运动系统功能障碍患者，常出现烦躁、恐惧、睡眠障碍等问题。应鼓励患者表达内心的感受，接纳自己的行为反应。理解并安慰患者，增加患者的安全感和信任感。给患者讲解疾病相关知识，使其正确认识疾病并积极接受治疗。同

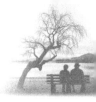

时,应主动与患者家属沟通,争取其理解与配合。

第二节 骨质疏松症的预防与照护

【学习目标】

识记　能准确复述骨质疏松症的概念、病因及临床表现。

理解　能复述骨质疏松症患者的治疗要点。

运用　能运用所学知识,对骨质疏松症患者采取合理的照护措施。

【案例导入与思考】

杨某,女,81岁,主诉"脊柱及多关节疼痛4年,加重伴腰痛1月"。患者4年前无明显诱因出现颈椎、双肩关节、双髋关节、腰椎疼痛,晨僵,时间约1小时,住院治疗后疼痛缓解,出院后给予"钙、骨化三醇、依降钙素及中药"等口服,症状控制尚可。之后每年都要住院1~2次来控制病情。此次入院前1月,患者劳累后出现腰部及双侧肢体关节疼痛,活动后加重,并逐渐出现活动受限,自服药物治疗(具体药物及剂量不详)效果不佳。为求进一步治疗遂来就诊,门诊以"骨质疏松症"收住。患者自发病来,精神、饮食及睡眠尚可,大小便正常,体重未见增减。

入院查体:T 36.6℃,P 88次/分,R 20次/分,BP 143/69 mmHg,一般查体无异常。脊柱四肢无畸形,胸腰椎无压痛及叩击痛,左侧髋部压痛(＋),叩击痛(＋),余关节未见异常。生理反射存在,病理反射未引出。

请思考:

1. 该患者患骨质疏松症的主要病因有哪些?

2. 对该患者进行照护时,在饮食方面应注意哪些问题?

3. 如何对该患者进行预防指导?

骨质疏松症是一种以骨量降低和骨组织微结构破坏为特征的代谢性骨病,其特点是单位体积内骨组织量减少,骨皮质变薄,骨松质中的骨小梁数目及大小均减少,髓腔增宽,骨荷载功能减弱,从而产生腰背、四肢疼痛、脊柱畸形甚至骨折。骨质疏松症根据病因可分为原发性骨质疏松症和继发性骨质疏松症两类,是一种常见的老年性代谢性疾病。

【病因】

(一)骨吸收因素

雌激素缺乏和甲状旁腺激素增高,同时细胞因子表达紊乱和肿瘤坏死因子等,使骨代谢的因子紊乱,骨形成失衡,导致骨吸收超过骨形成。

(二)营养因素

老年人由于消化功能降低,牙齿脱落,饮食结构不合理,导致营养不均衡,使蛋白质、钙、磷、维生素这些微量元素不足。

(三)运动因素

运动可使新陈代谢加强,骨的血液供应得到改善,使骨密质增高。因此,随着年龄的增长,许多老年人活动减少,而这也是他们患骨质疏松症的一个重要

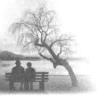

原因。

(四) 药物因素

长期服用某些药物可引起维生素 D 的缺乏,引起肠道钙吸收障碍,影响骨代谢,继而易发生骨质疏松症。

【临床表现】

(一) 骨痛和乏力

轻者可无症状,较重者出现腰背疼痛、乏力或全身骨痛。骨痛常无固定部位,无明显压痛区(点)。乏力常见于劳累或活动后加重,负重能力下降或不能负重。

(二) 骨折

患者常因轻微活动、创伤、弯腰、负重、挤压或摔倒后发生骨折。好发部位为脊柱胸腰段、髋部和前臂。脊柱压缩性骨折可单发或多发,有或无诱因,主要表现为突发性疼痛,活动受限。髋部骨折多因摔倒或挤压后发生,且发生再次骨折的概率明显增加。

(三) 并发症

骨质疏松症引起的驼背和胸廓畸形严重者常伴胸闷、气短、呼吸困难,甚至发绀,肺活量下降,极易并发上呼吸道和肺部感染。且长期卧床者生活自理能力严重下降或丧失,加重骨量丢失。

【辅助检查】

(一) 骨量测定

骨量测定是诊断骨质疏松症并判断其严重程度的重要手段。

(二) 骨转换的生化测定

1. 与骨吸收有关的生化指标　空腹尿钙或 24 小时尿钙排量是反映骨吸收状态最简便的方法。

2. 与骨形成有关的生化指标　碱性磷酸酶、骨钙素、血清中 I 型前胶原羧基端前肽,这些生化指标能够反映成骨活性。

3. 骨形态计量和微损伤分析　生物力学、分子生物学和激光共聚焦显微镜等技术可反映骨质疏松症早期形态与功能变化。

【治疗要点】

(一) 饮食指导

补充足够的蛋白质、多进食富含异黄酮类食物有助于骨质疏松症和脆性骨折的治疗,对保持骨量也有一定作用。

(二) 补充钙剂和维生素 D

每日补充钙剂 $800 \sim 1200\ mg$,除增加饮食中钙含量,还可补充碳酸钙、葡萄糖酸钙、枸橼酸钙等制剂。同时补充维生素 D $400 \sim 600\ IU/d$。骨化三醇(1,25$(OH)_2D_3$,钙三醇)或阿法骨化醇的常用剂量为 $0.25\ \mu g/d$,服药期间要定期监测血钙、血磷变化,防止发生高钙血症和高磷血症等并发症。

(三) 药物治疗

钙剂、维生素 D、雌激素、双膦酸盐类药物可抑制骨的吸收,降钙素、甲状旁腺激素等可促进骨的形成。避免使用引起骨质疏松症的药物,如糖皮质激素、抗癫痫药、苯妥英钠、苯巴比妥等药物。

（四）适量运动

增加户外活动,预防跌倒,避免骨折等意外的发生,纠正不良生活习惯和行为。

（五）对症治疗

骨畸形者采用局部固定或其他矫形措施防止畸形加剧。骨折者应给予保守或手术治疗,同时应辅以物理康复治疗,尽早恢复运动功能。指导患者进行主动和被动活动,促进患者早日康复。

【照护措施】

（一）生活照护

1. 环境　保持室内温湿度适宜,地面需平整、干燥,卫生间配备防滑、防跌倒设备,床单位必须安装护栏。

2. 休息　休息时注意保暖、防寒,避免寒冷刺激。有疼痛症状时,及时休息,减少负重活动。

3. 活动　坚持进行有氧运动,如跳舞、打球、游泳等,可预防和延缓骨质疏松症的发生。多进行户外活动,多晒太阳,减少和避免受伤。

4. 饮食　多摄取钙质丰富的食物,老年人一般每日摄入钙量不少于 850 mg。若已发生了骨质疏松症,则每日补钙应达 1000～2000 mg,食物中的钙磷比值高于 2:1,这样才有利于骨质疏松症的预防和治疗。摄入富含蛋白质的食物,以促进钙的吸收。

（二）医疗照护

1. 病情观察　观察患者出现的症状,如疼痛、乏力等,判断症状是否影响患者活动及生活质量,并及时给予患者帮助。

2. 对症照护　骨质疏松症患者若出现疼痛症状,需准确评估患者疼痛的部位、性质、程度及持续的时间,疼痛明显或有骨折的患者应卧硬板床休息,或给予消炎止痛药并结合中药热敷、理疗。为预防胸腰椎骨折的发生,可指导患者使用辅助工具如背架、腰围等,以限制脊柱的活动度,并给予有效的支撑。

3. 用药照护　严格掌握用药方法及注意事项。服用钙剂时,晨起空腹服药,多饮水,预防泌尿系结石的形成,同时应注意观察有无胃肠道反应。服维生素 D 时,不可和绿叶蔬菜一起服用,以免形成螯合物而影响钙的吸收。服用雌激素应定期监测肝肾功能,定时进行妇科检查和乳腺检查,若出现反复阴道出血应减少用量或停药。服用双膦酸盐时,应空腹服药,且用药前应饮清水 200～300 mL,服药半小时内不能进食或喝饮料,也不宜平卧,需采取立位或坐位,以减少药物对食管黏膜的刺激。

4. 并发症预防及照护　骨质疏松症患者易发生骨折,导致患者长期卧床而出现废用综合征、泌尿系感染、肺部感染、深静脉血栓形成等并发症,指导患者适当休息,合理饮食,选择合适的运动,预防和避免发生骨折。若因骨质疏松症发生骨折,则需要遵照医护人员的指导进行功能锻炼,预防失用性综合征。

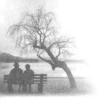
(三)心理照护

发生骨折后,患者易出现适应不良、焦虑等问题。因此,需要协助患者尽快适应疾病,减少影响患者康复治疗的不利因素。同时针对不同患者的具体病情,给予个性化的康复指导。耐心向患者解释疾病的原因,减轻其因病痛所带来的精神压力,帮助其正确认识和对待疾病,并争取家属的积极配合。

【预防指导】

(一)疾病知识指导

让患者了解随着年龄的增长每个人都有不同程度的骨量丢失,在达到峰值骨量后,就需要开始预防骨质疏松症。同时,加强预防跌倒的宣传和教育,积极采取有效措施,避免不安全事件的发生。指导患者定期复诊。

(二)康复指导

指导老年患者适当进行户外活动,鼓励其进行肌肉和关节的协调性和平衡性锻炼,如进行步行、游泳、慢跑、骑自行车等运动,但应避免剧烈运动。老年患者康复运动原则为循序渐进、持之以恒。

(三)生活指导

告知患者健康的生活方式和饮食习惯可以在一定程度上减缓骨量下降的速度和程度,延缓和减轻骨质疏松症的发生及发展。其中运动、保证充足的钙摄入和吸收是预防骨质疏松症行之有效的方法。鼓励患者多晒太阳,紫外线能刺激维生素 D 合成,帮助钙吸收并促进钙质在骨骼中沉积,可达到预防甚至治疗骨质疏松症的作用。

(四)用药指导

嘱患者按时服用各种药物,学会自我监测药物不良反应。应用激素治疗的患者应定期检查,以便及时发现可能出现的不良反应。

(五)病情观察指导

嘱患者定期体检,并观察自身的症状体征。卧床或营养不良的患者要经常更换卧位,避免压力性损伤的发生;已骨折的患者要注意患侧肢体的血运情况,并按照医务人员的指导进行活动。

第三节　退行性骨关节病的预防与照护

【学习目标】

识记　能准确复述退行性骨关节病的概念、病因及临床特点。

理解　能阐述退行性骨关节病治疗要点。

运用　能运用所学知识,对退行性骨关节病患者采取合理的照护措施。

【案例导入与思考】

胡某,女,66 岁,主诉"双膝关节疼痛 20 年,腰痛伴左下肢前外侧疼痛 1 年"。病史特点如下:患者于 20 年前无明显诱因出现双膝关节疼痛,以左膝为重,上下楼梯时及劳累后疼痛明显,休息后缓解。患者未予以重视,每遇膝关节疼痛时对症服用止痛药物,症状暂时好转。但此后双膝疼痛逐年加重。1 年前患者因劳累后感腰部酸痛,开始时表现为间歇性隐痛,后逐渐发展为持续性疼痛。半年前,患者在家中休息,夜间受风后感腰部及左膝关节冷痛,晨起感左臀部及大腿前外侧疼痛伴麻木,疼痛呈放射状,平面未超过膝关节。患者一直未经系统治疗,今日来我院就诊,门诊以"腰椎椎管狭窄、双膝关节骨性关节炎"收住。

入院查体:T 36.4℃,P 76 次/分,R 18 次/分,BP 118/70 mmHg,患者神清,精神可,一般查体无异常。专科检查:双膝屈曲畸形,左侧髌骨研磨试验(+)。腰椎生理曲度变直,腰椎活动度:前屈 90°、后伸 20°、左侧屈 30°、右侧屈 30°、左侧旋 30°、右侧旋 30°,腰椎棘突及椎旁压痛(-),无放射。双侧髂腰肌、股四头肌、臀大肌、胫骨前肌、腓骨长短肌、小腿三头肌、蹈长伸肌肌力对称 5级。双侧下肢皮肤感觉正常。辅助检查:腰椎正侧片显示腰椎生理曲度变直,L3/4、L5/S1 椎间隙变窄,椎体边缘唇样增生,椎间孔变小。双膝关节正侧位片显示双膝关节关节间隙变窄并骨赘形成,左侧为甚,符合骨性关节炎表现。

请思考:

1. 该患者有哪些临床表现?

2. 对该患者进行功能锻炼指导时应注意哪些问题?

3. 如何对该患者进行预防指导?

退行性骨关节病是一种以关节软骨磨损为主,并累及整个关节组织的最常见的关节疾病,最终发生关节软骨退变、纤维化、断裂、溃疡甚至软骨下骨损害。其特点为关节软骨损伤、骨质增生形成骨赘及关节活动障碍。退行性骨关节病好发于负重关节如髋关节、膝关节、踝关节及脊柱关节。

【病因】

高龄、遗传、肥胖、性激素、骨密度、过度运动、吸烟是老年退行性关节病的易感因素。创伤、长期从事反复使用某些关节的职业或剧烈的文体活动等导致特殊关节或部位生物力学环境异常,也可使患者出现关节软骨的特征性改变。

【临床表现】

(一)关节疼痛

疼痛轻者表现为关节酸痛,多出现于活动或劳累后,休息后疼痛可减轻或缓解。随着病情进展,疼痛程度加重,表现为钝痛或刺痛,关节活动可因疼痛而受限,最后可出现静息痛。

(二)关节僵硬

多见于久坐或清晨起床后,关节有僵硬感,不能立即活动,要经过一定时间的活动后不适感才减轻或消失。这种僵硬和类风湿性关节炎不同,时间较短暂,一般不超过 30 分钟。但到疾病晚期,关节活动受限将是永久性的。

(三)关节内卡压现象

当关节内有小的游离骨片或软骨片时,可引起关节内卡压现象,表现为关节疼痛、关节绞锁及活动时异响。膝关节卡压会增加老年人跌倒风险。

(四)关节肿胀、畸形

关节肿胀因局部骨性肥大或滑膜炎性渗出引起,严重者可见关节畸形、半

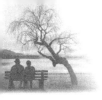

脱位等。

(五)功能受限

各关节可因骨赘、软骨退变、关节周围肌肉痉挛及关节面破坏而导致活动受限。此外,颈椎骨性关节炎脊髓受压时可引起肢体无力和麻痹,椎动脉受压可致眩晕、耳鸣,以至复视、构音或吞咽障碍,严重者可发生定位能力丧失或突然跌倒。腰椎退变致腰椎管狭窄时可引起间歇性跛行,甚至出现大小便失禁等。

【辅助检查】

本病无特异性的实验室指标,影像学检查具有特征性改变。

(一)X 线检查

本病患者 X 线检查的典型表现为受累关节间隙狭窄,软骨下骨质硬化及囊性变,关节边缘骨赘形成,可伴有关节内游离骨片。严重者出现关节萎缩、变形和半脱位。

(二)CT 检查

CT 检查用于退行性骨关节病尤其伴有关节畸形时的检查,效果明显优于X 线检查。

(三)MRI 检查

MRI 检查能早期发现关节软骨病变及半月板、椎间盘、韧带等附属结构的异常。

【治疗要点】

(一)非药物治疗

非药物治疗包括患者教育和自我调理,如:正确的生活方式和饮食习惯,适当的体育锻炼,减肥,理疗,针灸,等等。

(二)药物治疗

1. 控制疼痛　疼痛为退行性骨关节病的主要症状,可选用镇痛药物,如对乙酰氨基酚,此类药物主要不良反应为胃肠道症状和肝毒性。非甾体抗炎药既有止痛作用又有抗炎作用,是最常用的一类控制骨关节炎症状的药物;其主要不良反应有胃肠道症状、肾或肝功能损害、可增加心血管不良事件发生的风险,局部外用非甾体抗炎药制剂可减轻关节疼痛,不良反应较小。对于疼痛急性发作的患者,当对乙酰氨基酚和非甾体抗炎药不能充分缓解疼痛或患者有用药禁忌时,可考虑用弱阿片类药物,这类药物耐受性较好而成瘾性小,如曲马多等。老年退行性骨关节病患者应避免全身使用糖皮质激素,但对于急性发作的剧烈疼痛、夜间痛、关节积液的严重病例,激素关节内注射能迅速缓解症状,疗效持续数周至数月。

2. 改善及延缓骨关节炎　透明质酸、氨基葡萄糖、硫酸软骨素、双醋瑞因等有抗炎、止痛作用的药物对保护关节软骨及延缓骨关节炎发展可能有一定作用。

(三)手术治疗

对于疼痛严重、畸形或关节功能障碍者,可进行手术治疗,若为严重的退行性髋膝关节炎,可进行关节置换。

【照护措施】

(一)生活照护

1. 环境　保持室内安静、整洁,温湿度适宜。室内生活设施方面应利于老年人活动,如地板要防滑、平坦,过道、楼梯、厕所、浴缸外加装扶手等。对视力下降的老年人,应在特定区域(如楼梯的防滑带或有高度变化处)以不同的颜色加以区分。

2. 休息　避免负重及过度劳累,生活作息安排合理,劳逸结合。

3. 活动　退行性骨关节病患者,应减少关节负重的活动。对老年肥胖患者应积极进行减重,适宜的活动项目有游泳、做操、打太极拳等,但要尽量避免进行增加关节负重的活动。

4. 功能锻炼　退行性骨关节病患者可进行主动锻炼和被动锻炼,以保持关节的活动度,防止关节粘连和活动障碍。不同关节的锻炼方式根据其功能有所不同。

(1)髋关节锻炼:早期以踝部和足部训练为主,鼓励患者尽可能做股四头肌静力收缩,床上进行髋关节活动,逐渐过渡至扶拐下地活动。

(2)膝关节锻炼:早期训练股四头肌静力收缩,再进行膝关节屈伸练习。

(3)肩关节锻炼:练习外展、前屈、后伸及内外旋活动。

(4)手关节锻炼:主要锻炼腕关节的背伸、掌屈、桡偏及尺偏等。

5. 饮食　保持高蛋白、高维生素、充足纤维素的饮食,减少高脂、高糖食品的摄入。

(二)医疗照护

1. 病情观察

评估患者关节疼痛的性质、种类及程度,观察患者步态及活动耐受情况,观察肢体的血液循环、感觉及运动情况。

2. 对症照护

对髋膝关节骨性关节炎的老年患者来说,减轻关节负重和适当休息是缓解疼痛的重要措施,可扶手杖、拄拐、扶助行器站立或行走。疼痛严重时减少活动甚至卧床休息。另外,可进行局部理疗和按摩来缓解疼痛。

3. 用药照护

(1)尽量避免使用阿司匹林、吲哚美辛等副作用大且对关节软骨有损害作用的药物。若使用此类药物,应在炎症发作期使用,症状缓解后停止服用,防止过度用药。对应用按摩、理疗等方法可缓解疼痛者,最好不服用镇痛药。

(2)硫酸氨基葡萄糖最好饭时服用,氨糖美辛肠溶片饭后即服或临睡前服用效果较好。

(3)抗风湿药用药期间应加强临床观察,注意监测关节积液及肝肾功能。

4. 术后照护

对症状严重、关节畸形明显的晚期骨关节炎患者,多行人工关节置换术。髋关节置换术后需注意患肢位置以防关节脱位,同时加强关节功能康复及血栓

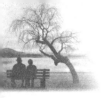

防控;膝关节置换术后需注意及早开始关节功能康复,并加强感染及血栓防控。

（三）心理照护

首先,为老年人安排有利于社交的环境,如床距窗户较近、窗户的高度较低、房间距老年人活动中心较近等,增加其与外界环境互动的机会。其次,主动提供一些易使老年人体会到成功的活动,并对其给予鼓励和奖赏,以增强老年人的自尊心和自信心。最后,帮助老年患者分析对许多事情感到无能为力的原因,给予他们一些良好的应对技巧,鼓励老年患者多与周围的朋友倾诉、交流,多参加娱乐项目,转移注意力,引导他们学会控制不良情绪。

【预防指导】

（一）疾病知识指导

结合老年人的自身特点,用通俗易懂的语言介绍本病的病因、不同关节的症状表现、X线等辅助检查结果,以及药物和手术治疗的注意事项等。

（二）保护关节指导

注意防潮保暖,防止关节受凉受寒。引导患者活动时尽量使用大关节而少用小关节,如用屈膝屈髋下蹲代替弯腰和弓背;用双脚移动带动身体转动代替突然扭转腰部;就座时选用有靠背和扶手的高脚椅;睡觉时,选用枕头高度不超过 15 cm,并保证肩、颈和头同时枕于枕头上。关节部位可适当热敷,并可进行热水泡洗及桑拿。避免从事易诱发疼痛的工作或活动,如长期站立等,同时减少爬山、骑车等剧烈活动。

（三）关节活动指导

辅助进行各关节的功能锻炼,指导患颈椎病的老年人于症状缓解后做颈部保健操。具体做法是:先仰头,侧偏头颈使耳靠近肩,再使头后缩转动。每个动作结束后头部应回到中立位,然后进行下一个动作,且动作宜慢。

（四）生活指导

患者采用合理的生活方式和饮食习惯,可以在一定程度上预防和延缓骨关节病的发生和发展。帮助患者制订功能锻炼计划,协助患者选择合适的运动项目,督促患者劳逸结合。

（五）用药指导

用醒目的标识提醒老年人定时、定量、准确服药,并告知患者药物可能存在的副作用,教会患者自我监测的方法。

（六）病情观察指导

指导患者观察自身的症状体征,观察肢体的皮肤、血运、感觉及运动情况,告知患者有疼痛、僵硬及关节畸形症状时应及时就医,并按照医务人员的指导进行活动。

第四节　类风湿性关节炎的预防与照护

【学习目标】

识记　能准确复述类风湿性关节炎的概念及病因。

218

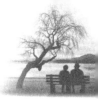

理解 能说出类风湿性关节炎的临床表现。

运用 能对类风湿性关节炎患者进行预防指导。

【案例导入与思考】

欧阳某,男,65岁,间断性多关节肿痛2年余,再发加重1月。患者2年前无明显诱因出现膝关节疼痛,查MRI示:左膝关节内侧半月板后角Ⅱ—Ⅲ度损伤可能性大,外侧半月板后角Ⅱ度损伤可能性大,左膝关节积液,行物理治疗后症状有改善,未行特殊治疗。4月前,再发全身多关节疼痛,以膝关节、髋关节、腕关节、近端指间关节为主,伴有晨僵(大于1小时),指间关节轻度变形,疼痛不能自行缓解。住院治疗10余天后好转出院,院外口服"羟氯喹片、氨甲蝶呤片"等对症治疗。1月前无明显诱因突然出现全身多关节肿痛,以右腕及右膝关节为重,活动受限。近1月余发病以来,神清,精神一般,饮食差,睡眠、二便正常。

入院查体:T 36.0℃,P 86次/分,R 20次/分,BP 110/64 mmHg,患者神清,精神一般,一般查体无特殊,双下肢无浮肿,双腕稍肿胀,压痛阳性,双肩上举困难;双手部分掌指关节、近端指间关节轻度肿胀,有压痛,双手握拳障碍。

请思考:

1. 该患者有哪些临床表现?

2. 对该患者应采取哪些照护措施?

3. 如何预防类风湿性关节炎?

类风湿性关节炎(Rheumatoid Arthritis,RA)是一种以关节滑膜炎为特征的慢性全身性自身免疫性疾病。临床上常以对称性、周围性、慢性、多关节炎性病变为主要特征,可表现为受累关节疼痛、肿胀以及功能下降。

【病因】

类风湿性关节炎病因尚无定论,可能与感染因子、遗传因素、激素等有关,多数人认为类风湿性关节炎是一种自身免疫性疾病。

【临床表现】

(一)关节表现

大多数类风湿性关节炎患者表现为对称性多关节炎。主要侵犯小关节,以腕关节、近端指间关节、掌指关节最常见。其次为膝、踝、肘、肩、髋及颞颌关节。

(1)晨僵:95%以上的患者可出现晨僵。持续时间多数大于1小时,活动后可减轻。晨僵持续时间与关节滑膜炎症严重程度成正比,是观察本病活动的一个重要指标。

(2)痛与压痛:关节痛往往是类风湿性关节炎最早的关节症状,呈对称性、持续性、时轻时重,伴有压痛。受累关节皮肤深褐色色素沉着。

(3)肿胀:多由关节腔内积液或关节周围软组织炎症引起。

(4)畸形:多见于晚期患者。常见的关节畸形有近端指间关节梭形肿大,近端指间关节过伸,远端指关节屈曲畸形,形成"鹅颈样"畸形等。

(5)功能障碍:常见于类风湿性关节炎晚期患者。

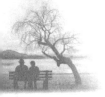

（二）关节外表现

关节外表现主要在病情严重或关节症状突出时易见。

（1）类风湿结节常发生在关节隆突部位及经常受压部位。

（2）类风湿血管炎多见于甲床梗死、指端坏死、小腿溃疡或末端知觉神经病变。

（3）30%～40%的患者可出现干燥综合征。

【辅助检查】

（一）血液检查

部分患者会出现小细胞低色素性贫血,发病期患者血小板增高,白细胞计数及分类多正常。有红细胞沉降率(血沉)增快,C反应蛋白增高。

（二）关节滑液检查

类风湿性关节炎患者滑液黏度差,含糖量低于血糖,白细胞明显增多。

（三）关节 X 线检查

关节 X 线检查对本病的诊断、关节病变的分期、监测疾病演变均很重要,其中以手指及腕关节的 X 线片最有价值。

（四）类风湿结节活检

类风湿结节活检有助于类风湿性疾病的诊断。

【治疗要点】

类风湿性关节炎的治疗要点包括缓解疼痛,抑制炎症反应,消除肿胀,保护关节功能,防止或纠正肢体畸形,改善肢体功能。

（一）一般治疗

急性活动期且全身症状明显者应注意卧床休息,症状消失 2 周后,逐渐增加活动,同时应在饮食中补充蛋白质和维生素。

（二）药物治疗

药物治疗包括水杨酸类药物,激素类和免疫抑制剂。

（三）物理治疗

物理治疗可镇痛,消除肌痉挛,改善局部血液循环,一般用于慢性期患者,急性期有发热者不宜用。常用方法有温水浴(水温为 38～40℃)、石蜡疗法、泥疗法、中药熏蒸疗法、超短波,以及微波和超声波疗法等。

（四）运动治疗

运动治疗主要是指肢体的主动运动、被动运动及辅助助力运动,可以改善患病关节的活动度,预防肌肉萎缩,增加肌力,矫正畸形,保持患者功能状态及日常生活活动能力。

（五）作业治疗

作业治疗可提高患者生活自理能力,增强患者战胜病残的决心,主要包括各种适当的手工操作练习及日常生活训练。

（六）手术治疗

持续性疼痛及关节活动障碍显著且影响工作和生活的患者可进行手术治疗。手术治疗主要包括:关节镜术,截骨,人工关节置换术。

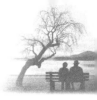

【照护措施】

（一）生活照护

1. 环境 室内温湿度适宜,避免潮湿、阴冷的环境。

2. 休息 避免熬夜或过度劳累,应劳逸结合,适度休息。

3. 活动 急性活动期应卧床休息,取舒适体位,保持关节功能位,必要时石膏托、小夹板固定。缓解期可锻炼与理疗结合,避免关节畸形。患者应尽早锻炼,并从被动锻炼向主动锻炼过渡,防止肌肉萎缩、关节强直。若活动后出现疼痛或不适,患者应减少活动量。活动应循序渐进,坚持不懈。

4. 饮食 摄入足量蛋白质、维生素、营养丰富的食物,忌食辛辣、刺激性食物。

（二）医疗照护

1. 病情观察

注意患者关节肿胀、疼痛及活动受限的程度,晨僵持续的时间,判断患者活动情况及生活自理能力,了解关节外各脏器功能情况。

2. 对症照护

患者在急性发作期,可遵医嘱使用镇痛药,缓解疼痛,并且要卧床休息,减少活动,可进行床上活动;出现晨僵时,可进行温水擦浴、热水浸泡或热敷等措施进行缓解;出现肿胀时,要限制活动,预防肿胀加重。关节畸形症状,一般出现在类风湿性关节炎病情发展后期,严重者需要进行手术治疗。

3. 用药照护

（1）慢作用抗风湿药:可有骨髓抑制、肝功能损害、胃肠道反应等不良反应,停药后症状可缓解。注意监测血常规、肝功能,观察有无感染、出血、贫血等症状;多饮水,促进毒素排泄;饭后服药,注意保护胃黏膜,呕吐明显时,用止吐药。

（2）非甾体抗炎药:有胃肠道反应,饭后服用;同时服用胃黏膜保护剂、抑酸剂,减轻胃黏膜损伤。

（3）肾上腺糖皮质激素:抗炎作用强,能快速缓解症状,但不能根本控制疾病,停药后易复发。长期用药可造成依赖,不良反应较多,所以仅限活动期有严重全身症状、关节炎明显而又不能使用非甾体抗炎药控制病情的患者或慢作用药尚未起效的患者。用药期间不能自行增减剂量或停药,应在医生的指导下逐渐减量。同时,需密切观察药物的疗效及副作用。

【预防指导】

（一）疾病知识指导

（1）避免加重畸形的体位和活动,保持各关节处于功能位,或在夜间使用支具。

（2）工作和生活中需要学会借助大关节和有力的关节来完成动作。例如,需要搬重物时,通过屈曲髋、膝关节来完成,而不是弯腰完成。

（3）避免长时间处于一种体位,适时地变换体位并做一些主动性活动来缓解受累关节的疲劳。

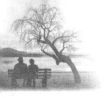

（4）类风湿性关节炎患者比健康人需要更多的休息。患者要计划好每天的工作和休息时间,避免疲劳。

（二）康复指导

（1）指导患者进行关节的主动活动和被动活动,提供适当的辅助工具如拐杖、助行器等。

（2）急性发作期,需要卧床休息,遵医嘱应用镇痛药物。在非急性期,可使用热疗等方法缓解疼痛与晨僵。

（三）生活指导

类风湿性关节炎患者在急性发作期不宜活动过多,以休息为主,但每天仍需要进行几次全范围的关节活动。关节活动时应缓慢,以不引起症状加重为原则,当关节炎症消退后,逐渐增加活动。

（四）用药指导

指导患者安全服药,不能随意停药、换药或者增减药物用量。

（五）病情观察指导

指导患者及照护者观察有无关节的疼痛及肿胀、有无关节畸形及关节功能障碍的发生,遵医嘱定期进行门诊复查,并接受医护人员的康复指导。在服用药物期间要定期检测肝功能,观察药物的不良反应。

第五节　颈椎病的预防与照护

【学习目标】

识记　能准确复述颈椎病的概念及病因。

理解　能阐述颈椎病的临床表现和颈椎病患者的治疗要点。

运用　能对颈椎病患者的病情做出正确判断,并根据所学知识采取适合的照护措施。

【案例导入与思考】

马某,女,67 岁,6 年前感冒后开始出现头晕、恶心,在当地医院诊断为内耳眩晕症,经治疗后症状未见好转,转至骨科经 MRI 诊断为颈椎间盘突出症,用药后症状减轻,近 1 年头晕再次出现,伴双上肢麻木,左侧较重,后至医院就诊。

入院查体:T 36.6℃,P 94 次/分,R 20 次/分,BP 165/113 mmHg。发育正常,营养中等,神清,精神可,自主体位,查体合作,问答切题。一般查体无异常。专科查体:颈部旋转活动受限,旋转时出现头晕,屈颈试验(＋),神经根牵拉试验(－),病理反射(－)。影像检查:颈部 MRI 显示生理曲度变直,颈 3/4、4/5、5/6 间盘不同程度变性突出,硬膜受压变形,5/6 平面黄韧带肥厚,脊髓信号正常。

请思考:

1. 该患者的主要临床表现及阳性体征有哪些?

2. 对该患者进行预防指导时应注意哪些问题?

3. 如何对该患者进行康复指导?

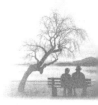

颈椎病泛指颈段脊柱病变所表现的临床症状和体征。颈椎间盘退行性病变是颈椎病最基本的病因。由于椎间盘退行性病变使颈椎间隙狭窄,关节囊、韧带松弛,脊柱活动时稳定性下降,各关节韧带变性,增生,钙化,最后发生脊髓、神经根、椎动脉受到刺激或压迫,表现出脊髓、神经、血管损害的相应症状和体征。

【病因】

颈椎病的发生与多种因素有关,目前发现,对颈椎病发病有重要影响的因素有：退变、创伤、劳损、颈椎发育性椎管狭窄、炎症及先天性畸形等。

颈椎病属于退行性病变为主的疾病,颈椎间盘的退变本身就可以出现许多症状和体征,加之合并椎管狭窄,早期颈椎病患者可能出现症状也可能暂时无症状。大多数患者在颈椎原发性退变的基础上产生一系列继发性改变,包括器质性改变和动力性改变。器质性改变有髓核突出和脱出、韧带钙化、骨刺形成和继发性椎管狭窄等。动力性改变主要是指颈椎不稳,如椎间松动、错位、曲度增加。

这些病理生理和病理解剖的改变,构成了颈椎病的实质。然而,临床上并未将颈椎退变和颈椎病简单地画等号。经常发现有些颈椎骨性退变很严重,但并无症状或仅有轻微症状。因此,颈椎病的诊断除有病理基础,还需包括一系列由此而引起的临床表现,以区别其他相似的疾患。

【临床表现】

颈椎病分为神经根型颈椎病、脊髓型颈椎病、交感神经型颈椎病和椎动脉型颈椎病 4 种类型。

(一)神经根型颈椎病

神经根型颈椎病占颈椎病的 $50\%\sim60\%$。是颈椎间盘侧后方突出、钩椎关节或关节突关节增生、肥大,刺激或压迫神经根所致。临床上开始多为颈肩痛,短期内加重,并有向上肢放射痛及麻木感,沿受累神经根行走方向的疼痛不适。受损神经根分布区感觉减退,支配肌肉无力或萎缩,腱反射减弱或消失。

(二)脊髓型颈椎病

脊髓型颈椎病占颈椎病的 $10\%\sim15\%$,病变呈慢性进行性发展,多数下肢行走不稳。蹒跚步态,易跌倒;双上肢动作笨拙,不能做精细动作;胸腹部常有束带感。

(三)交感神经型颈椎病

交感神经型颈椎病以局部软组织病变为主,多数患者因颈椎处于强迫姿势过久而发病。表现为颈痛、颈肌紧张和交感神经症状(头痛、恶心、呕吐、耳鸣、记忆力减退、心悸等)。晨起颈部僵硬、疼痛,表现为"落枕"症状。

(四)椎动脉型颈椎病

椎动脉型颈椎病的特点是椎动脉供血不足的表现,可有猝倒史,旋转头颈时出现眩晕。多伴有交感神经型颈椎病症状,视物模糊。高血压、动脉硬化患者易发生此类型颈椎病。体检时旋转试验阳性。

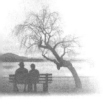

【辅助检查】

(一)影像学检查

1. X线检查 通过X线片医生可以了解颈椎的生理曲度、椎间隙改变、是否有骨质增生、关节错位等情况。

2. CT、MRI检查 CT、MRI检查对于椎间盘突出的位置、移位方向、大小显示清晰,使医生清楚了解到脊髓是否受压及受压的情况

3. 经颅多普超声(TCD)或椎动脉造影 TCD或椎动脉造影可以了解颈椎部位的血管病变情况。

(二)肌电图

肌电图可了解颈丛神经受损情况。

【治疗要点】

(一)手术治疗

手术治疗的主要作用是解除已构成压迫的病变组织或植骨融合稳定颈节段脊柱。手术方法有后路、前路及侧前路3种。

(二)非手术治疗

无明显节段性不稳者,原则上采用非手术治疗。

(1)颌枕带牵引治疗。颌枕带牵引治疗可减轻或消除由于颈椎不稳而造成对脊髓、颈神经、椎动脉及交感神经的刺激,有利于病变组织充血水肿的吸收和消退。但对脊髓型颈椎病,应慎用此治疗方式。

(2)理疗。理疗能改善局部的血液循环,有利于病变组织充血水肿的吸收和消除,缓解症状。

(3)推拿按摩。推拿按摩能缓解肌肉痉挛,有助于关节运动,减轻肌肉萎缩,有一定的治疗效果。

(4)药物治疗。用于颈椎病的药物很多,如解痉挛镇痛药、神经营养药、血管扩张药及激素类药物等。药物治疗有一定的缓解疼痛、改善症状作用,但存在一定副作用。

【照护措施】

(一)生活照护

1. 环境 配置适宜的桌椅及枕头,保持正确的坐姿和睡姿。室内温湿度适宜,夏天避免风扇、空调直接吹向颈部,避免因寒冷刺激颈部,使颈部不适。

2. 休息 在颈椎病急性发作期,患者要适当休息,病情严重时要卧床休息。注意观察患者的颈椎病症状,避免长时间的伏案或低头的工作。让患者保持良好的睡姿,使颈椎得到充分的休息。

3. 饮食 合理饮食,进食高蛋白质,高维生素,易消化食物,避免刺激性食物。

(二)医疗照护

1. 病情观察 观察患者的生命体征,是否出现头晕、恶心等症状以及四肢活动情况。注意观察佩戴颈托的患者的颈部皮肤,避免出现压力性损伤。

2. 对症照护 患者可能出现疼痛、头晕及四肢感觉运动障碍,有效评估疼

痛症状,及时采取缓解疼痛的措施。有头晕及四肢肌力下降症状的患者,要多卧床休息,避免跌倒等不良事件的发生,遵医嘱佩戴颈托,保持颈部制动。

3. 用药照护　颈椎病患者常用活血、镇痛、消肿等药物,遵医嘱按时用药,用药期间观察药物不良反应。使用激素类药物需要给予胃黏膜保护剂,避免发生应激性胃溃疡;使用镇痛药物易出现消化道症状;消肿药物输注时,易发生静脉炎。用药过程中应尽量减少不良反应的发生。

4. 并发症预防与照护　颈椎病患者易出现跌倒、吞咽障碍、截瘫、肌肉萎缩等并发症,应积极配合治疗,避免并发症发生。

(三) 心理照护

颈椎病患者症状严重时,会影响生活质量,容易出现烦躁、焦虑、失眠等症状,应指导患者正确认识颈椎病,积极采取有效的措施预防并发症,并鼓励和安慰患者,树立战胜疾病的信心。

【预防指导】

(一) 疾病预防指导

1. 保持正确姿势　保持颈部的正确姿势,避免产生诱发因素,是预防颈椎病复发的关键。坐位:选择高度适中、稳固及能支撑背部的椅子;避免长时间静坐、低头阅读,应定时转换姿势,以免颈部过度劳累。站立:头部要保持水平位置,下颚向内收,使颈部稳定及肌肉松弛。卧位:正常成人的卧位枕高应与侧卧时肩的高度相同,避免枕头过高。

2. 避免损伤　避免和减少颈部的急性损伤,如急刹车、猛抬头或提重物等,同时还应注意避免颈部慢性劳损。

3. 坚持颈部运动　在日常生活中,应坚持适当的颈部运动,久坐时,每隔1小时,将头向上下、左右各个方向活动,同时亦可把肩部提起向前及向后转动数分钟,以减轻颈部压力。

4. 防寒防湿　避免夜间或清晨洗澡时,颈部受风寒侵袭,避免睡觉时颈部吹风,冬季外出时颈部需保暖。

5. 就诊指导　告知患者有落枕、颈部扭伤或不适时,应及时到正规医院就诊,由专科医生处理,以免耽误病情。

(二) 康复指导

根据分型及病情,对颈椎病患者采用相应的治疗措施。保守治疗的患者,在治疗期间,可进行颈部活动,颈部保健操等运动。手术治疗的患者,待术后病情稳定,颈部需用颈托固定保持制动,可活动肩部,带动颈部肌肉活动,可进行梳头、吃饭等日常活动。颈部牵引患者,在牵引后需卧床休息,避免颈部的剧烈运动。

(三) 生活指导

指导患者保持正确的姿势,包括坐姿、睡姿;冬季注意保暖,避免颈部受凉,可使用围巾和高领的衣服;避免长时间低头或伏案,适当进行颈部运动。

(四) 用药指导

颈椎病的常用药物有止痛、活血及营养神经的药物,用药期间观察药物产

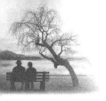

生的不良反应。

（五）病情观察指导

指导患者观察症状体征,出现头晕、肢体麻木、无力等不适症状应及时就医,遵医嘱定期门诊复查,在医护人员的指导下进行康复锻炼。

第九章

老年女性生殖系统常见疾病的预防与照护

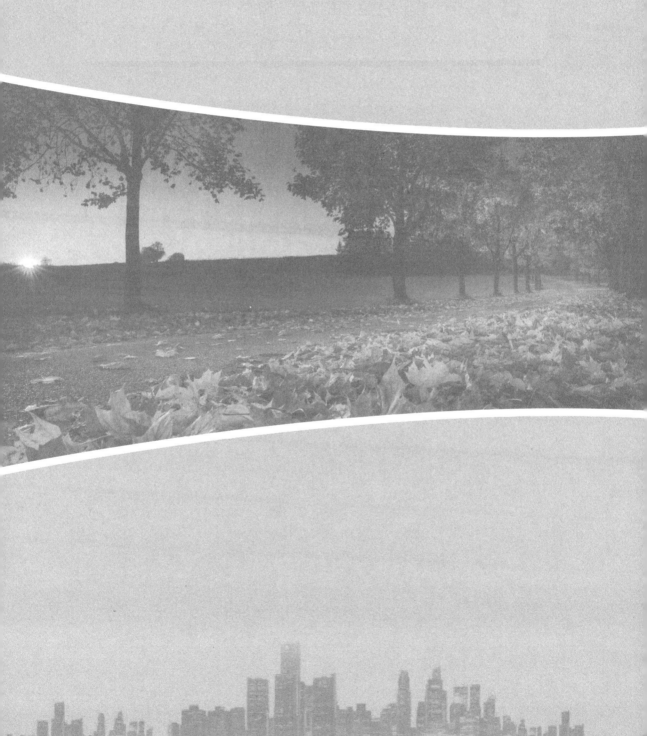

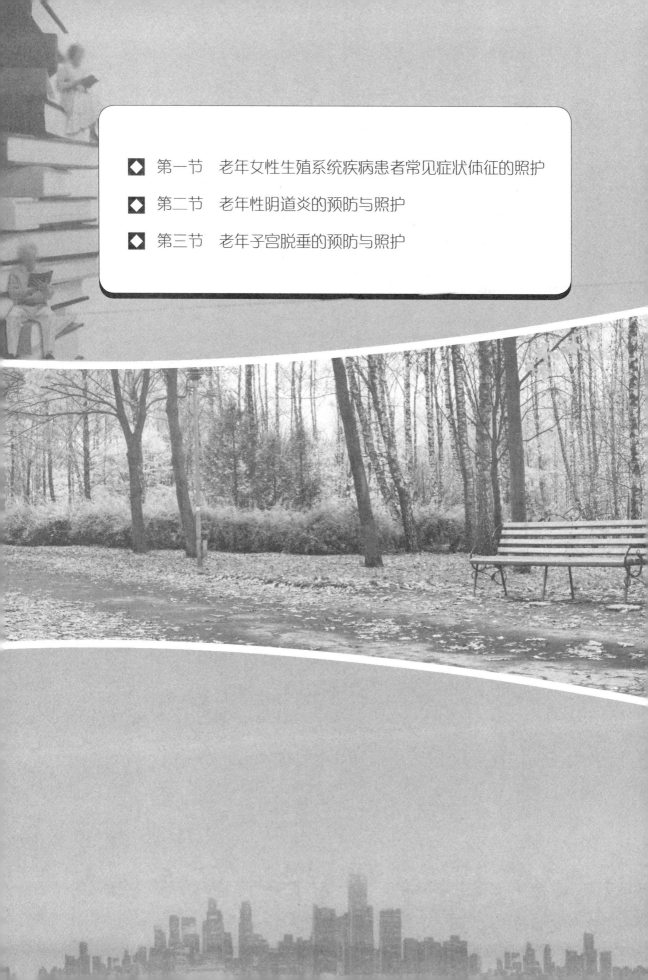

◆ 第一节　老年女性生殖系统疾病患者常见症状体征的照护

◆ 第二节　老年性阴道炎的预防与照护

◆ 第三节　老年子宫脱垂的预防与照护

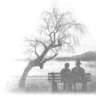

第一节　老年女性生殖系统疾病患者常见症状体征的照护

【学习目标】

识记　能准确复述老年女性生殖系统疾病常见症状体征的典型临床表现。

理解　能够解释老年女性生殖系统疾病常见症状体征的病因。

运用　针对老年女性生殖系统疾病患者的常见症状采取合理的照护措施。

一、外阴瘙痒

外阴瘙痒是老年女性生殖系统疾病中常见的一种症状。外阴是人体敏感部位之一，多种妇科病变及不良卫生习惯均可引起外阴瘙痒，其多发生于阴蒂、小阴唇，如果没有得到及时治疗可波及大阴唇，甚至蔓延至整个会阴部位。

【病因】

外阴瘙痒的病因可能有以下几种情况：外阴与阴道、尿道等邻近，阴道分泌物或炎性分泌物长期刺激外阴；大小便后未及时清洁外阴或清洁方法不正确，穿着紧身化纤内裤致外阴透气不良等不良卫生习惯；阴虱、蛲虫等外阴寄生虫病；各种外阴皮肤病和外阴肿瘤；糖尿病、尿毒症、维生素缺乏、过敏性体质等全身性疾病；原因不明的外阴瘙痒，瘙痒症状十分明显，但找不到全身和局部因素，可能与精神和心理因素相关。

【临床表现】

外阴瘙痒常发生于阴蒂、小阴唇，治疗不及时也可波及大阴唇、会阴和肛周，并伴有局部红肿、阵痛及出现异味等症状。常有抓痕，有时也可见皮肤破溃、出血。

【照护措施】

（一）生活照护

1. 环境　保持病室安静、整洁、舒适、私密，利于患者充分休息并保护隐私；适当开窗通风，保持室内空气清新，每次 15～30 分钟。

2. 休息　急性期嘱患者注意休息，特别是体型肥胖的老年患者应避免长时间走动，以减少会阴局部摩擦。

3. 活动　缓解期嘱患者放松心情，保证睡眠，适度运动，增强体质。

4. 饮食　以清淡饮食为主，注意补充维生素 B，多吃粗粮，如燕麦、糙米、玉米、南瓜、全麦面包等；补充维生素 C，多吃鸡蛋黄、胡萝卜、绿叶蔬菜、水果；适当多食红枣、枸杞、各种坚果等有养血滋阴作用的食物。忌食刺激性食物，辛辣食物会耗伤阴液，加重皮肤干燥，羊肉、海鲜等会增加皮肤瘙痒；同时，须戒烟戒酒。

（二）医疗照护

1. 病情观察

监测患者会阴部位皮肤破损情况、生命体征变化及体温变化。

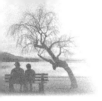

2. 对症照护

督促患者严格做好个人卫生,保持外阴干燥清洁;白带较多时使用消毒透气护垫,勤换洗内衣裤,穿宽松棉质内衣裤;合并瘙痒时禁止搔抓,疼痛明显或影响睡眠和休息时遵医嘱给予镇痛药物。

3. 用药照护

(1)局部给药:坐浴或熏洗,坐浴常选用 0.1% 聚维酮碘液或 1:5000 高锰酸钾溶液,2 次/日,每次 20～30 分钟,坐浴后给予抗生素软膏涂抹,以加强疗效。另外可选用中药制剂熏洗外阴,1～2 次/日。急性期还可以配合物理治疗,使用微波或红外线治疗仪局部照射。

(2)病因治疗:根据对患者症状及临床表现的综合评估与分析,查找发病直接原因,对症治疗。若有尿瘘、粪瘘应及时修补。

4. 并发症预防与照护

保持外阴清洁干燥,勿清洗阴道,以免破坏其微生态环境,导致阴道内菌群失调,继发感染而引起瘙痒。

(三)心理照护

及时给予患者心理疏导,帮助其树立战胜疾病的信心,使其保持情绪稳定,积极配合治疗。

【预防指导】

(一)疾病知识指导

尽量避免搔抓,以免皮肤黏膜破溃,导致炎症扩散,甚至出现全身炎症反应。患糖尿病的女性患者,因尿糖对外阴皮肤的刺激,容易并发霉菌性外阴炎和阴道炎,引起外阴瘙痒。肝胆及其他疾病出现黄疸时,因血液内胆红素增高,皮肤受胆盐的刺激也可发生外阴瘙痒。因此积极治疗原发病,也可缓解瘙痒症状。

(二)生活指导

1. 卫生　指导患者注意个人卫生,保持外阴清洁和干燥,大小便后按照从前到后的方向清洁外阴,每日更换内裤。局部禁止搔抓,禁止过度清洁,切勿使用碱性肥皂或未经稀释的刺激性药物擦洗。若有外阴溃破者,须遵医嘱治疗,同时使用无菌透气护理垫以防继发感染。

2. 选择合适衣着　要求穿宽松舒适、透气性强的棉质或丝质内衣裤,新买的内裤必须清洗后再穿,防止制衣过程中的残留化学成分引起皮肤过敏。不建议老年女性着紧身或化纤内衣裤,避免衣服摩擦、静电对皮肤的刺激。

(三)用药指导

教会患者正确坐浴方法和注意事项。常用坐浴液为 1:5000 的高锰酸钾溶液,温度 38～40℃,坐浴时间 15～30 分钟/次,坐浴频率 2 次/日,5～10 次为一个疗程。注意配置时用高锰酸钾结晶和温开水调配溶液至肉眼观为淡玫瑰色即可,浓度过高易灼伤皮肤。坐浴时会阴部位要全部浸没于溶液中,推荐选择木盆坐浴,其保温性能好,舒适感强,防滑倒。

二、白带异常

白带由许多组织分泌的液体组成,它包括尿道旁腺、前庭大腺、子宫颈腺体、子宫内膜腺体分泌的黏液、阴道壁中毛细血管和淋巴管的渗出液等。混合后的黏液中含有阴道上皮的脱落细胞及少量白细胞,即形成白带。正常白带呈白色稀糊状或蛋清样,高度黏稠,无腥臭味,量少。白带异常是指白带的量或性状发生改变,通常表现为白带增多,可分为生理性白带和病理性白带,后者通过量、色、质、气味的变化提示不同的疾病,是妇科疾病的常见症状。

【病因】

(一)生理性白带

随着生理周期变化的影响,女性体内雌激素分泌增加时,白带量会增多,且透明如蛋清,甚至可拉成丝状,这属于正常生理现象。老年妇女卵巢功能减退,阴道分泌物明显减少,几乎没有白带或量很少。

(二)病理性白带

病理性白带是指由妇科疾病所引起的白带量多、有异味,颜色为灰白、灰黄、黄绿色等,甚至呈泡沫状或凝乳状,导致病理性白带的因素可分为感染性因素和非感染性因素。

(1)感染性因素。泌尿生殖系统炎症是白带异常最常见的病因。老年妇女绝经后,阴道黏膜萎缩变薄,抵抗力减弱,细菌容易入侵、繁殖,引起炎症。临床上引起白带异常的妇科炎症主要有细菌性阴道病、阴道毛滴虫病、淋病、非淋菌性尿道炎、霉菌性阴道炎、老年性阴道炎、宫颈炎、子宫内膜炎及输卵管炎等。

(2)非感染性因素。常见的导致病理性白带的非感染性因素有生殖系统的恶性肿瘤(如输卵管癌、子宫内膜癌、阴道癌、宫颈癌等)、异物刺激(如宫内放置节育环、阴道安置子宫托、产后或术后阴道遗留异物及误入阴道的异物等)、应用刺激素类药物、子宫后位、贫血及体质虚弱等。白带为血性多为生殖系统恶性肿瘤所致,对老年妇女来说,尤应引起重视。

【临床表现】

生理性白带异常表现为白带量的增多且透明如蛋清,可拉成丝状。感染性因素引起的病理性白带异常称为炎症性白带,因内含大量白细胞而呈脓性,不同病原菌感染时白带形状不尽相同,如:滴虫感染时,白带呈稀薄的脓液状,带有泡沫,颜色为黄绿色,且有明显的腥臭味;霉菌感染时,白带多而黏稠,像白色豆腐渣一样,有时呈凝乳状;患有慢性宫颈炎或者宫颈糜烂时,白带一般为脓性黏液;淋菌感染时,子宫颈处常有脓性黏液,呈黄色黏稠状。

【照护措施】

(一)生活照护

1. 环境　保持环境清洁干燥,注意通风。

2. 休息　白带异常的患者需注意休息,减少活动量,尤其应避免重体力劳动,以免加重病情。

3. 活动　充分的休息能增强患者自身抵抗力,放松心情,缓解焦虑,从而有

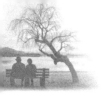

助于疾病的治疗及康复。

4. 饮食　宜清淡饮食,避免辛辣及生冷等刺激性食物。建议保持营养均衡饮食,提高机体抵抗力,预防病原菌感染。

(二)医疗照护

1. 病情观察

病情加重出现明显不适如小腹坠胀、阴道出血等症状时,需及时监测生命体征变化。

2. 对症照护

严格做好个人卫生,温水清洗外阴及阴道,保持外阴干燥清洁。白带较多时使用消毒透气护垫,勤换洗内衣裤,穿宽松棉质内衣裤;日常饮食要避免辛辣、生冷刺激性食物;保持合理作息。合并瘙痒时禁止搔抓,疼痛明显或影响睡眠和休息时遵医嘱给予镇痛药物。

3. 用药照护

(1)外阴擦洗、阴道灌洗:由于老年性阴道炎患者阴道局部的 pH 较正常值升高,用酸性溶液如乳酸溶液或醋酸溶液冲洗阴道,可以增加阴道酸度,抑制细菌生长。滴虫性阴道炎和老年性阴道炎患者用 1% 乳酸溶液或 0.5% 乙酸溶液灌洗阴道,1～2 次/日,10 天一个疗程;霉菌性阴道炎患者用 2%～4% 碳酸氢钠溶液灌洗阴道,1～2 次/日,2 周为 1 疗程。冲洗后要拭干外阴,保持外阴干燥,以抑制念珠菌的生长。

(2)阴道局部用药:滴虫性阴道炎患者可选用甲硝唑阴道泡腾片 200 mg,每晚 1 次,阴道深部给药,连用 7～10 天为一疗程。霉菌性阴道炎患者选用咪康唑栓剂、克霉唑栓剂、制霉菌素栓剂等,制霉菌素片 50 万单位或栓剂 10 万单位,每晚 1 次,放入阴道深部,连用 7～10 天。老年性阴道炎患者可用甲硝唑 200 mg,每晚 1 次,放入阴道深部,7～10 天为一疗程;己烯雌酚 0.125～0.25 mg,每晚 1 次,放入阴道深部,7～10 天为一疗程。

(3)全身治疗:滴虫性阴道炎患者选用甲硝唑或替硝唑。甲硝唑片 400 mg,2～3 次/日,口服,连用 7～10 天为一疗程;顽固性外阴阴道霉菌性阴道炎患者可选用伊曲康唑、氟康唑、酮康唑等药物口服;老年性阴道炎患者可用小剂量雌激素,用雌激素制剂治疗,能从根本上改变阴道局部的易感染特性,增加阴道对细菌的抵抗力,减低或避免发生老年性阴道炎的可能性。如服用尼尔雌醇,首次 4 mg,以后 2 mg,每 2～4 周 1 次,维持 2～3 个月。

4. 并发症预防与照护

针对细菌感染,阴道局部使用甲硝唑或氧氟沙星,可以获得较好的效果。注意个人卫生,经常更换内裤,保持外阴清洁、干燥。增强体质,加强机体免疫力。定期进行妇科检查,及早发现问题并积极治疗。

(三)心理照护

及时解除患者不良情绪反应和思想压力,帮助患者重建战胜疾病的信心,建立和谐的医患和护患关系,在治疗疾病的同时有效缓减患者的恐惧和紧张情绪。

【预防指导】

（一）疾病知识指导

白带异常可引发尿道炎、膀胱炎、肾盂肾炎、盆腔炎、阴道粘连等并发症,严重威胁患者健康及生活质量。因此,白带异常时需积极明确病因并及时治疗,同时加强护理,避免严重并发症的发生。

（二）生活指导

1. 个人卫生　指导患者做好个人卫生,勤清洗外阴,勤更换内裤,保持外阴清洁和干燥。应当注意,外阴清洗时尽量使用清水,而勿使用肥皂或其他刺激性药物擦洗,同时做好手部清洁及清洁用具的清洗。此外,应避免穿紧身裤,局部禁止搔抓,尽量少使用护垫,有外阴溃破时为预防继发感染则可使用无菌透气会阴垫。

2. 避免或减少诱发因素　养成良好个人卫生习惯;适当进行户外活动,加强锻炼,增加抵抗力;诊断为感染性疾病时严格遵医嘱用药,避免滥用抗生素;保持心情愉悦,合理选择衣物;养成合理的作息习惯,避免熬夜。

（三）用药指导

注意观察用药后局部和全身反应,动态监测血常规变化。使用甲硝唑后,若出现恶心、头痛、皮疹、白细胞减少等,应立即停药。

（四）病情观察指导

充分评估并监测患者异常白带的量和性状在治疗前、治疗中及治疗后的变化,以及有无并发症出现。

第二节　老年性阴道炎的预防与照护

【学习目标】

识记　能准确复述老年性阴道炎的概念及临床特点。

理解　能够解释老年性阴道炎的病因并阐述其治疗要点。

运用　能对老年性阴道炎患者的病情做出正确判断,并根据所学知识对其采取合理的照护措施。

【案例导入与思考】

张某,女,70 岁,近日来无明显诱因出现外阴瘙痒、疼痛,并且有局部外阴溃烂、灼热感,阴道分泌物增多,黄色,带有少量血丝、黏稠似脓,伴有腥臭味,遂入院就诊,以"老年性阴道炎"待查收住。

体格检查:T36.8℃,P88 次/min,R18 次/min,BP135/87 mmHg,W62 kg。个人史:生于酒泉,无外地久居史,未到过疫区,否认有血吸虫和毒物接触史,无烟酒等特殊不良嗜好。月经史:13 岁月经初潮,月经周期为 28~30 天,每次持续 4~5 天,经量中等,色暗红,无痛经史,于 56 岁绝经。婚育史:20 岁结婚,G_2P_2[①]。丈夫 70 岁,体健。否认家族有畸形、肿瘤及遗传病史。实验室检查:白带常规化验脓球菌阳性;分泌物涂片行微生物学检查排除滴虫、假丝酵母菌感染;查阴道 pH>4.5;宫颈分段诊刮,组织活检排除生殖道恶性肿瘤。

---

① G_2P_2:怀孕 2 次,分娩 2 次。

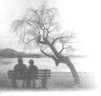

请思考：

1. 对该患者应该采取哪些照护措施？
2. 如何对该患者进行预防指导？

老年性阴道炎是指老年妇女绝经前后由于体内缺乏雌激素，上皮变薄，阴道防御功能降低，继而被病原体感染引起的炎症。多见于自然绝经后的妇女，也可见于产后闭经或药物假绝经治疗的妇女。

【病因】

(一) 生殖系统器官功能衰退

卵巢功能随着年龄增长逐渐衰退，体内雌激素分泌不足，阴道上皮细胞合成糖原减少，阴道内 pH 升高转为偏碱性，杀灭病原菌能力降低，细菌侵入后易发生感染；老年女性阴道黏膜萎缩，上皮菲薄，血液循环不足，使阴道抵抗力降低，易于细菌侵入繁殖引起炎症病变。

(二) 缺乏维生素 B_2

当人体缺乏维生素 B_2 时，人体腔道内的黏膜层就会出现问题，引起黏膜病变，造成黏膜细胞代谢失调。具体表现是黏膜变薄、黏膜层损伤、微血管破裂。缺乏维生素 B_2 对于女性生殖器官所造成的伤害则更为严重，最典型的症状如阴道壁干燥、阴道黏膜充血、溃破，易于细菌侵入。

(三) 个人卫生习惯不良

不注意外阴卫生，或长期使用清洗剂过度清洗外阴，均可引起阴道菌群的紊乱。老年人不注重内裤的材质，内裤通透性差，会导致局部潮湿，适宜细菌的滋生繁殖。浴室毛巾和洗过的内衣裤不晾晒，或与他人混用清洗盆具、毛巾等也可导致细菌滋生。

【临床表现】

老年性阴道炎患者可有以下临床表现。

(1) 外阴灼热不适、瘙痒，阴道分泌物增多、稀薄、呈淡黄色，严重者可有血样脓性白带。

(2) 外阴有瘙痒或灼热感，检查时见阴道呈老年性改变，上皮萎缩，皱襞消失，上皮变平滑、菲薄，可伴有性交痛。

(3) 阴道黏膜充血，有小出血点，有时有表浅溃疡。若溃疡面与对侧粘连，阴道检查时粘连处被分开而引起出血，粘连严重时可造成阴道闭锁，炎症分泌物引流不畅可形成阴道或宫腔积脓。

【辅助检查】

(一) 阴道分泌物镜检或培养

根据感染的病原菌不同，阴道分泌物性状、外阴瘙痒及灼热感的症状不同。常规取阴道分泌物，经显微镜检查可见大量基底层细胞和白细胞提示有感染，未见滴虫和假丝酵母菌者，必要时可做细菌培养进一步检查。

(二) 宫颈刮片或分段诊刮

对于白带呈血性者，应行宫颈刮片检查，必要时行分段诊刮术，排除宫颈癌、子宫内膜癌，与子宫肿瘤性疾病相鉴别。

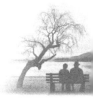

（三）局部组织活检

对阴道壁出现肉芽组织及溃疡者或反复出血者,需行局部组织活检,与阴道肿瘤相鉴别。

【治疗要点】

针对老年性阴道炎的临床表现,治疗应该从改善阴道环境,补充雌激素,增加阴道黏膜的抵抗力和抑制细菌生长入手。经过治疗,缓解患者瘙痒症状,减轻焦虑,积极配合后续检查及治疗,增强舒适感。

（一）抑制细菌生长

1. 口服用药　临床常选用甲硝唑或替硝唑治疗,每次 2 g,每日 1 次;或甲硝唑 400 mg 口服治疗,2 次/日,连服 7 日。

2. 局部用药　可行阴道冲洗或在阴道内放入抗生素粉剂或栓剂。药物可选用 0.5%～1% 乳酸溶液或 0.1%～0.5% 醋酸溶液,或 1:5000 高锰酸钾溶液冲洗阴道,每晚 1 次。冲洗后,将抗生素如甲硝唑 200 mg 或诺氟沙星 100 mg 放于阴道穹隆深部,1 次/日,7～10 天为一疗程,治疗期间暂停性生活。

（二）改善阴道环境、增加阴道黏膜的抵抗力

正常阴道呈酸性环境,具有一定的防御功能。过度清洁、长期灌洗阴道或用药液擦洗外阴会导致阴道局部免疫功能下降,容易出现阴道炎。针对病因行局部或全身雌激素补充治疗。局部用 0.25～0.5 mg 己烯雌酚软膏涂抹,1～2 次/日,连用 14 日;或阴道内塞入己烯雌酚片 0.2 mg,每晚阴道冲洗后塞入 1～2 片,连用 7 日;也可以口服小量雌激素如尼尔雌醇,首次 4 mg,之后每 2～4 周 1 次,每次 2 mg,维持 2～3 个月。

（三）消除诱因

积极治疗原发病,有糖尿病者应有效控制血糖;规范合理使用抗生素,及时停用广谱抗生素、类固醇皮质激素。注意个人卫生,保持内裤清洁干燥,每日更换,内裤和其他衣物分开清洗,使用过的盆、毛巾、内裤等用开水烫洗。

【照护措施】

（一）生活照护

1. 环境　保持环境通风良好,整洁。

2. 休息　注意休息,保证充足睡眠,调适情绪,以积极乐观的心态面对生活。

3. 活动　患病期间避免剧烈运动。适量运动结束后,一般出汗较多,注意保暖,更换衣裤,保持身体干燥。

4. 饮食　饮食清淡,尽量不要吃辛辣刺激性食物,以免影响病情恢复。多吃高蛋白质食物及胡萝卜、西兰花、动物肝脏等富含维生素 B 和维生素 A 的食物,有助于阴道炎的消退。同时,注意保持大便通畅。

（二）医疗照护

1. 病情观察　注意观察相应的症状体征,若出现外阴灼热不适、瘙痒等相关症状,及时进行复查。

2. 对症照护　指导患者正确清洗外阴,切不可因外阴瘙痒而用高温洗剂烫洗外阴。外阴瘙痒严重时,用高温洗剂虽然可以暂时缓解瘙痒,但会损坏外阴

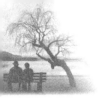

皮肤保护膜,使其变得干燥、粗糙,继而加重瘙痒。

3. 用药照护　用药前指导患者注意清洗双手和会阴,避免多重感染。对于行动不便或自己用药依从性差的患者,可由照护者协助用药。规律正确服药,做好口服药物笔记,以防重复用药,导致用药剂量加大。

4. 并发症预防与照护　外阴出现不适时不能乱用药物,错误的治疗方法会加重病情。老年妇女对妇科疾病不够重视,其发病症状不够明显时往往容易被忽视,所以定期体检是预防并发症的重要手段。处于围绝经期的女性需要取出宫内节育器,以免引发宫内感染。

（三）心理照护

主动与患者沟通,认真倾听患者的倾诉,了解患者需求,了解患者心理状况。在治疗过程中,需要多方位关注患者情绪变化,多与其交谈,减轻其心理负担,使其能够坚持配合治疗,从而获得更好的治疗效果。

【预防指导】

（一）疾病知识指导

向患者讲解阴道炎的发病原因和临床表现,教会患者自我观察病情变化,并随时将病情进展告知医护人员。

（二）康复指导

老年妇女患有阴道炎后出现外阴局部红肿、烧灼、瘙痒、白带异常,不便于向子女倾诉,思想负担重,从而导致精神压抑,应该及时引导患者树立正确对待疾病的心理。

（三）生活指导

（1）注意会阴部卫生,保持外阴干燥、清洁。肥皂或药液清洗外阴会加重皮肤干燥,引起瘙痒,损伤外阴皮肤。清洗盆具、毛巾不要与他人混用。

（2）每日换洗内裤,内裤要宽松舒适,选用纯棉内裤。

（3）日常生活中保持外阴清洁,但应避免过度阴道冲洗,防止阴道逆行感染。

（4）避免过频的性生活,以免阴道壁损伤。治疗期间应禁止性生活,必要时配偶同时接受检查和治疗。

（四）用药指导

指导患者规范用药,外阴出现不适时不要私自随意用药治疗。严格遵医嘱正确用药,用药前注意洗净双手和会阴部位,以减少感染。注意药物禁忌证,如乳腺癌或子宫内膜癌患者慎用雌激素治疗。

（五）病情观察指导

指导患者进行自我检测,定期复查激素水平并进行生殖系统检查,根据检查结果,在妇产科医生的指导下给予正确干预措施。

第三节　老年子宫脱垂的预防与照护

【学习目标】

识记　能准确复述子宫脱垂的概念及临床表现。

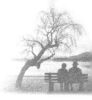

理解 能够解释子宫脱垂的病因，阐述其治疗要点。

运用 能对老年子宫脱垂患者的病情做出正确判断，并根据所学知识采取合理的照护措施。

【案例导入与思考】

蔡某，女，66岁，已婚，主诉发现外阴肿物3年。现病史：患者于3年前发现外阴有肿物脱出，运动后脱出明显，夜间休息时部分能自行回纳，伴尿频/尿急，每次尿量少，下午症状明显。大便时伴坠胀感。今来我院就诊，以"子宫脱垂膀胱脱垂"收住。发病以来，患者精神、食欲、睡眠可。既往史：既往体健。婚育史：29岁结婚，妊娠2次，自然分娩1次，人工流产1次。

入院查体：T 36.5℃，P 82次/分，R 20次/分，BP 135/86 mmHg，W 58 kg。神清，精神可，查体合作。妇科专科检查：外阴发育如常，宫颈正常大小，无接触性出血，子宫前位，双侧附件区未见明显异常。患者用力时见阴道前壁及宫颈脱出于阴道外口约3 cm。实验室检查：白细胞 $11.39×10^9$/L；TCT 示鳞状上皮良性反应性改变。初步诊断为盆腔功能障碍性疾病，子宫脱垂Ⅲ度，阴道前壁膨出三度。

请思考：

1. 如何对该患者进行术后照护？

2. 如何对该患者进行预防指导？

子宫脱垂是指子宫从正常位置沿阴道下降或脱出，宫颈外口达坐骨棘水平以下，甚至子宫全部脱出阴道口以外，并常伴有阴道前后壁膨出。

【病因】

（一）分娩损伤

分娩损伤是子宫脱垂最主要的病因。首先，分娩过程中保护不当或产程过长，造成宫颈、子宫主韧带与骶韧带损伤，分娩后康复锻炼不够，体质虚弱，子宫支持组织未能恢复到正常位置。其次，产褥期多卧床休息，子宫易呈后倒，子宫轴与阴道轴方向一致，遇腹压增加时，子宫即沿阴道方向下降而发生脱垂。再次，产后短期内长时间蹲式劳动（如洗尿布、洗菜等），提重物，肺部感染出现咳嗽，都可使腹压增加，进而促使子宫脱垂的发生；特别是产后2个月内，任何增加腹压的因素均可使子宫下移。最后，多次分娩产妇，支持组织恢复过程延缓或未完全恢复导致盆腔支持组织薄弱。

（二）长期腹压增加

患有长期慢性咳嗽、便秘、腹水或盆腹腔巨大肿瘤等均可引起腹压增加，增加子宫脱垂的危险。

（三）盆底组织先天发育不良

盆底组织先天发育不良偶可见无分娩史子宫脱垂患者。

（四）绝经后雌激素水平减低

围绝经期激素水平管理不到位，雌激素急剧下降，盆底组织萎缩退化，支撑薄弱，使老年女性容易发生子宫脱垂。

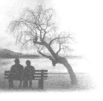

（五）营养不良导致子宫的支持组织薄弱

若长期营养失衡或吸收不佳,会导致营养不良、极度消瘦,并且缺乏脂肪组织和肌肉韧带收缩无力会导致子宫脱垂、胃下垂等。

【临床表现】

（一）下坠感及腰背酸痛

下坠感及腰背酸痛在久站或过度活动后加重,卧床休息后减轻。

（二）肿物自阴道脱出

患者在走路、蹲位、排便等腹压增加时,有球形物自阴道口脱出。开始时,肿物在平卧休息时可变小或自行还纳;严重者即使在休息后也无法回缩,需用手回纳至阴道内;更甚者回纳后反复脱出,长期突出在阴道口外。这使患者行动不便,且长期摩擦可出现宫颈溃疡甚至出血、感染、分泌物增多,局部组织增厚角化。

（三）排便异常

多数患者易出现排尿困难、尿潴留或压力性尿失禁等症状,当其大笑、剧烈咳嗽时,腹腔压力突然增加,会引起尿失禁致使尿液外溢。子宫脱垂者往往伴有不同程度的膀胱膨出,但是否出现压力性尿失禁,取决于膀胱与尿道的解剖关系是否改变。少数子宫脱垂患者排尿困难,导致尿潴留,需用手指将膨出的膀胱向前推举后方能排尿。其原因为膀胱膨出严重,胀大的膀胱位置低于尿道。若为继发尿道感染者,可能会出现尿频、尿急、尿痛等症状;若合并直肠膨出者,可能会出现排便困难、便秘等症状。

（四）阴道分泌物改变

盆腔脏器脱垂,血循环障碍,脱出脏器并发溃疡、感染,致使白带增多,并伴有血性分泌物。

（五）子宫脱垂分度

以患者平卧用力向下屏气时子宫下降的最低点为分度标准,可将子宫脱垂分为三度,具体如下。

Ⅰ度:轻型为宫颈外口距离处女膜缘＜4 cm,但未达到处女膜缘;重型为宫颈外口已达处女膜缘,检查时在阴道口可观察到宫颈。

Ⅱ度:轻型为宫颈已脱出到阴道口外,但宫体仍在子宫内;重型为宫颈及部分宫体已脱出阴道口外。

Ⅲ度:宫颈与宫体已全部脱出至阴道口外。

【辅助检查】

辅助检查主要有妇科检查,检查时患者屏气增加腹压,可见其子宫脱出及阴道前后壁膨出,根据子宫脱垂分度判断脱垂程度。

【治疗要点】

子宫脱垂的病因基础是盆腔支持组织缺陷,因此,治疗原则是加强盆底肌肉和筋膜张力,促进盆底功能恢复;同时,积极治疗使腹压增高的咳嗽、便秘等慢性疾病。

（一）非手术治疗

适用于无症状、Ⅰ度轻型子宫脱垂，或不能耐受手术者。

1. 子宫托治疗　子宫托治疗是妇科临床传统简便易行的治疗方法。通过阴道植入子宫托，可支持子宫和阴道壁，并使子宫维持在阴道内而不脱出，适用于各种子宫脱垂及阴道前后壁膨出者。但重度子宫脱垂伴盆底肌肉严重萎缩及宫颈、阴道壁有炎症、溃疡者不宜使用。子宫托的制作材料为硅橡胶、塑料等，常用的形状有环型和喇叭型，或球形子宫托，使用后应定期复查。

2. 补充雌激素　补充雌激素增加盆底肌肉及筋膜组织张力。

3. 锻炼盆底肌肉　锻炼盆底肌肉可增加盆底肌肉张力，减轻压力性尿失禁的症状；可嘱患者做自行收缩肛门运动，用力使盆底肌肉收缩放松，每次 10～15 分钟，2～3 次/日。

4. 中药治疗　中药治疗有利于改善全身情况，可服用补中益气汤（丸），促进盆底肌张力恢复，避免过度疲劳。

（二）手术治疗

经非手术治疗无效或Ⅱ度、Ⅲ度子宫脱垂者可采用阴道前后壁修补术，阴道前后壁修补术加主韧带缩短及宫颈部分切除术（Manchester 手术），经阴道全子宫切除术及阴道前后壁修补术，阴道纵隔成形术，阴道及子宫悬吊术等治疗方式。

【照护措施】

（一）生活照护

1. 环境　保持环境通风良好、整洁。

2. 休息　病情重且子宫无法回纳者需卧床休息，减少下床活动次数、时间等。协助患者取舒适卧位，并鼓励其在床上尽快活动，促进肠蠕动。

3. 饮食　合理搭配饮食结构，加强营养，并保持大便通畅以降低腹压。

（二）医疗照护

1. 病情观察　严密观察生命体征变化、组织受损的范围和程度、疼痛的性质，查看分泌物颜色性质和量等，并及时告知医生。

2. 对症照护　病情加重时患者应卧床休息，并协助患者取舒适卧位，指导其进行有节律的深呼吸；嘱患者多饮水，保持尿管通畅，及时给予会阴擦洗；指导患者正确行盆底肌肉锻炼。

3. 用药照护　积极控制感染，遵医嘱及时给予抗菌药。保持大便通畅，必要时给予促胃肠蠕动药物。禁止使用酸性、碱性等刺激性药物。

4. 并发症的预防与照护　指导患者养成良好的排便习惯，防止便秘及泌尿系统感染；防治慢性咳嗽等使腹压增加的疾病。

（三）心理照护

与患者充分沟通病情、讲解手术效果、介绍成功案例，消除患者紧张的情绪。鼓励患者充分表达自己的想法，尽可能满足患者的合理需求。

【预防指导】

（一）疾病知识指导

告知患者疾病的相关知识，并指导其及早就医，术后休息三个月，出院后第

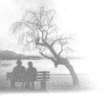

一个月和第三个月到医院复诊。同时告知患者家属,以取得其理解和配合。

(二)康复指导

倾听患者需求,多与患者交谈,有针对性地进行心理疏导;使患者对疾病有正确的认知,不因疾病产生自卑感。

(三)生活指导

(1)选择干净棉质内裤,用清洁丁字带、卫生带支托下垂的子宫,并及时将脱出物回纳,避免过久摩擦。

(2)适当锻炼,可以练习肛门肌肉或是盆底肌训练。避免长时间的站立、行走、久蹲。避免提、挑等重体力劳动,增强体质有利于子宫脱垂的恢复。

(3)多食用有补气、补肾作用的食品,比如山药、扁豆、莲子、韭菜等。

(四)用药指导

嘱患者严格遵医嘱用药,禁止擅自使用刺激性药物。定期复查,根据复查结果遵医嘱增减药量。

(五)病情观察指导

教会患者及照护者识别子宫脱垂的分度,若发生不适,要引起重视,及时就诊。

第十章

感官系统常见疾病的预防与照护

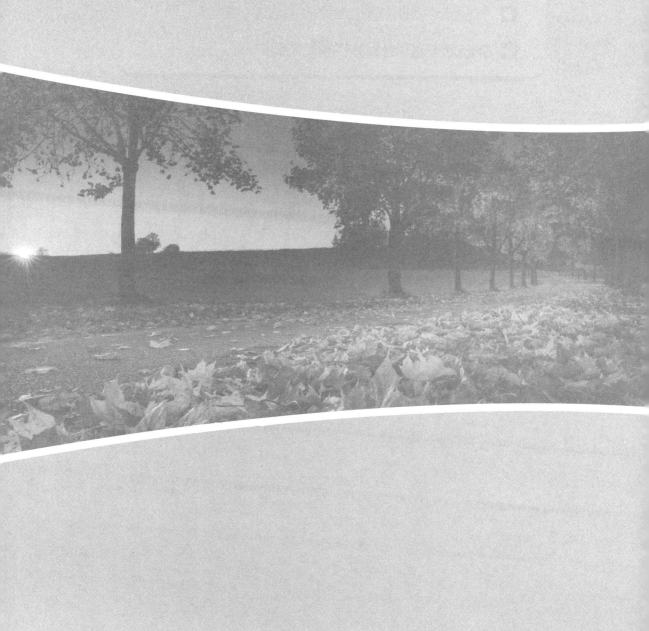

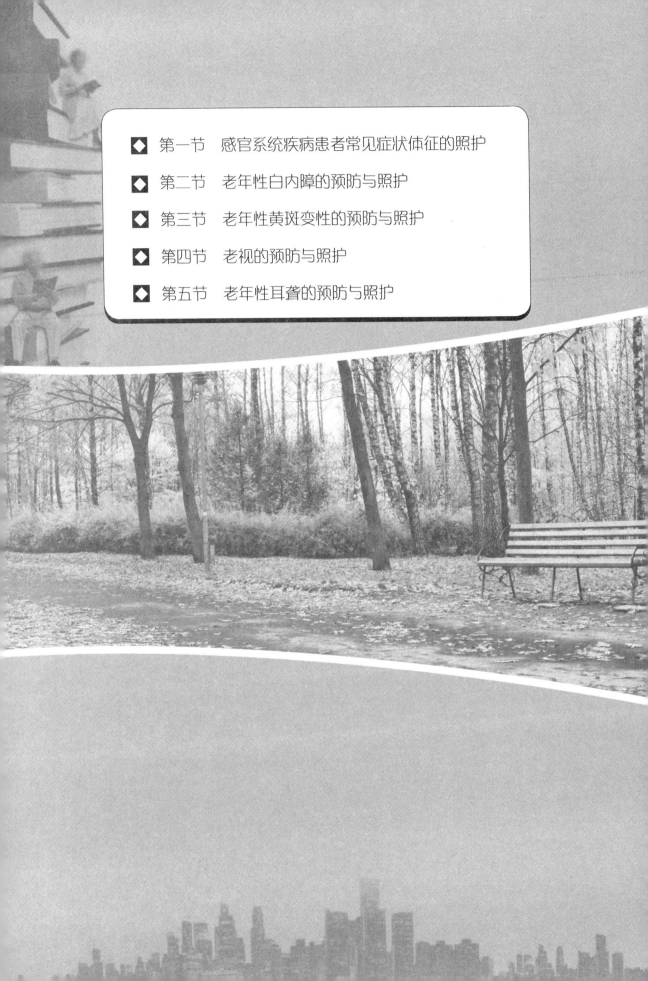

◆ 第一节　感官系统疾病患者常见症状体征的照护

◆ 第二节　老年性白内障的预防与照护

◆ 第三节　老年性黄斑变性的预防与照护

◆ 第四节　老视的预防与照护

◆ 第五节　老年性耳聋的预防与照护

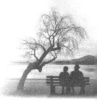

第一节　感官系统疾病患者常见症状体征的照护

【学习目标】

识记　能正确描述感官系统疾病常见的症状体征。

理解　能正确阐述感官系统疾病常见症状体征的典型表现。

运用　能对有感官系统疾病常见症状体征的患者采取合理的生活照护措施。

一、视觉障碍

视觉障碍是指由于先天或后天原因导致视觉器官的结构或功能发生部分或全部障碍,经治疗仍对外界事物无法或很难作出视觉辨识。

【病因】

老年人视觉障碍发生主要与下列疾病有关:青光眼、白内障、糖尿病性视网膜病变和老年性黄斑变性。

【临床表现】

视觉障碍主要表现为突然或逐渐出现视力下降,看远处或近处物体不清楚,看东西时出现变形、变色、变小,暗适应降低,复视,视野缺损,眼前出现固定或飘动的黑影等。

与老化相关的视功能的变化主要是视敏度下降、老视和对比敏度下降,表现为看物体时精细感下降、暗适应降低和视野缩小。

【照护措施】

(一)生活照护

1. 环境　老年患者所在室内的光线应充足,提高灯光照明度,以弥补因视力下降造成的视物困难。应避免眼部强光刺激和紫外线直接照射,必要时使用窗帘遮挡。老年患者的物品摆放应固定、有序,使用简单、特征明显。

2. 休息　注意休息,保证睡眠,避免过度用眼,防止眼疲劳。精细用眼活动宜安排在早晨,阅读书报和看电视时间不宜过长。由于老年人对光的对比度要求比较高,故老年人的阅读书籍应字迹清晰、字体较大,可采用淡黄色的纸张,以避免出现反光。

3. 活动　建议老年人在白天外出活动。若在光线强烈的室外活动时,可佩戴抗紫外线的太阳镜。老年人从光线黑暗处进入亮处环境时,应停留一会儿,等待眼睛适应后再行走。

4. 饮食　食物应清淡、易消化。多食富含维生素 C 的蔬菜水果,其抗氧化作用可以减轻光线对晶状体的损害。少食高脂肪、高热能的食物,戒烟、限酒,减少咖啡的摄入。

(二)医疗照护

1. 病情观察

询问老年患者近期有无自觉视力改变,是否出现头痛或眼睛疲倦感,观察症状发作的部位、时间、程度等。

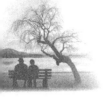

2. 对症照护

视力明显下降者,尽量减少外出活动,必要时照护者应陪护。

3. 用药照护

(1)使用眼药水:嘱老年患者取坐位或仰卧位,头后仰并偏向患侧;用棉签擦拭患侧眼分泌物,操作者用一只手的拇指和食指分开下眼睑,嘱老年患者注视上方,另一只手持滴眼剂将药液滴入下穹隆的结膜囊内,然后用食指和拇指向上提起上眼睑,使眼药液均匀分布于结膜腔内;嘱老年患者闭眼5～10分钟。

使用眼药水时应注意下列问题:① 滴眼药液前,了解眼药的药物作用、作用时间、适应证、禁忌证和毒副作用,检查药液质量和有效期。② 滴眼药液时,将滴管口向下,不可接触睑缘和睫毛,避免污染;滴眼药液时,禁忌压迫眼球。③ 滴眼药液后,按住内眼角数分钟,以免眼药液进入泪小管吸收,影响循环和呼吸。④ 平时可多准备一瓶滴眼剂以备遗失时使用;使用周期较长的滴眼剂应放入冰箱冷藏保存,不可放入贴身口袋。

(2)涂眼药膏:嘱老年患者取仰卧位或坐位,头后仰;操作者用一只手的拇指和食指分开下眼睑,嘱老年患者注视上方,另一只手将眼膏直接挤入眼下睑穹隆;嘱老年患者闭眼;按摩眼睑使药膏均匀分布在结膜囊内。

4. 并发症预防与照护

视力严重下降者易出现跌倒等意外,老年患者活动时可借助拐杖等辅助器械,同时最好有照护者陪护。

(三)心理照护

视力减退影响老年患者的日常生活及社会交往等活动,导致其自信心降低,易产生消极、悲观情绪。故应进行心理疏导,避免老年患者出现孤独、抑郁等负面情绪。

二、耳聋

耳聋,又称为听力损失。根据耳聋病变的性质和部位,耳聋可分为器质性耳聋和功能性耳聋。器质性耳聋根据病变部位分为传导性耳聋、感应性耳聋和混合性耳聋,功能性耳聋则耳部无明显器质性病变。此外,根据耳聋发生的时间不同,耳聋可分为先天性耳聋和后天性耳聋。

【病因】

老年性耳聋的发生与下列因素有关:长期的噪音环境、耳外伤、感染、用药不当、免疫性疾病、遗传、某些化学物质中毒等。

【分级及表现】

WHO听力障碍分级及表现(表10-1)。

表10-1　WHO听力障碍分级(1997)

分级	分贝	临床表现
正常	≤25	
轻度	26～40	3～5 m之外听不清楚

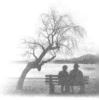

续表

分级	分贝	临床表现
中度	41～60	距离 1 m,常听不清楚
重度	61～80	在耳旁需要大声才能听到
极重度	81	能够听到非常响的声音,分不清言语

【照护措施】

详见第五节老年性耳聋的预防与照护。

第二节　老年性白内障的预防与照护

【学习目标】

识记　能正确陈述老年性白内障的概念、病因。

理解　能正确阐述老年性白内障的临床表现及治疗要点。

运用　能应用所学知识,对老年性白内障患者采取适合的照护和预防指导措施。

【案例导入与思考】

邓某,女,70 岁,因"左眼视力呈进行性下降 1 年"入院。患者自诉入院 1 年前无明显诱因出现左眼视力逐渐下降,无眼部胀痛、眼红等不适表现。近期患者症状进一步加重,为求诊治,遂来我院就诊,门诊以"老年性白内障"收入住院。

入院查体:T 36.5℃,P 78 次/分,R 16 次/分,BP 128/63 mmHg,W 56 kg,患者自发病以来神清,精神及饮食睡眠尚可,大小便正常,体重无明显改变。自主体位,检查配合,问答切题。眼科检查:右眼视力 0.5,左眼视力 0.4;右眼眼压 13 mmHg,左眼眼压 13 mmHg;双眼角膜透明,前房中深,瞳孔等大等圆,直径约 3 mm,对光反应存在,右眼人工晶体位正透明,左眼晶状体混浊,双眼网膜在位。初步诊断:左眼老年性白内障。

请思考:

1. 该老年性白内障患者的主要临床表现有哪些?

2. 如何对该患者进行预防指导?

老年性白内障是由多种因素综合作用导致晶状体老化,从透明变为混浊的一种退行性病变,是临床中最常见的白内障类型。50 岁以上人群白内障的患病率随着年龄的增长明显升高。

【病因】

老年性白内障病因复杂,是多种因素作用的综合结果。在我国,80 岁以上的老年人,白内障发病率几乎为 100%。流行病学研究表明,老年性白内障的发生与下列因素相关:年龄、职业、紫外线、糖尿病、高血压和晶状体营养代谢状况等。

【临床表现】

老年性白内障的临床表现为双眼发病,可分先后,程度可不一致。多数病

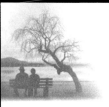

程进展缓慢,早期不影响视功能,后期因晶状体混浊出现视功能下降。

（一）视力下降

视力下降为老年性白内障最常见的症状,因晶状体透明度下降引起视物模糊,当晶状体混浊发生在瞳孔区时,出现视力下降。

（二）对比敏感度下降

对比敏感度下降是指在不同明暗环境下分辨物体的能力降低,多见于后囊下白内障,早期即可发生对比敏感度下降。

（三）单眼复视或多视

单眼复视或多视是指用单眼看物体时出现"重影"现象,见于晶状体皮质出现不均匀混浊,因屈光指数的改变,使光线通过时聚焦不一致而产生。

（四）眩光或色觉改变

眩光是指因晶状体皮质混浊导致的老年患者看灯光时出现光线散射的现象。色觉改变是指因混浊晶状体对光谱中位于蓝光端的光线吸收增强,使患者对这些光的色觉敏感性降低的现象。

（五）视野缺损或散光

视野缺损是由于周边皮质状混浊的白内障,在视网膜形成楔形阴影,致周边视野缺损的现象。散光是由于晶状体混浊导致屈光指数不均匀而产生。

【辅助检查】

老年性白内障应在散瞳后根据患者的视力情况和晶状体混浊的形态确诊。

（一）视功能检查

视功能检查包括检查裸眼视力、矫正视力和光定位等。

（二）裂隙灯显微镜检查

裂隙灯显微镜检查包括记录角膜、虹膜、前房、视网膜情况,排除眼部活动性炎症等病变。

（三）特殊检查

特殊检查包括测眼压、角膜曲率和眼轴。

（四）其他检查

合并高血压、糖尿病的老年患者应监测血压、血糖变化。

【治疗要点】

治疗目标为提高老年患者的视力,使其适应正常生活需要;预防外伤的发生,监测有无并发症的发生或对已发生的并发症及时处理。

目前,白内障最基本、最有效的治疗手段是手术治疗。

（一）手术治疗

白内障手术后可快速恢复患者的视力,建立双眼单视和立体视觉,可使其恢复到患病前的视力功能。凡适合做复明手术的各类白内障均可选择手术治疗。手术方式有白内障囊内摘除术、白内障囊外摘除联合人工晶状体植入术和超声乳化白内障吸除术等。

（二）药物治疗

白内障患者早期使用药物治疗,可以延缓病程进展。可口服维生素 E、维

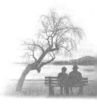

生素 C、维生素 B_2;使用视明露眼药水滴眼。

【照护措施】

(一) 生活照护

1. 环境　确保病室环境安全。将常用物品定位放置,易于老年患者取放。室内光线充足,通道无障碍物。将呼叫器放于患者床头,并告诉其使用方法,便于患者出现困难时能够及时寻求帮助。

2. 饮食　采用清淡、易消化饮食。患者应多食用富含蛋白质、维生素的食物,多食新鲜蔬菜和水果;伴有糖尿病的老年患者应采用糖尿病治疗饮食;伴有高血压者应摄入低盐、低脂食物。

3. 体位与活动　患者术后 4～6 小时采取半坐卧位休息,使术中脱落的色素细胞沉积在晶状体前囊的下方,提高患者的视觉功能。其他时间可取侧卧或仰卧位,也可床旁活动,但不能剧烈摇晃及摆动头部,避免人工晶状体出现移位。

(二) 医疗照护

1. 术前照护

向老年患者讲解术前检查的方法、目的,并协助患者完成检查项目。合并糖尿病、心血管疾病者,监测血糖、血压,评价心功能,以判断其是否可以接受手术治疗。术眼充分散瞳,采用双眼泪道冲洗和术眼结膜囊冲洗法。使用抗生素眼液(如泰利必妥、左氧氟沙星、妥布霉素等)滴眼,每日 4 次。

2. 术后照护

(1) 疼痛评估:评估眼部疼痛的性质、持续时间、程度。术眼胀痛伴同侧头痛、恶心、呕吐,应考虑为眼压升高;眼痛剧烈、视力急剧下降、流泪、畏光,应考虑眼部感染,遵医嘱予以抗感染治疗。

(2) 用药照护:术后第 1 天使用抗生素和类固醇皮质激素滴眼液交替滴眼,注意用眼卫生,预防感染。

(3) 合并糖尿病和高血压的患者因手术的应激反应,可能会出现血糖、血压的升高,应密切观察,及时控制。

(三) 心理照护

鼓励患者表达自身感受,术前术后解释手术的重要性、手术方式、注意事项,给予心理疏导,减轻患者对手术的恐惧。

【预防指导】

(一) 疾病知识指导

向老年患者讲解老年性白内障的病因、表现、治疗方法等相关知识;经常在户外活动者,建议佩戴墨镜,以阻挡 90% 的紫外线进入眼睛,预防白内障的发生。患有高血压、糖尿病、肺心病的老年人应积极治疗原发病。

(二) 术后术眼指导

术后第 1 个月是术眼恢复的关键时期,应对患者从以下三方面进行指导。

(1) 嘱患者多卧床休息,避免头部过度活动、紧张或悬空,禁忌用力闭眼;避免低头、碰撞术眼、弯腰,避免剧烈活动及重体力劳动,以防眼压升高。

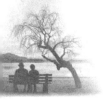

（2）指导患者注意用眼卫生，禁止用手或不洁物品揉擦眼睛，正确清洁眼周围皮肤，不要用力洗脸；洗头、洗脸时避免水进入眼睛。

（3）避免咳嗽、打喷嚏，可采用舌尖顶压上腭或用手指压人中穴抑制其发生。

（三）配镜指导

白内障摘除术后，没有植入人工晶体的患者，无晶状体眼呈高度远视，应配戴框架眼镜或角膜接触镜；植入人工晶状体者，3个月后屈光状态稳定时，可配戴近用或远用眼镜。

（四）生活指导

指导患者多进食富含维生素的食物，尤其是富含维生素C、维生素E的新鲜蔬菜和水果，避免辛辣刺激性饮食。减少阅读、写作时间，避免过度用眼。保持眼部清洁，不可用手或卫生纸揉眼、擦拭、按压眼球。术后一周内洗脸、洗头时避免污水贱入眼睛。术后6个月内避免重体力劳动，避免弯腰低头动作；不可进行用力摇头、点头、大笑等动作。

（五）用药指导

以局部用药为主，告诉患者局部用药的重要性。教会患者正确使用眼药水或眼药膏的方法，注意不要将眼药水滴在角膜上，含激素的药物不可随意增减剂量或停药。

（六）病情观察指导

指导患者定期到眼科门诊随访，若出现视力下降、头痛、眼痛、恶心等症状，立即到医院就诊。

第三节　老年性黄斑变性的预防与照护

【学习目标】

识记　能正确陈述老年性黄斑变性的概念、病因。

理解　能正确区分老年性黄斑变性与其他相似疾病的临床表现，阐述老年性黄斑变性患者的治疗要点。

运用　能应用所学知识，对老年性黄斑变性患者采取适合的照护和预防指导措施。

【案例导入与思考】

程某，女，79岁，因"左眼视力下降1年余"入院。患者自诉于入院1年前，无明显诱因，出现左眼视力下降伴看物品变形，偶尔自觉眼前黑影飘动，无眼痛、眼胀、眼红等不适症状，充分休息后未觉视力明显提高，为进一步诊治，遂来我院，门诊以"左眼黄斑变性"收入住院。

入院检查：T36℃，P80次/分，R16次/分，BP157/75 mmHg，W62 kg，自主体位，查体合作，问答切题。眼科查体：右眼视力0.3，左眼视力0.08；右眼眼压14 mmHg，左眼眼压15 mmHg；右眼鼻侧结膜可见一胬肉组织，长入角膜约3 mm，质厚伴血管充血，颞侧角膜可见云翳，前房中深，人工晶体位正，玻璃

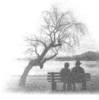

体清亮,眼底可见视盘界清,色淡红,黄斑部光反射不清。左眼鼻侧结膜可见一胬肉组织,长入角膜约 3 mm,质厚伴血管充血,颞侧角膜可见云翳伴新生血管长入,前房中深,晶状体混浊,玻璃体混浊,眼底可见视盘界清,色淡红,黄斑部可见裂孔,大小约 1/2 PD,视网膜呈豹纹状改变,所见区视网膜均在位。门诊光学相干层析术(OCT)示:左眼黄斑变性。初步诊断:左眼黄斑裂孔。

请思考:

1. 该老年性黄斑变性患者的主要临床表现有哪些?

2. 如何对该患者实施照护措施?

老年性黄斑变性,又称为年龄相关性黄斑变性,多开始于 50 岁以上人群,患者双眼同时或先后发病,视力呈进行性损害。本病是 60 岁以上老年人视力不可逆损害的首要原因。随着年龄的增长,老年性黄斑变性患病率增高,发病与性别、种族无明显关系。

【病因】

目前,老年性黄斑变性的发生与下列危险因素有关:遗传、免疫性疾病、营养障碍、慢性光损伤、中毒等,也可能是多种因素综合作用的结果。本病为黄斑部结构的衰老性改变。

【临床表现】

老年性黄斑变性在临床上分为两种类型,即萎缩性老年黄斑变性与渗出性老年黄斑变性,前者多见,后者病例仅为前者病例的 1/10～1/15。

(一)萎缩性老年黄斑变性

萎缩性老年黄斑变性起病较缓慢,出现双眼视力逐渐减退,可自觉看物体变形。眼底检查可见患眼后极部视网膜外层、色素上皮层、玻璃膜、脉络膜毛细血管呈慢性进行性变性萎缩,表现为黄斑区玻璃膜疣、色素紊乱和地图样萎缩。

(二)渗出性老年黄斑变性

渗出性老年黄斑变性的特点是色素上皮层下出现新生血管,从而引起一系列渗出、出血、瘢痕改变。表现为患眼视力突然下降,看物体变形或中央暗点。

【辅助检查】

荧光素眼底血管造影术可发现脉络膜新生血管和渗漏。

【治疗要点】

(一)药物治疗

目前,治疗老年性黄斑变性主要有两大类药物。一类是抗血管生成药,通过抑制血管内皮生长因子发挥作用;另一类是糖皮质激素药物,通过抑制血管内皮细胞移行发挥作用,如乙酸阿奈可他、曲安奈德。

(二)激光治疗

激光治疗用于软性玻璃膜疣,其作用机制是利用激光产生的热能,破坏黄斑区的异常新生血管。

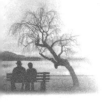

（三）光动力疗法

光动力疗法是指将一种特异的光敏剂注射到患者的血液中,当药物循环到视网膜时,用 689 nm 的激光照射激发光敏剂,破坏异常的新生血管,但是对正常的视网膜组织没有损伤。

（四）手术治疗

手术治疗能够根除脉络膜的新生血管,手术方式有视网膜下新生血管膜切除术、黄斑转位术、视网膜移植等。

【照护措施】

（一）生活照护

1. 避免长期接触辐射线　长期接触长波紫外线照射,致慢性蓄积性晶状体损伤,可以诱发或加速老年性黄斑变性的生成和发展。因此,避免在强烈的阳光、灯光或其他辐射线照射下活动,在户外活动时,应戴有色眼镜,以防辐射线直射眼睛。

2. 避免视觉疲劳　注意用眼姿势、时间、距离,确保光源充足。用眼 1 小时,休息一会,如闭眼养神、走动、望天空或远方等,使眼睛得到休息。避免在昏暗环境中阅读和活动。

（二）医疗照护

坚持按摩眼部穴位,如按摩睛明、横竹、瞳子骨、太阳、医风等穴位,以加速眼部血液循环,增加房水中的免疫因子,提高眼球免疫力,从而延缓晶体混浊的发展,防止黄斑病变的发生。

（三）心理照护

引导患者保持心情舒畅,对其进行心理疏导,讲解疾病的病因、表现和治疗,使患者客观对待疾病,保持良好心态。

【预防指导】

（一）疾病知识指导

向患者介绍老年性黄斑变性的相关知识,如发病原因、临床表现、治疗要点、照护措施,使其正确认识疾病,积极配合治疗。告知患者戒烟、合理饮食、避免日光刺激的重要性。

（二）生活指导

接受光动力疗法的患者,在强光下活动应佩戴手套、深色太阳镜,穿长袖衣裤,以免光损伤引起光毒性蓄积作用。建议患者戒烟,降低老年性黄斑变性的风险。食用富含维生素 C、维生素 E 等具有抗氧化作用的食物,可延缓眼的老化,防止自由基对视细胞的损害。

（三）用药指导

嘱患者遵医嘱用药,注意药物的不良反应。告知患者在进行光动力疗法时,避免使用光敏药物,如磺胺类、利尿剂等药物,以免增加体内对光敏剂的光敏性。

（四）病情观察指导

告知老年患者定期随访,按时到医院进行视力检查和眼底血管造影术检查,并能够及时识别症状,一旦出现眼部异常表现,及时到医院就诊。

第四节 老视的预防与照护

【学习目标】

识记 能正确陈述老视的概念、病因。

理解 能正确区分老视的临床表现,阐述老视患者的治疗要点。

运用 能应用所学知识,对老视患者采取适合的照护和预防指导措施。

【案例导入与思考】

李某,男,67 岁,因"右眼视力下降 3 月余"入院。患者自诉于入院 3 个月前,无明显诱因自觉右眼视力下降伴视物变形,偶尔自觉眼前黑影飘动,无疼痛、眼胀、眼红等不适症状,充分休息后未觉视力明显提高,为求进一步治疗来我院就诊,门诊以"老视"收住入院。

入院查体:T 36.0℃,P 77 次/分,R 17 次/分,BP 164/84 mmHg,W 87 kg,发育正常,营养中等,神清,精神可,自主体位,查体合作,问答切题。眼科查体:右眼视力 0.1,左眼视力 0.6;右眼眼压 15 mmHg,左眼眼压 15 mmHg;双眼角膜透明,前房中深,晶状体混浊,玻璃体混浊,右眼眼底可见视盘界清,色淡红,黄斑区反光增强,可见约 1/2 PD 裂孔。初步诊断:老视。

请思考:

1. 将该患者诊断为老视的主要原因有哪些?

2. 老视的主要治疗要点有哪些?

老视是指由于年龄增长所致的眼睛生理性调节减弱。随着年龄的增加,晶状体核逐渐硬化,晶状体的可塑性及弹性逐渐减弱,眼睛调节功能逐渐减弱,多在 40～45 岁出现阅读等近距离工作困难。老视是一种生理现象,也属于屈光不正的一种特殊类型,远视眼患者老视出现较早,近视眼患者老视出现较晚。

【病因】

老视的实质是眼的调节能力减退,其中年龄是影响眼调节能力的最重要因素,随着年龄增长,晶状体核硬化与睫状肌功能减弱,致眼的调节力下降。此外,屈光不正、近距离用眼、药物等因素也会引起老视的发生。

【临床表现】

(一)近视力减退

老视患者视力减退主要表现为看书时看不清小的字体,需将书本放远阅读。

(二)眼疲劳

老视患者常伴有眼胀、头痛,阅读不能持久,易出现视疲劳,休息片刻后症状缓解。

(三)阅读时需增强照明

足够的照明既可以增加书本和文字之间的对比度,又可使老视者瞳孔缩

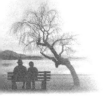
小,景深加大,提高视力。

【辅助检查】

验光可确定老视的程度。

【治疗要点】

(一)配镜治疗

配戴框架镜,选择凸透镜镜片,使近点移到工作距离以内,这样既可以看清近物,又能消除视疲劳。

(二)手术治疗

手术治疗包括射频传导性热角膜成形术和巩膜扩张手术等方式。

【照护措施】

(一)生活照护

避免长时间阅读、看电视等用眼活动,以免用眼过度导致视疲劳;生活规律,坚持锻炼身体,合理饮食。

(二)医疗照护

规范治疗,遵医嘱配戴合适的眼镜。一般正视眼的老视度数和年龄有关:45岁+1.50D,50岁+2.00D,55岁+2.50D,60岁+3.00D。远视眼配老视镜时,应在原有屈光度的基础上,再加上老视镜的度数。例如,按年龄需配2.00D老视镜的人,原来远视2.00D,则将远视的度数加上老视的度数,实际应配戴4.00D的老视镜。反之,近视眼配老视镜时,在原有屈光度的基础上,减去年龄老视度数,例如,按年龄需带2.00D老视镜的人,原来近视3.00D,则应将近视的度数减去老视的度数,实际上只需要配戴1.00D的近视镜。

(三)心理照护

部分老年患者因视力下降,担心行走过程中出现跌倒等意外伤害,故非常谨慎、胆小,不敢外出活动。应向老人解释老视的原因、表现和治疗方法,以解除老人的顾虑,避免不良情绪的影响。

【预防指导】

(一)疾病知识指导

向患者介绍老视的相关知识,如发病原因、临床表现、治疗要点,照护措施,使其正确认识疾病,积极配合治疗。

(二)正确佩戴眼镜指导

指导患者正确佩戴眼镜。日常摘戴框架眼镜时,应双手摘戴眼镜,避免镜架变形;保持镜片清洁,可先用清水冲洗,再用专用眼镜布吸干镜片上的水滴;眼镜放置时,镜片凸面向外,不要与较硬物品或化学物品接触,避免磨损与腐蚀,保持镜片良好的透光性。

(三)生活指导

养成良好的用眼习惯,避免在光线昏暗的环境下阅读,避免长时间阅读或看电视、手机。多食入富含维生素A、维生素C和维生素E的食物,以增加抗氧自由基,延缓眼的衰老。

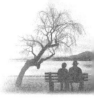

（四）病情观察指导

定期检查视力,发现屈光度改变和视力异常,及时就诊。配镜前应先验光,确定有无近视、远视和散光,再按照年龄和老视的程度增减屈光度,依据验光结果调整眼镜度数。若需要进行近距离精细工作,可适当增加老花镜的度数,反之应适当降低老花镜度数。眼部出现炎症时,应及时到医院就诊。

第五节　老年性耳聋的预防与照护

【学习目标】

识记　能正确陈述老年性耳聋的概念、病因。

理解　能正确识别老年性耳聋的临床表现,阐述老年性耳聋患者的治疗要点。

运用　能应用所学知识对老年性耳聋患者采取适合的照护和预防指导措施。

【案例导入与思考】

张某,女,78岁,因"突发双耳听力下降1天"入院。患者自诉入院前1天,无明显诱因突发双耳听力下降,伴耳闷胀感,伴明显头晕,伴心悸气短,无恶心、呕吐,无明显视物旋转,无发热,无意识丧失,无面瘫,无呼吸困难、吞咽困难,无腹痛、腹泻等症状,为进一步诊治,遂就诊于我院门诊,门诊以"突发性听觉丧失"收住入院。

入院查体:T 36.1℃,P 75次/分,R 19次/分,BP 120/63 mmHg,W 58 kg,神清,自主体位,查体合作,问答切题。听力检查:纯音测听,左耳极重度感应神经性听觉丧失,右耳重度感音神经性听觉丧失。双耳声导抗:A型。耳内镜检查:双侧外耳道通畅,鼓膜完整,标志清。初步诊断:老年性耳聋。

请思考:

1. 老年性耳聋患者的临床表现有哪些?

2. 如何指导老年性耳聋患者正确选配助听器?

老年性耳聋是指老年人听觉系统退行性病变引起的双耳听力呈进行性下降,高频音的听觉困难和语言分辨能力差的感音神经性聋,是老年人最常见的听力障碍。

【病因】

老年性耳聋的发生主要是由于随着年龄的增长耳蜗基底膜、听觉细胞和听神经出现老化、萎缩,易引起听力下降。此外,老年人内分泌功能紊乱、糖尿病、高血压、动脉硬化等也可以加速老年性耳聋的发展。

（一）衰老退化

随着年龄的增长,老年人内耳及听神经出现退行性病变。内耳耳蜗基底膜的柯蒂氏器出现萎缩,支配基底膜的耳蜗神经发生萎缩。此外,老年人中枢神经发生萎缩,也可导致老年性耳聋的发生。

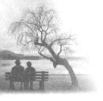

（二）动脉硬化

动脉硬化因引起听神经的组织变性，从而引起耳聋。

（三）代谢障碍

随着老化进程的发展，机体的代谢功能发生障碍，不能充分供给听觉器官营养物质，使内耳感受器萎缩、变性，致老年性耳聋。

【临床表现】

（一）双侧感音神经性聋

老年性耳聋属于感音神经性聋，双侧耳聋程度相似，呈缓慢进行性加重。

（二）高频听力下降

耳聋早期主要以高频听力损害为主，逐渐累及中频和低频听力，如老年患者开始对汽车鸣笛声、门铃声、电话铃声等高频声音不敏感，再逐渐对所有声音的敏感性降低。

（三）语言分辨能力降低

老年性耳聋患者能够听见声音，但出现分辨困难，理解能力下降，开始仅出现在多人进行交谈的公共场所，随着症状加重引起与他人交谈困难，从而使他们逐渐不愿讲话出现孤独现象。

（四）耳鸣

老年性耳聋患者主要是出现高调性耳鸣，开始仅在夜深人静时出现，随着症状加重可持续终日。

（五）重振现象

重振现象表现为小声说话时听不清楚，大声讲话时又嫌吵，其对声源的判断能力下降。

【辅助检查】

（一）听力检查

听力检查以了解听力下降的程度、性质及病变的部位为目的。检查者先用耳塞塞住患者听力较差侧的耳朵，站在距离患者 50 cm 的地方对另一侧耳朵小声发出两个音节的数字，让患者复述，以此了解患者两侧耳朵的听觉是否一致。

（二）听力测试

听力测试包括纯音听力测试、耳蜗电图、脑干听觉诱发电位测试、言语识别率等。

【治疗要点】

目前尚无特效药物或手术治疗能够使老年性耳聋完全恢复听力。治疗方法包括药物治疗、人工耳蜗植入术、佩戴助听器、听觉和言语训练。

（一）药物治疗

临床中辅助治疗耳聋的药物有扩张血管、降低血液黏度和血栓溶解药物等。

（二）人工耳蜗植入术

人工耳蜗是一种将声音信号转化成电信号的特殊声电换能装置，当人体的内耳损伤严重时，耳蜗植入可以绕过损伤的内耳毛细胞，直接刺激听神经，将听觉信号送到大脑。

(三) 佩戴助听器

佩戴助听器是老年性耳聋最有效的康复手段。其优点是见效快,无副作用,可以帮助老年人改善交流能力,提高生活质量。在国外,助听器已经像老花镜一样,成为中老年人必不可少的生活辅助工具。语频平均听力损失 35～90 dB 者均可使用,听力损失 60 dB 左右效果最好。

(四) 听觉和言语训练

借助助听器,利用残余听力,通过长期有计划的声音刺激,逐步培养老年患者聆听习惯,提高听觉察觉、听觉注意、听觉定位及识别、记忆等方面的能力。

【照护措施】

(一) 生活照护

1. 环境　保持环境安静,有助于交流;交谈前正面进入患者的视线,轻拍患者以引起注意;和患者讲话应语速缓慢,吐字清楚,使用短句表达意思,切忌高声喊叫;电话听筒应有增音装置,门铃要和室内灯相连接。

2. 休息与活动　避免患者过度劳累和情绪紧张。根据患者的身体状况选择运动项目,如散步、慢跑、打太极拳等活动,以促进全身血液循环,供应内耳的血液,从而改善内耳的血液循环。

3. 饮食　饮食清淡,减少摄入动物性脂肪,多进食新鲜蔬果。多摄入延缓耳聋发生的食物,如葛根、山药、核桃仁、黑豆、芝麻等。同时督促其戒烟酒,以免尼古丁、乙醇损伤听神经。

(二) 医疗照护

1. 病情观察　观察患者病情进展情况,告知患者在听力障碍短期内出现症状加重应及时检查和治疗。

2. 用药照护　避免服用庆大霉素、链霉素等具有耳毒性的药物。根据医嘱选择耳毒性小的药物。用药剂量不可过大,服药时间不可过长,及时观察药物的不良反应。

(三) 心理照护

有听力障碍的老年患者与他人的交流减少,与外界的沟通和联系产生障碍,易出现自卑、焦虑、抑郁、社交障碍等心理问题。照护者应耐心倾听老年人讲话,给予他们情感支持,帮助其解除顾虑,增强治疗的信心。

【预防指导】

(一) 疾病知识指导

向患者介绍老年性耳聋的相关知识,使其了解控制耳聋的重要性。告知患者应避免过度劳累,禁忌强噪声刺激,不要随便掏耳朵,防止外耳道和鼓膜的损伤。引导患者积极治疗高血压、高血脂、脑动脉硬化及糖尿病等原发病,防止微循环障碍,延缓老年人听力减退。

(二) 合理选配和保养助听器指导

根据听力图选用合适的助听器,纯音听力测试阈值在 35～90 dB 建议戴助听器。选配助听器后先试戴 2～3 周,由专业人员指导调整各项控制按钮。每

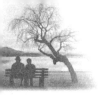 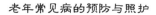

天使用专用毛刷清洁助听器各部位,用软布轻轻擦拭,禁忌使用清洁液等。游泳、沐浴、洗衣服时取出助听器,以防受潮损坏,禁忌使用电吹风等干燥工具。长时间不使用助听器,取出电池后将其放置专用口袋内放于阴凉、干燥处保存。

(三)生活指导

老年人的血管弹性差,情绪激动易导致耳内血管痉挛,如果同时伴有血液黏稠度增高,则会加剧内耳的缺血缺氧,最终导致听力下降。日常生活和外出活动时应加强个人防护,避开吵闹环境,避免长期接触噪声。

(四)用药指导

氨基糖苷类抗生素是并发耳蜗损害最多的一种耳毒性药物,有耳毒性药物过敏家族史者应慎重使用。

(五)病情观察指导

指导患者监测听力,识别耳聋的表现,出现异常及时就诊,以尽早发现和治疗老年性耳聋。

参考文献

1. 柏树令,应大君.系统解剖学[M].8版.北京:人民卫生出版社,2013.

2. 马燕兰,侯惠如.老年疾病护理指南[M].北京:人民军医出版社,2013.

3. 侯晓霞.老年常见病的预防与照护[M].北京:北京大学出版社,2013.

4. 胡亦新,余小平.中国老年医疗照护:技能篇(常见疾病和老年综合征)[M].北京:人民卫生出版社,2017.

5. 李小鹰.中华老年医学[M].北京:人民卫生出版社,2016.

6. 成蓓,曾尔亢.老年病学[M].3版.北京:科学出版社,2018.

7. 化前珍,胡秀英.老年护理学[M].4版.北京:人民卫生出版社,2017.

8. 尤黎明,吴瑛.内科护理学[M].6版.北京:人民卫生出版社,2017.

9. 李春玉,姜丽萍.社区护理学[M].4版.北京:人民卫生出版社,2017.

10. 林梅英,朱启华.内科护理学[M].3版.北京:人民卫生出版社,2015.

11. 叶任高,陆再英.内科学[M].6版.北京:人民卫生出版社,2004.

12. 白风霞.基础护理操作技术[M].兰州:兰州大学出版社,2017.

13. 李小寒,尚少梅.基础护理学[M].6版.北京:人民卫生出版社,2017.

14. 葛均波,徐永健.内科学[M].8版.北京:人民卫生出版社,2013.

15. 陈主初.病理生理学[M].北京:人民卫生出版社,2005.

16. 美国老年医学会.现代老年医学概要[M].田新平,谢艳梅,沈悌,主译.6版.北京:中国协和医科大学出版社,2012.

17. 郭爱敏,周兰姝.成人护理学[M].3版.北京:人民卫生出版社,2017.

18. 王海燕.肾脏病学[M].3版.北京:人民卫生出版社,2008.

19. 郭闽.老年照护.北京:中国劳动社会保障出版社,2016.

20. 孙玉梅,张立力.健康评估[M].4版.北京:人民卫生出版社,2017.

21. 万学红,卢雪峰.诊断学[M].8版.北京:人民卫生出版社,2013.

22. 胡国华,周善璧.感官系统疾病[M].北京:人民卫生出版社,2017.

23. 席淑新.眼耳鼻咽喉口腔科护理学[M].3版.北京:人民卫生出版社,2012.

24. 田勇泉.耳鼻咽喉头颈外科学[M].8版.北京:人民卫生出版社,2013.

25. 赵堪兴,杨培增.眼科学[M].8版.北京:人民卫生出版社,2013.

26. 中华医学会神经病学分会.中国脑卒中早期康复治疗指南(2017年版)[J].中华神经科杂志,2017,50(6):405-412.

27. 张美红.老年抑郁症患者的心理疏导及护理干预[J].现代医药卫生,2014,30(9):1395-1396.

28. 赵玉沛,陈孝平.外科学[M].3版.北京:人民卫生出版社,2015.

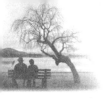

29. 马远征,王以朋,刘强,等.中国老年骨质疏松症诊疗指南(2018)[J].中国骨质疏松杂志,2018,24(12):1541-1567.

30. 中华医学会骨科学分会.骨关节炎诊治指南(2007年版)[J].中国矫形外科杂志,2014(03),2(1):287-288.

31. 王精明,王爱平.膝关节骨性关节炎患者运动治疗护理方案的研究进展[J].中华护理杂志,2019,54(03):458-462.

32. 郝志萍.39例脊髓型颈椎病前路手术患者手术前后的护理[J].天津护理,2015,23(05):412-413.

33. 贾勤,谈冬艳,商丹英.颈椎病围术期的康复护理[J].中国康复医学杂志,2006,21(07):666-667.

34. 郑修霞.妇产科护理学[M].5版.北京:人民卫生出版社,2012.

35. 郭爱敏,周兰姝.成人护理学[M].2版.北京:人民卫生出版社,2012.

36. 谢幸,苟文丽.妇产科学[M].8版.北京:人民卫生出版社,2013.

37. 赵景波,姜昆,蔡路,等.60岁以上老年性耳聋危险因素研究[J].哈尔滨医科大学学报,2018,52(6):545-549.

38. 宋晓萍.急性闭角型青光眼合并老年性白内障围手术期护理措施[J].临床医药文献电子杂志,2018,5(57):122-123.

39. 于春燕.老年性白内障合并青光眼的临床治疗分析[J].中西医结合心血管病电子杂志,2017,5(34):53.

40. 潘俊如,余其林,张述,等.老年性黄斑变性病因研究新进展[J].国际眼科杂志,2013,13(5):905-908.

41. 王素雅.年龄相关性白内障合并青光眼的临床治疗与分析[J].临床研究,2017,25(3):32-33.